现代呼吸科
临床疾病诊疗新进展

XIANDAI HUXIKE

LINCHUANG JIBING ZHENLIAO XINJINZHAN

魏丽 主编

汕头大学出版社

图书在版编目（CIP）数据

现代呼吸科临床疾病诊疗新进展 / 魏丽主编.－汕头：汕头大学出版社，2019.1

ISBN 978-7-5658-3822-4

Ⅰ．①现… Ⅱ．①魏… Ⅲ．①呼吸系统疾病－诊疗 Ⅳ．①R56

中国版本图书馆CIP数据核字（2019）第029474号

现代呼吸科临床疾病诊疗新进展
XIANDAI HUXIKE LINCHUANG JIBING ZHENLIAO XINJINZHAN

主　　编：魏　丽
责任编辑：宋倩倩
责任技编：黄东生
封面设计：蒲文琪
出版发行：汕头大学出版社
　　　　　广东省汕头市大学路243号汕头大学校园内　　邮政编码：515063
电　　话：0754-82904613
印　　刷：北京市天河印刷厂
开　　本：880mm×1230mm　　1/32
印　　张：13
字　　数：333千字
版　　次：2019年1月第1版
印　　次：2019年4月第1次印刷
定　　价：58.00元
ISBN 978-7-5658-3822-4

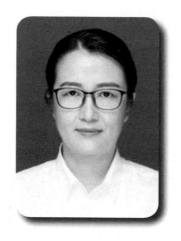

魏 丽

女，副教授，硕士研究生导师。山东省医师协会呼吸介入分会委员；山东省医学会防痨协会呼吸分会委员；山东省医学会姑息医学分会青年委员；山东省健康管理协会肿瘤防治委员会委员。1996年本科毕业于泰山医学院临床医学系，2005年硕士研究生毕业于复旦大学附属中山医院，2011年至2012年作为国内访问学者在北京大学人民医院呼吸与危重症医学科研修。本科毕业至今二十余年，一直工作在呼吸内科临床一线，对肺炎、肺脓肿、慢性阻塞性肺病、支气管哮喘、支气管扩张症、肺癌、慢性肺源性心脏病、肺栓塞等疾病能规范诊治；对复杂、少见、疑难病例能潜心钻研；对呼吸科危重症病例能正确分析、及时诊治；能完成支气管镜、肺功能、胸腔闭式引流术等呼吸科操作。一直承担泰山医学院的教学任务，讲授本专科内科学、诊断学及留学生内科学，同时承担医学本科生见习、实习，研究生、社会化人员住院医师规范化培训及留学生见习等不同层次的临床带教。在教学和临床工作的同时，积极进行科学研究，目前在国家级期刊发表论文二十余篇。参与完成国家自然科学基金课题一项，主持山东省自然科学基金联合专项课题一项、山东省保健协会课题一项、泰山医学院校级课题一项。

呼吸系统疾病是危害我国人民健康的常见病、多发病，是致死和致残的主要原因之一。近年来，临床医学取得了突飞猛进的发展，对呼吸系统疾病的认识和研究也跃上了一个新的台阶，各种新理论、新设备、新技术不断涌现，大大地提高了呼吸疾病的诊治水平，解决了许多以往无法克服的难题。因此，将近年来呼吸系统领域的科研成果、研究进展和规范化诊疗策略进行梳理，系统地介绍给广大从事呼吸系统疾病诊疗工作的一线人员十分必要。

本书共十八章分基础篇和临床篇，基础篇重点介绍了呼吸系统的解剖、生理功能、常见症状、体格检查、肺功能检查、影像学检查及纤维支气管镜技术；临床篇基本涵盖了呼吸系统临床常见病与多发病，针对这些疾病，详细阐述其病因、发病机制、临床表现、诊断、鉴别诊断及临床具体治疗措施。本书内容翔实，覆盖面广，特别注重先进性、实用性、系统性、严密性、权威性及预见性，及时地反映了现代呼吸病学的新理论和新技术，同时展示了呼吸内科领域的许多临床宝贵经验。适用于呼吸系统相关专业临床医师学习和参考。

由于学识水平有限，编写时间仓促，书中错误和疏漏之处在所难免，恳请专家同仁批评指正。

魏 丽

泰山医学院附属医院

2018 年 12 月

C目录
Contents

· 基 础 篇 ·

· 临 床 篇 ·

基础篇

第一章

呼吸系统的解剖

第一节 呼吸道的解剖

呼吸道是气体进出肺的通道，从鼻腔到气管。临床上常以喉环状软骨为界，将其分为上呼吸道与下呼吸道两部分。

一、上呼吸道

包括鼻、咽、喉三部分。

（一）鼻腔

鼻腔是呼吸道的门户。鼻腔被鼻中隔分为左右两腔，前鼻孔与外界相通，后鼻孔与咽相连。前鼻腔生有鼻毛，对吸入空气起过滤作用，可以减少尘埃等有害物质的吸入。整个鼻腔黏膜为假复层纤毛柱状上皮，其间有嗅细胞、杯细胞和分泌腺体，以及相当丰富的血管，因此鼻腔可以使吸入气体加温加湿。当鼻腔受到有害气体或异物刺激时，往往出现打喷嚏、流鼻涕等反应，避免有害物吸入，这是一种保护性反射动作，对人体起一定的保护作用。鼻腔除上述呼吸作用外，还有嗅觉作用。

（二）咽

咽是一个前后略扁的漏斗形管道，由黏膜和咽肌组成，上连鼻腔，下连喉，可分鼻咽、口咽及喉咽三部分，是呼吸系统和消化系统的共同通道。咽具有吞咽和呼吸功能，此外咽部具有丰富的淋巴组织，由扁桃体等组成咽淋巴环，可防御细菌对咽部的侵袭。

（三）喉

喉上与喉咽相接，下与气管相连，既是呼吸通道，也是发音器官。喉的支架主要由会厌软骨、甲状软骨和环状软骨组成，喉腔内左右各有一条声带，两声带之间的空隙为声门裂。当呼吸或发音时，会厌打开，空气可以自由出入，而当吞咽时，会厌自动关闭，避免食物进入气管。

二、下呼吸道

下呼吸道是指气管、总支气管、叶支气管、段支气管及各级分支，直到肺泡。气管是气体的传导部分。

（一）气管

气管位于食管前方，上接环状软骨，经颈部正中，下行入胸腔，在胸骨角平面（平第 4 胸椎椎体下缘）分为左、右主支气管，分叉处称为气管杈，在气管杈内面有一向上凸的半月状嵴，称为气管隆嵴，是支气管镜检查的定位标志。气管由 16～20 个 C 字形的气管软骨环及连接各环之间的平滑肌和结缔组织构成，气管内面衬有黏膜。气管环后壁缺口由纤维组织膜封闭，称膜壁。根据气管的行程与位置，可分为颈部和胸部。环状软骨可作为向下检查气管软骨环的标志，临床上急性喉阻塞时，常在第 3～5 气管软骨环处进行气管切开术。

（二）支气管

支气管是指由气管分出的一级支气管，即左、右主支气管。

1. 左主支气管

细而长，平均长 4～5 cm，与气管中线的延长线成 35°～36°角，走行较倾斜，经左肺门入左肺。

2. 右主支气管

粗而短，平均长 2～3 cm，与气管中线的延长线成 22°～25°角，走行较陡直，经右肺门入右肺。故临床上气管内异物多坠入右主支气管。

第二节 肺的解剖

一、肺的位置和形态

肺位于胸腔内，左、右两肺分居膈肌的上方和纵隔两侧。由于膈肌的右侧较左侧为高，并且心脏位置偏左，所以右肺较宽短，左肺较狭长。肺表面覆有脏胸膜，光滑湿润，透过脏胸膜可见多边形的肺小叶轮廓。幼儿肺呈淡红色，随着年龄增长，吸入空气中的尘埃沉积增多，肺的颜色逐渐变为灰暗或蓝黑色，并出现蓝黑色斑，吸烟者尤甚。肺质软而轻，呈海绵状，富有弹性，内含空气，比重小于1，故浮水不沉。未经呼吸的肺，不含空气，比重大于1，入水则沉。法医常用此特点来判断新生儿是否宫内死亡。肺形似圆锥形，具有一尖、一底、两面和三缘。

肺尖呈钝圆形，经胸廓上口突至颈根部，高出锁骨内侧 1/3 上方 2～3 cm。肺底位于膈上面，向上凹陷，故又称膈面。肋面隆突，邻接肋和肋间肌。内侧面邻贴纵隔，亦称纵隔面，此面中部凹陷处称肺门，是主支气管、肺动脉、肺静脉、淋巴管和神经等进出之处。这些进出肺门的结构被结缔组织包绕，构成肺根。肺的前缘薄锐，左肺前缘下部有左肺心切迹，切迹下方的舌状突起，称为左肺小舌。肺的后缘圆钝，肺的下缘亦较薄锐。左肺由从后上斜向前下的一条斜裂分为上、下两叶。右肺除斜裂外，还有一条近于水平方向的右肺水平裂，将右肺分为上叶、中叶和下叶。

二、肺内支气管和支气管肺段

左、右主支气管分为肺叶支气管，进入肺叶。肺叶支气管在肺叶内再分为肺段支气管，并在肺内反复分支，呈树枝状，称为支气管树。每一肺段支气管及其所属的肺组织，称为支气管肺段。各肺段呈圆锥形，其尖朝向肺门，底朝向肺表面。按照肺段支气管的分支分布，左、右肺各分为10个肺段。左肺上叶的尖段和后段常合为尖后段，下叶的内侧底段与前底段常合为内前底段，因此左肺也可分为 8 个肺段。当肺段支气管阻塞时，此段的空气进出受阻。支气管肺段在形态和功能上有一定的独立性，若某肺段支气管阻塞，则该肺段内呼吸完全中断。轻度感染或结核，可局限在一个肺段，随着病情发展可蔓延到其他支气管肺段。根据病变范围，可以肺段为单位施行肺段切除，肺段的解剖学特征具有重要的临床意义。

三、肺的循环系统

肺具有双重血液供应：①支气管循环。由支气管动脉、毛细血管网和静脉组成，是肺的营养血管。②肺循环。主要由肺动脉干及其分支、毛细血管网和肺静脉组成，是肺的功能血管。

（一）支气管循环

支气管动脉一般每侧两条，大多数发自胸主动脉，随支气管分支而分支，在肺内分布于支气管壁、肺动脉和肺静脉壁、小叶间结缔组织及脏胸膜等，起营养支气管的作用。支气管静脉与动脉伴行，但只存在于大的中心性支气管，引流进入奇静脉或半奇静脉，其余支气管动脉引流入肺静脉，汇入左心房。正常的小量混合静脉血超越肺泡毛细血管进入肺静脉，属"生理性分流"。但当肺纤维化或广泛支气管扩张等使分流血量大量增加时，除出现缺氧外，还可因支气管动脉扩大、破裂引起大咯血。

（二）肺循环

由肺动脉、肺静脉和毛细血管网组成。因肺循环的血压和血流阻力都明显低于体循环，故又称小循环，是气体交换的功能血管。肺动脉起源于右心室动脉圆锥，分为左右两支，与支气管平行分支。直径大于 0.5 cm 的肺动脉，血管壁包含弹性膜、平滑肌、胶原，称为弹性动脉。直径在 0.15 cm 左右的肺动脉称为肌性动脉，它们的内外层弹性膜之间包含血管平滑肌。肺小动脉在呼吸性细支气管、肺泡管和肺泡囊壁层发出极细分支，构成毛细血管网。毛细血管网围绕肺泡，并在这里进行气体交换。毛细血管壁散布有外膜细胞，且内皮细胞也有肌纤维的分布，能够配合生理需要，起到控制和调节毛细血管内流量的作用。肺静脉起自肺毛细血管网和胸膜毛细血管的远端，其小静脉在肺小叶间隔，最后汇集于肺门左右两侧的静脉，注入左心房。肺动脉压力虽低，但在站立时仍有使血液上升到肺顶端的压力。平静呼吸中肺毛细血管含血量近 100 mL，但随需要，供血量可以增加，储备量大。将肺毛细血管网铺展后，成年人总面积可达 $60\sim120$ m^2。

四、肺的淋巴系统

肺淋巴组织极其丰富，具有淋巴管丛和淋巴样组织两类。淋巴管丛有浅层与深层之别。前者分布在脏胸膜下肺小叶外围结缔组织中；后者则环绕于支气管血管周围结缔组织中，一直分布到呼吸性细支气管水平，两者在呼吸性细支气管水平由小淋巴管相连接。呼吸性细支气管以下的肺泡及其间隔中并无淋巴管，但在肺泡壁与胸膜血管周围的结缔组织中，都有很多肺泡旁淋巴管。淋巴管内壁有单向瓣膜，使淋巴液导向肺门流动。浅层淋巴丛携带胸膜下表层组织淋巴；而肺内其余部位的淋巴液则经深层淋巴丛进入肺门淋巴结。呼吸运动、心－血管搏动以及胸腹运动等都对淋巴管起挤压作用，促使淋巴液进入引流淋巴结，淋巴管壁的舒缩作用也能推动淋巴液的流动。肺水肿和充血性心力衰竭引起淋巴肿胀可显见于胸部 X 线片，当它们与支气管－血管周围管道或与小叶间隔周围管道相吻合、扩大、增厚时，则在 X 线片上可分别显示为 Kerley A 线或 Kerley B 线。从肺浅层、深层淋巴管丛收集到的淋巴液汇合于肺内淋巴结、肺门淋巴结和气管－支气管以及气管旁淋巴结构成的纵隔淋巴结。整个右肺的淋巴液由右气管旁淋巴结汇入右胸导管；左肺舌叶和下叶的淋巴引流亦可经隆突下淋巴组织到达右侧。左肺上部汇合到的淋巴液，仅占总淋巴液的 20%，由左气管旁淋巴结引流到（左）胸导管，但这种引流途径并不太稳定。两肺下部的淋巴液常可向左气管旁淋巴结引流；两肺上部的淋巴液亦可引流到隆突下淋巴结。肺淋巴液在肺门、纵隔各组淋巴结，以及膈下淋巴结间的流通是复杂多变的，从而增加了对估计癌症的淋巴转移途径和预后的困难。

五、肺的神经系统

气管－支气管和肺动静脉都接受迷走神经和胸交感神经链上部第 2、3、4 个神经节分支构成的肺前丛和肺后丛神经分支的支配。分布到支气管周围的神经分支较供应血管壁的神经粗壮，且有大小不等的有髓及无髓两类神经纤维束。大的有髓纤维为传入性神经，位于肌梭或支气管上皮中；小的有髓纤维为输出神经，它与神经丛内迷走神经节细胞相接连，再发出无髓神经纤维到达支气管平滑肌及黏液腺中，属于迷走神经元的神经节细胞广泛分布于整个气道和肺动静脉周围。分布在血管周围的神经纤维经组织化学法鉴定，得知肺动脉、支气管平滑肌和大的肺静脉具有肾上腺素能和胆碱能神经纤维的双重供应。在肺动脉中，这种双重神经纤维一直分布到 $40\sim70~\mu m$ 的小动脉，这两类神经纤维分布的重点在于肺动脉各级分叉前的管壁上。在大型肺动脉中，肾上腺素能神经纤维多于胆碱能神经纤维，而支气管动脉中却只有肾上腺素能神经纤维的分布。肺内迷走感觉神经受体主要有以下几种。

（一）肺扩张受体

冲动从有髓神经纤维传到气体传导性管道壁平滑肌，或支气管黏膜中的肺扩张受体，使吸气肺膨胀的同时，产生缓慢中止肺过度膨胀与转入呼气动作，以及出现支气管扩张、心率增速和周围血流阻力下降等反射性作用。

（二）肺刺激性受体

处于气道上皮下的受体，常集中在气管后壁和各分支气道的分叉部位，而以气管隆突最多，此外还分布到呼吸性细支气管。吸入冷空气、机械或化学性刺激，引起反射性咳嗽。组胺引起的支气管收缩、肺动脉微栓塞、气胸以及窒息或高碳酸血症引起的过度通气等亦可激活此受体。

（三）肺毛细血管旁 J 型受体

肺毛细血管旁 J 型受体位于肺泡近毛细血管的间质中，对剧烈运动中的肌肉有反射性抑制的保护作用。肺毛细血管内在压力因肺充血、水肿、微栓塞、化学性物质刺激而上升时，可刺激该受体，产生快速浅表呼吸、低血压、心率徐缓。肺透明膜病可伴发呼气性喉头狭窄，出现嘈杂的呼噜声。

第三节　胸膜的解剖

胸膜是衬覆在胸壁内面和肺表面的浆膜，分别称为壁胸膜和脏胸膜，两层之间的密闭间隙称胸膜腔。根据胸膜壁层的位置可将其分为 4 部分。①胸膜顶：是突出胸廓上口的部分。②肋胸膜：是衬贴在胸壁内面的部分。③膈胸膜：是覆盖在膈上面的胸膜。④纵隔胸膜：是包被在纵隔器官表面的胸膜。壁胸膜各部之间互相移行，在某些部位形成隐窝而肺缘并不伸入其间，这些隐窝即胸膜窦。在肋胸膜与膈胸膜的转折处形成膈肋窦，它是胸膜腔的最低点，胸膜炎时渗出液首先积聚于此。脏胸膜覆盖在肺表面，并伸入叶间裂内，与肺实质紧密相连。正常情况下，胸膜腔中仅有少量液体，基本没有空隙，如果胸膜中有水、血液或空气积存就会发生相应疾病。

第二章

呼吸系统的生理功能

第一节　肺的通气功能

肺通气是肺与外界环境之间的气体交换过程。呼吸道是肺泡与外界环境的通道，肺泡是肺泡气与血液进行气体交换的场所，而胸廓节律性呼吸运动，产生胸腔压力周期的变化，使肺泡气道压与大气压产生压力差，形成通气的呼吸动力。

一、肺容量

肺容量为肺的通气和换气提供场所，其中包括不可再分的潮气量（V_T）、补吸气量（IRV），补呼气量（ERV）和残气量（RV）等 4 个容积（V）；还包含 2 个以上容积的深吸气量（IC）、肺活量（VC）、功能残气量（FRC）和肺总量（TLC）等 4 个肺容量（C）（图 2-1）。

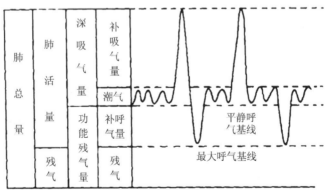

图 2-1　肺容量及其组成

常用的有在平静呼吸时，每次吸入或呼出的潮气量，平静呼气末留在肺内的气量为功能残气量，肺活量是最大吸气后所呼出的最大气量，而留在肺内的气量称残气量，深吸气后肺内所含气量为肺总量。

肺容量的改变如下。

（一）肺活量

在慢性支气管炎、阻塞性肺气肿或支气管哮喘等气道阻塞性疾病，呼气阻力增加，还因用力呼气时，使补呼气胸内压增加，致小气道陷闭，另外，因肺气肿或肺过度充气，患者功能残气量增加，补吸气量随之减少，从而影响肺活量，但肺活量的减少不像因胸廓畸形、胸膜疾病、肺弥漫性间质纤维化所致的限制性通气功能障碍的肺活量减少那么显著。

（二）残气及功能残气

残气与功能残气能使气体交换连续地进行，避免了呼吸间歇对换气功能的影响，功能残气对稳定肺泡氧气和二氧化碳分压具有缓冲作用。若 FRC 减少，使肺泡氧分压（PaO_2）和二氧化碳分压（$PaCO_2$）随呼吸周期出现很大波动，由于呼气末肺泡内没有充分存气继续与肺血流进行气体交换，形成静脉血分流；FRC 增加吸入的新鲜潮气量将被肺泡存气所稀释，使 PaO_2 降低，$PaCO_2$ 偏高；FRC 的大小亦取决于胸廓和肺组织弹性的平衡，故具有呼吸动力学上的意义。

在肺部阻塞性疾病，由于气道不同程度的阻塞，吸入气多于呼出气，肺泡气潴留，肺泡过度充气扩张，或肺气肿存在，肺的弹性回缩力减退，使胸廓向外扩张力大于肺向内回缩力，从而使功能残气、残气和肺总量以及残气占肺总量百分比（RV/TLC）增加显著。支气管哮喘患者经吸入支气管解痉剂后，残气及残气/肺总量有所减少，肺过度充气会得到改善；而肺气肿患者则变化不大，说明肺气肿为不可逆的功能改变。一般认为 RV/TLC 在 40%～50% 为轻度肺气肿，51%～60% 为中度肺气肿，超过 60% 为重度肺气肿。当 FRC 占肺总量大于 67% 时，则超过了胸廓的功能位，患者吸气不但要克服肺的弹性回缩力，还要克服胸廓的弹性回缩力，患者平静时呼吸就会感到费力，易使呼吸肌疲劳。

限制性通气疾病如肺间质纤维化，胸廓疾病，由于胸廓扩张受限，影响肺膨胀，还可因机体过度肥胖致横膈上移，均可使残气、功能残气和肺总量减少（图 2-2）。但由于气道通畅，残气与肺总量均相应减少，故 RV/TLC 可正常或偏高，患者常呈浅快的呼吸形式。

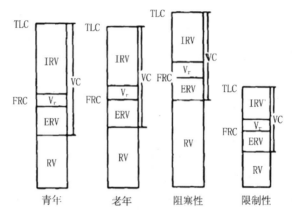

图 2-2　阻塞性、限制性肺病的肺容量变化与健康者对照

二、通气功能

肺通气为单位时间内吸入或呼出的气量。临床常规测定以下一些项目。

（一）每分钟静息通气量和肺泡通气量

其为平静状态下，每分钟吸入或呼出的气量，等于潮气量（V_T）与呼吸频率（f）的乘积。众所皆知，只有进入肺泡的气，才有机会与肺泡周围毛细血管进行气体交换，故每分钟进出具有毛细血管血流肺泡的气量又称肺泡通气量（V_A），若无毛细血管血流的肺泡亦不能进行气体交换，称肺泡无效腔（V_D），V_A 等于潮气量减去生理无效腔（解剖无效腔加肺泡无效腔）再与呼吸频率的乘积。肺泡通气量（V_A）与 $PaCO_2$ 和 PaO_2 密切相关（图 2-3），通气不足（$V_A < 3\,L$）可引起 $PaCO_2$ 升高和 PaO_2 降低；肺泡通气过度，则反之，PaO_2 上升，$PaCO_2$ 下降，且 CO_2 不受换气功能的影响，所以常以 $PaCO_2$ 作为衡量通气功能的客观指标。

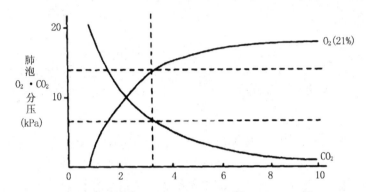

图 2-3 肺泡通气量对肺泡 O_2 和 CO_2 分压的影响（呼吸空气）

借常用的肺量计或流量仪可测得 V_T 和每分钟通气量（V_E）。采用何氏气体分析仪或红外线光谱仪测定收集呼出混合气的 CO_2 浓度（F_ECO_2），再计算出呼出气 CO_2 分压（P_ECO_2）＝$F_ECO_2 \times$（大气压－47）。用重复呼吸法测肺泡 CO_2 浓度（F_ACO_2），进而计算出肺泡 CO_2 分压。

$$PaCO_2 = F_ACO_2（大气压 - 47^*） - 6^{**}$$

注：＊37 ℃饱和水蒸气压力；＊＊混合静脉血与动脉血 CO_2 分压差为 0.8 kPa（6 mmHg）或采用动脉血气分析测得 PaO_2，因 $PaCO_2$ 接近 $PaCO_2$。

根据 Bohr 方程式计算生理无效腔与潮气量的比值（V_D/V_T），其公式如下：

$$V_D/V_T = \frac{PaCO_2 - P_ECO_2}{PaCO_2}$$

健康人的 V_D/V_T 在 0.33～0.45，若大于 0.6，提示患者需用机械通气支持。

$$V_A = V_E \times（1 - V_D/V_T）$$

从中可看出，当 V_D/V_T 值增加时，在 V_E 不变的情况下，浅而快的呼吸要比深而慢的呼吸的 V_A 减少得多。

肺泡氧和二氧化碳浓度（F_AO_2、F_ACO_2）受 V_A 和机体代谢以及吸入氧和二氧化碳浓度（FIO_2、$FiCO_2$）的影响，可用下列公式表示：

$$F_AO_2 = FIO_2 - \frac{VO_2}{V_A} \quad (VO_2 \text{ 为氧耗量})$$

$$F_ACO_2 = FiCO_2 + \frac{VCO_2}{V_A} \quad (VCO_2 \text{ 为 } CO_2 \text{ 产生量})$$

（二）最大通气量（MVV）

最大通气量是以最大用力作每分钟吸入或呼出的气量，其多少取决于胸廓的完整性、呼吸肌力量、肺弹性和气道阻力，其中以气道阻力影响最大，它能反映机体的呼吸功能的储备能力，所以常作为患者能否胜任胸部手术的指征。最大通气量随年龄、性别和体表面积而异，故先计算出其预计值，再计算其实测值占预计值的百分数，若低于 80%，可认为通气功能稍减退。在阻塞性通气障碍的患者，为避免小容量时气道内径小，阻力增加，故利用补吸气的肺容量进行最大通气，其呼气基线比平静呼气基线明显上移；气道严重阻塞者，可出现最大通气量的潮气量逐次减少，呼气基线向上倾斜，肺泡气严重潴留（图 2-4）；限制性通气障碍患者，吸气所消耗的功增加，其气道通畅，为取得最大通气量，多使用补呼气的肺容量，导致呼气基线低于平静呼气基线，呼吸频率加快。

（三）用力肺活量（FVC）

深呼吸至肺总量时，以最大力量最快速度所呼出的气量。常用第 1 秒用力呼吸量（FEV_1）占用力肺活量（FVC）的百分比（FEV_1）来考核通气功能损害的性质（阻塞或限制）和程度。阻塞性通气障碍患者的 FVC、FEV_1 和 $FEV_1\%$ 均有不同程度减少；限制性通气障碍患者虽 FVC 和 FEV_1 减少，由于气道通畅，其 $FEV_1\%$ 明显大于相应健康者的参照值。正常与通气功能的用力肺活量曲线见图 2-5。

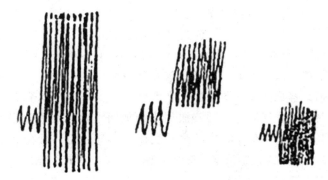

图 2-4　阻塞性、局限性最大通气量与健康者描图对照

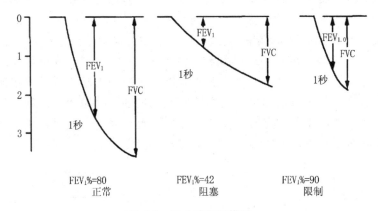

图 2-5　用力肺活量描图

又因 FEV_1 与 MVV 呈非常显著的正相关，可将 FEV_1 换算成 MVV，即 MVV（L/min）$=30.2\times FEV_1+10.85$。考虑到心血管病患者不宜做负荷大的 MVV 测定，则可通过 FVC、FEV_1 和 $FEV_1\%$ 来评估通气功能。

支气管舒张试验为吸入支气管舒张剂后，测定气道阻塞的可逆性。FEV_1 的改善率为用药后测得的 FEV_1 减去吸药前 FEV_1 的数值除以吸药前 FEV_1 的百分比。若 FEV_1 增加 15% 以上可判为试验阳性。

（四）最大呼气中段流量（MMFR）

为测定在用力肺活量的 25％～75％ 状态下的呼气流量。其意义和 MVV、FVC 相同，但其对阻塞的灵敏度较高。

（五）最大呼气流量容积曲线（MEFV）

作用力肺活量时，以呼气流量为纵轴，相应的呼出容积为横轴，描记容积曲线（图 2-6）。在高肺容量（肺容量大于 75％ 肺活量）时最大呼气流量随呼气肌用力增加而增加，如最大呼气流量（PEF）和 75％ 肺活量的最大呼气流量（V_{max75}）。而在低肺容量（肺容量小于 50％ 肺活量）时最大呼气流量，因肺组织对小气道管腔牵引力减弱，加上胸内压对小气道管壁的挤压使管腔变细、陷闭，气道阻力增加，呼气流量受限制，并非用力依赖，故重现性好。所以低容积的最大呼气流量能反应小气道（＜2 mm）的病变，临床上常用 50％ 和 25％ 的肺活量的最大呼气流量（V_{max50}、V_{max25}）作为早期小气道功能异常的考核指标。从图 2-6 中可反映出正常、阻塞和限制性通气功能障碍的典型最大呼气流量容积曲线描图。气道阻塞的患者用缩唇呼气或增加呼气阻力，以利等压点（气道内压力与胸膜腔压力相等的位置）移向大气道，使陷闭的小气道扩张，增加肺泡气呼出，改善通气。

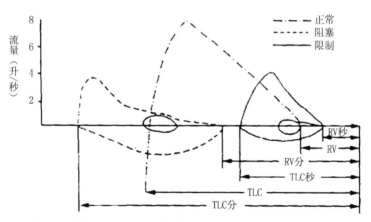

图 2-6　正常、阻塞和限制性通气肺病患者流量容积曲线描图

（六）呼吸中枢驱动和呼吸动力

1. 口腔闭合压（$P_{0.1}$）

在阻断气道下，测定吸气开始0.1秒时的口腔压力。为反应呼吸中枢驱动的简便易行的非创伤性指标。由于气道阻断，吸气流量为零，且无容量变化，因此不受气道阻力和胸肺顺应性的影响，它与横膈肌活动相关。参照值为 150.05 ± 5.02 Pa（1.53 ± 0.51 cmH$_2$O）。呼吸中枢驱动和神经肌肉疾病可引起 $P_{0.1}$ 低下，导致通气不足。在慢性阻塞性肺疾病（COPD）缺氧和二氧化碳潴留患者，刺激呼吸中枢，使 $P_{0.1}$ 升高，但对缺 O_2 和 CO_2 潴留的敏感性和反应性比健康者差。一些学者将 $P_{0.1}$ 作为 COPD 患者停用呼吸机的指标之一，$P_{0.1} < 0.588$ kPa（6 cmH$_2$O），可成功地停用机械通气，若大于该值，停机往往失败。

2. 最大吸气压（MIP）和最大呼气压（MEP）

呼吸肌疲劳会导致呼吸机衰竭，又称呼吸泵衰竭。随访患者 MIP 和 MEP，可客观反映呼吸肌力量，最大吸气压为最大呼气后（残气位）用力吸气时，所测得的最大压力；最大呼气压为吸气至肺总量时，用力呼气所产生的最大压力。男性参照值 MIP = $143 - 0.55 \times$ 年龄（cmH$_2$O）；女性 MIP = $104 - 0.51 \times$ 年龄（cmH$_2$O）。当 MIP < -2.94 kPa（-30 cmH$_2$O），预示脱离呼吸机可成功，而大于 -1.96 kPa（-20 cmH$_2$O），预示脱机失败。通过呼吸肌锻炼和营养治疗，MIP 可明显增加，故 MIP 可作为评价呼吸肌疲劳的客观指标。

第二节 肺的换气功能

换气系人体通过呼吸做功，肺泡将外界的氧弥散于肺毛细血管中，并把二氧化碳从血中弥散于肺泡，然后排出体外的过程。诸多因素如肺容量改变、通气量减少、肺内气体分布不均、肺血流障碍、血液成分改变等，都可直接或间接地影响换气功能。肺的换气功能主要包括弥散功能和通气血流比。

一、肺的弥散功能

肺内气体弥散过程，可分为以下三个步骤：①肺泡内气体弥散；②气体通过肺泡壁毛细血管膜的弥散；③气体与毛细血管内红细胞血红蛋白的结合。

根据物理学概念，肺弥散量实际上是肺弥散阻力的倒数，即弥散阻力越大，弥散量越小。弥散阻力指产生一个单位弥散量所需的压力差。如果两个或两个以上阻力串联时，其总阻力应为各阻力之和。肺弥散总阻力包括肺泡内阻力、肺泡毛细血管膜阻力与肺泡壁毛细血管中红细胞内阻力三种。由于肺泡内阻力很小，可忽略不计，肺弥散总阻力可以下列公式表示：

$$\frac{1}{D_L} = \frac{1}{D_M} + \frac{1}{\grave{e}V_C}$$

式中：D_L＝肺弥散量；D_M＝肺泡毛细血管膜弥散量；$\grave{e}$＝二氧化碳（或氧）与血红蛋白反应速率；V_C＝肺毛细血管血容积。

临床上常用的测定方法有如下三种。

（一）重复吸收试验

患者经过一分钟的运动，经密闭呼吸 20 秒钟空气，然后做一次最大呼气，测定呼出气中氧和二氧化碳容积百分比。肺泡氧浓度男性为 $8.62\% \pm 0.13\%$，女性为 $8.96\% \pm 0.14\%$；肺泡二氧化碳浓度男性为 $8.33\% \pm 0.98\%$，女性为 $7.83\% \pm 0.10\%$。当肺泡氧浓度小于 9.5% 时，说明换气功能正常；超过 10.5%，说明换气功能减弱，包括通气不足、无效腔量增加、气体分布不均、弥散功能障碍、肺内分流等。

（二）静息通气一分钟氧吸收量

可用肺量计描计出每分钟氧吸收量，正常值为 $250 \sim 300$ mL/min。如同时测定每分钟静息通气量，则可计算出氧吸收率，即静息通气时每升通气量中所吸收的氧气量，约为 46.8 ± 7.1 mL/min。氧吸收量和氧吸收率降低，均表示换气功能降低。

（三）肺弥散量（DL）

为最常用的一种测定肺弥散功能的参数，是指肺泡与肺泡毛细血管之间气体分压差为 0.1 kPa（1 mmHg）时，1 分钟内透过界面的气体量（mL），一般用一氧化碳来测量肺弥散量（DLco）。静息状态下正常值为 26.5～32.9 mL/（mmHg·min）。

$$弥散量 = \frac{每分钟一氧化碳吸收量}{肺泡一氧化碳分压}$$

气体弥散量的大小与弥散面积、距离、时间、气体分子量及其在弥散介质中的溶解度有关。Graham 定律认为在气体状态下弥散率和气体密度的平方根呈反比。但在液体中，影响弥散的重要因素是气体在溶液中的溶解度（指温度为 37 ℃时，1 个大气压下，1 mL 水中溶解的气体毫升数），弥散量和溶解度呈正比。由此可以计算出二氧化碳弥散能力约为氧气的 21 倍。因此肺弥散功能发生障碍时，主要表现为缺氧。

二、肺的通气与血流比

（一）通气血流比（V_A/Q）与肺泡动脉血氧差（$A-aDO_2$）

正常人每分钟静息肺泡通气量约为 4 L，肺血流量约为 5 L，则通气血流比值正常为 0.8。如果肺泡通气量大于血流量（比值升高），则等于无效腔量增加，可以用 Bohr 公式计算出来。若血流量超过通气量（比值下降），则产生肺内分流，可通过肺泡动脉血氧分压差（$A-aDO_2$）来测定。$A-aDO_2$ 可以通过公式计算出来，正常值在吸入空气时为 0.5～1.3 kPa（4～10 mmHg）（平均为 1.1 kPa，高限为 3.3 kPa），吸入纯氧时（$FiO_2=1.0$）为 3.3～10.0 kPa（25～75 mmHg）。$A-aDO_2$ 增大则反映弥散或分流异常。此外，还可以测定吸气动脉血氧分压差（$I-aDO_2$），与 $A-aDO_2$ 意义相同，但容易测定。呼吸指数（RI）可以由 $A-aDO_2/PaO_2$ 计算出来，这些项目可以反映肺的氧合情况。

1. 影响 V_A/Q 的因素

(1) 重力：正常人胸腔内压力从肺上部至下部递增，这是由肺重力关系所致。由于胸腔内负压与肺容积改变的关系呈 S 形，即肺容积的改变在胸腔负压小时较负压大时明显，肺下区胸腔负压较肺上区小，因而在潮气量呼吸时肺下区通气量较上区为大。肺上下区通气量分别为 0.24 与 0.82 L/min。

从肺血流方面讲，立位时肺血流量由上部至下部递增，分别为 0.07 与 1.29 L/min，较上面所讲述到肺上、下部通气量改变的差别更为明显，因此 V_A/Q 由肺上部至下部递减，分别为 3.3 与 0.63。

(2) 吸入氧浓度：吸入氧浓度增高时，分流样效应随之变小；反之，吸入氧浓度降低时，分流样效应就越趋明显。

(3) 病理因素：气道阻力与血管阻力的病理因素，如慢性支气管炎、肺气肿、肺水肿与肺间质纤维化等，均可影响 V_A/Q 的比值。

2. V_A/Q 对换气功能的影响

V_A/Q 与肺泡单位氧分压（PaO_2）和二氧化碳分压（$PaCO_2$）关系密切，因而影响换气功能，当 V_A/Q 增大致肺泡无效腔增大时，PaO_2 增高而 $PaCO_2$ 下降；反之，当 V_A/Q 减小形成强分流样效应时，PaO_2 下降而 $PaCO_2$ 增高。由于肺不同部位 V_A/Q 不相同，故 PaO_2 与 $PaCO_2$ 也不同，肺上部 V_A/Q 最高，故 PaO_2 最高而 $PaCO_2$ 最低，肺下部则恰恰相反。

病理情况下，缺氧和二氧化碳潴留都能引起通气和肺血流量的增加。由于二氧化碳解离曲线呈直线形，因此那些通气超过相应血流的肺泡部分（即高 V_A/Q 区）可排除较多的二氧化碳，而氧的摄取则因氧解离曲线已处于平坦部分，虽然 PaO_2 有所增加而氧饱和度增加有限，因此高 V_A/Q 区的肺泡可以代偿低 V_A/Q 区的二氧化碳潴留，而无助于纠正缺氧情况。因此，V_A/Q 不均主要引起 PaO_2 下降，而对 $PaCO_2$ 影响可能不大。

（二）生理死腔（VD）的测定

进入肺泡的气体，如由于某些肺泡无血流灌注或灌注不足而不能进行正常的气体交换，就变成了死腔样通气，通常用生理死腔来代表无效的通气，假若每分钟通气量不变，生理死腔越大则肺泡通气量越小，肺泡通气量减小造成的后果为 PaO_2 减低与 $PaCO_2$ 增高。

生理死腔占潮气量的比率可用 Bohr 公式计算：

$$\frac{V_D}{V_T} = \frac{PaCO_2 - PeCO_2}{PaCO_2}$$

式中：V_D＝生理死腔量；V_T＝潮气量；$PaCO_2$＝动脉血二氧化碳分压；$PeCO_2$＝呼出气二氧化碳分压。

临床上常以生理死腔量与其占潮气量之比（V_D/V_T）作为判断指标。其正常值为 $0.25 \sim 0.3$。生理死腔是反映肺内通气与血流灌注比例是否正常的一项指标，有助于对一些肺部疾病严重程度的判断，生理死腔增大见于各种原因引起的肺血管床减少、肺血流量减少或肺血管栓塞，如呼吸衰竭、二氧化碳潴留、肺栓塞等，V_D/V_T 可高达 $0.6 \sim 0.7$。

（三）肺动静脉分流量（Q_S）与分流率

即分流量/心排血量，（Q_S/Q_T）使用特殊技术可计算分流率和分流量，计算公式如下：

$$\frac{QS}{QT} = \frac{Cc'O_2 - CaO_2}{Cc'O_2 - CvO_2}$$

其中 $Cc'O_2$ 代表肺泡毛细血管末端血内的氧含量，CaO_2 为动脉血氧含量，CuO_2 为混合静脉血氧含量。分流率正常值 $<7\%$。分流率与心排量的乘积即为分流量。

第三节 气体在血液中的运输功能

这一节将讨论气体是怎样运送到周围组织的。首先从 O_2 的运输开始，O_2以两种形式被血液携带：物理溶解的形式、与血红蛋白化学结合的形式。

一、溶解的 O_2

根据 Henry 定律，气体在溶液中溶解的量与其分压成正比。0.1 kPa（1 mmHg）的 O_2 分压，在每100 mL血液中的溶解 O_2 为0.003 mL（0.003 mL/100 mL）。正常动脉血 O_2 分压为 13.3 kPa（100 mmHg），溶解 O_2 为 0.3 mL/100 mL。只靠溶解形式来运送 O_2，显然不能适应机体代谢的需要。当剧烈运动时，如果心输出量是 30 L/min，每 1 000 mL 血液中的溶解 O_2 为 3 mL，那么每分钟运送到组织的 O_2 总量是 $30 \times 3 = 90$ mL，与组织 3 000 mL/min 的需 O_2 量相差甚远，还需要其他的运输形式。

二、氧解离曲线

血液中的 O_2 主要以氧合血红蛋白（HbO_2）形式运输。O_2 与 Hb 很容易结合，这种结合是可逆的：$O_2 + Hb \longleftrightarrow HbO_2$，受 PO_2 的影响。当血液流经 PO_2 高的肺部时，O_2 与 Hb 结合形成 HbO_2；当血液流经 PO_2 低的组织时，HbO_2 迅速解离，释放 O_2，成为去氧 Hb。1 g 纯 Hb 可以结合 1.39 mL 的 O_2，正常血液含有 Hb 15 g/100 mL，100 mL 血液中 Hb 所能结合的最大 O_2 量（即 Hb 的氧容量）为 20.8 mL。Hb 实际结合的 O_2 量称为 Hb 的氧含量，Hb 氧饱和度则为：

$$\frac{Hb \text{ 的氧含量}}{Hb \text{ 的氧容}} \times 100\%$$

图 2-7 为氧解离曲线，反映了 Hb 氧饱和度、PO_2、O_2 含量三者之间的关系，掌握这三者之间的关系有重要意义。如图2-7示，动脉血 PO_2 为 13.3 kPa（100 mmHg），氧饱和度约 97.5%；混合静脉血 PO_2 为 5.3 kPa（40 mmHg），氧饱和度约 75%。例如一位严重贫血患者，心肺正常，Hb 含量 5 g/100 mL，PO_2 为 13.3 kPa（100 mmHg），氧饱和度 97.5%，该患者 Hb 的氧容量为 6.95 mL/100 mL 明显下降，Hb

的氧含量只有 6.78 mL/100mL，加上溶解的 O_2 0.3 mL/100 mL，总的血氧含量是 7.08 mL/100 mL，明显低于正常。血氧含量通常可以用以下公式计算：

$$(1.39 \times Hb \times 氧饱和度\%) + (0.003 \times PO_2)$$

Hb 的单位是g/100 mL，PO_2 的单位是 mmHg。

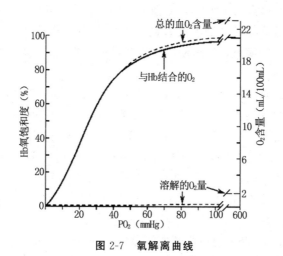

图 2-7 氧解离曲线

氧解离曲线的形态也有重要的生理意义。在相当于 PO_2 8.0~13.3 kPa（60~100 mmHg）的这段曲线较平坦，可以认为是 Hb 与 O_2 结合的部分，PO_2 的变化对 Hb 的氧饱和度影响不大。在疾病状态下，肺泡气 PO_2 下降，但是只要不低于8.0 kPa（60 mmHg）Hb 氧饱和度仍能保持在90%以上，血液仍可携带足够量的 O_2，不至于发生明显的低氧血症。氧解离曲线的起始段曲线较陡，可以看作是 HbO_2 解离释放 O_2 的部分，PO_2 稍有降低，HbO_2 就可大大下降，以利组织的 O_2 摄取。

HbO_2 是鲜红色，去氧 Hb 呈紫蓝色，Hb 的氧饱和度降低可以引起皮肤发绀，但不是绝对的。影响发绀的因素很多，除了光线、皮肤色素外，去氧 Hb 的含量很重要。患有红细胞增多症的患者，发绀会很明显，而贫血患者就很少出现发绀。

三、影响氧解离曲线的因素

Hb 与 O_2 的结合和解离受 H^+ 浓度、PCO_2、体温、红细胞内 2，3-DPG 的影响，H^+ 浓度增高、PCO_2 升高、体温升高、红细胞内 2，3-DPG 的增加，氧解离曲线右移，反之氧解离曲线左移。氧解离曲线右移有利于组织中毛细血管的血液释放 O_2。简单的记忆方法是肌肉运动时局部温度升高，CO_2 和酸性代谢产物增加，有利于 HbO_2 的解离，使运动的肌肉获得更多的 O_2 以适应其代谢的需要。

红细胞的内环境也影响 Hb 与 O_2 的结合和解离。2，3-DPG 是红细胞的代谢终产物，在慢性缺氧的情况下（如高原缺氧、慢性肺病）2，3-DPG 增加，有利于 HbO_2 的解离。相反，如血库中库存的血 2，3-DPG 缺乏，不利于 HbO_2 的解离。通常用 P_{50} 来表示氧解离曲线的位置，P_{50} 是使 Hb 氧饱和度达到 50% 时的 PO_2，正常情况下为 3.6 kPa（27 mmHg），P_{50} 增大，曲线右移；P_{50} 降低，曲线左移。

CO 与 Hb 结合形成碳氧血红蛋白（COHb），占据了 O_2 的结合位点，可以严重干扰 O_2 的运输。CO 与 Hb 的亲和力是 O_2 的 250 倍，CO 解离曲线的形态又与氧解离曲线非常相似，这意味着结合同样 Hb 所需要的 PCO 低于 PO_2 的 250 倍。例如，2.1 kPa（0.16 mmHg）的 PCO 就可以使 75% 的血红蛋白与 CO 结合形成 COHb。这种情况一旦发生（例如 CO 中毒事件），即便是 Hb 的量和 PO_2 都正常，血氧含量也会大大降低。此外，CO 中毒的另一特点是 COHb 使氧解离曲线左移，造成组织严重缺氧。

四、CO_2 在血液中存在的形式

CO_2 以物理溶解、碳酸氢盐和氨基甲酸血红蛋白三种形式存在于血液中（图 2-8）。溶解的 CO_2 也遵循 Henry 定律，溶解的量与其分压成正比。由于 CO_2 的溶解度是 O_2 的 20 倍，因此溶解的 CO_2 比溶解的 O_2 多。溶解的 CO_2 和氨基甲酸血红蛋白只占 CO_2

总运输量的一小部分，碳酸氢盐是 CO_2 的主要运输形式。

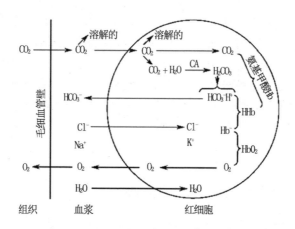

图 2-8　CO_2 在血液中的运输示意图

从组织扩散入血的 CO_2 与 H_2O 结合形成 H_2CO_3，H_2CO_3 又解离成 HCO_3^- 和 H^+：

$$CO_2 + H_2O \longleftrightarrow H_2CO_3 \longleftrightarrow H^+ + HCO_3^-$$

第一步反应在血浆中很慢，但在红细胞内极为迅速，因为红细胞内有碳酸酐酶，在其催化下上述反应加快。第二步反应 H_2CO_3 的解离很迅速，不需要酶的催化。随着红细胞内离子浓度的升高，HCO_3^- 可以顺浓度梯度通过红细胞膜扩散进入血浆。由于红细胞膜不允许正离子自由通过，H^+ 不能外出，于是 Cl^- 便由血浆扩散进入红细胞以维持电平衡，这一现象称为 Cl^- 转移。部分解离的 H^+ 与 Hb 结合：

$$H^+ + HbO_2 \longleftrightarrow H^+ \cdot Hb + O_2$$

调节这一反应的主要因素是氧和作用，去氧 Hb 酸性较 HbO_2 弱，容易与 H^+ 结合。在外周组织，由于 HbO_2 释放出 O_2 而成为去氧 Hb，血液中去氧 Hb 的增多促进血液携带 CO_2。在肺毛细血管则相反，O_2 与 Hb 的结合促使了 CO_2 的释放，这一现象称为何尔登效应（Haldane effect）。

一部分 CO_2 与 Hb 的氨基结合形成氨基甲酸血红蛋白，这一反应无需酶的催化，而且迅速、可逆。调节这一反应的主要因素也是氧和作用，去氧 Hb 比 HbO_2 更容易与 CO_2 结合形成氨基甲酸血红蛋白（见图 2-8）。在外周组织，氨基甲酸血红蛋白的形成促进血液携带 CO_2，在肺则促使 CO_2 的释放。可见，O_2 和 CO_2 的运输不是孤立进行的，而是互相影响的，CO_2 通过何尔登效应影响 O_2 的结合和释放，O_2 又通过何尔登效应影响 CO_2 的结合和释放。

第四节　呼吸的调节

呼吸运动是一种节律性活动，在呼吸肌的协同活动完成。这些肌肉是骨骼肌，并无自动节律性，然而呼吸运动却可以自动地、有节律地进行，这是中枢神经系统调节的结果。与心脏活动的自律性不同的是，呼吸运动也可以是一种随意运动，即在很大程度上，由大脑皮质产生的人的意识可以控制呼吸运动的进行。

正常呼吸运动是在中枢神经系统各级中枢的相互配合调节下进行的。它们在多种传入冲动的作用下，反射性地调节着呼吸运动的频率和深度，从而改变肺通气量以适应机体代谢的需要。

一、呼吸中枢

呼吸中枢是指中枢神经系统中发动和调节呼吸运动的神经细胞群。这些细胞群分布于大脑皮质、间脑、脑桥、延髓和脊髓等部位。各部位中枢在呼吸节律的产生和调节中的作用不同。正常呼吸运动是在它们的相互协调下进行的。

（一）脊髓

支配呼吸肌的运动神经元胞体位于脊髓前角。其中，支配肋间肌的肋间神经起自胸脊髓，支配膈肌的膈神经起自颈脊髓。但如在脊髓和延髓之间横断，呼吸运动立即停止，说明呼吸的自动节律不是脊髓产生的。脊髓是联系上位脑和呼吸肌的中继站和整合某些呼吸反射的初级中枢。

（二）低位脑干

低位脑干是指延髓和脑桥。实验表明，在动物脑桥与中脑之间横断，呼吸运动并无明显变化，表明低位脑干是呼吸节律产生的部位，而高位脑干尽管也参与呼吸运动的调节，但对呼吸节律的产生并非是必须的。

1. 延髓呼吸中枢

在延髓，有呼吸节律的基本中枢。其中呼吸神经元主要集中在背侧和腹侧两组神经核团内，分别称背侧呼吸组（dorsal respiratory group，DRG）和腹侧呼吸组（ventral respiratory group，VRG）。

（1）背侧呼吸组（dorsal respiratory group，DRG）：其中多为吸气神经元。大多数吸气神经元交叉到对侧下行至脊髓，主要支配膈运动神经元。DRG还接受来自外周和中枢其他部位的传入冲动，并与脑桥有双向联系。

（2）腹侧呼吸组（ventral respiratory group，VRG）：是由多个神经元核团组成的复合体。其中大部分交叉到对侧下行，支配肋间肌和腹肌的运动神经元，也有侧支支配膈肌的运动神经元。VRG也与脑桥有双向联系。

2. 脑桥呼吸调整中枢

在脑桥上部，有抑制吸气的中枢结构，称脑桥呼吸调整中枢。这些神经元主要集中于脑桥的臂旁内侧核（nudeus parabrachial medialis，NPBM）以及邻近的 Kolliker-Fuse（K-F）核，合称 PBKF核群。PBKF核群与延髓的呼吸神经核团之间有双向联系，主要作用为限制吸气，并促进吸气向呼气转换。

（三）大脑皮质对呼吸运动的调节

大脑皮质对呼吸运动的调节可通过两条途径实现。一是通过脑桥和延髓呼吸中枢的作用，调节呼吸的节律和深度，即自主节律呼吸调节系统。二是通过皮质脊髓束下行，直接支配脊髓呼吸神经元的活动，即随意呼吸调节系统。人类的语言、唱歌等，实际上都依赖于大脑皮质支配下复杂的呼吸运动的配合。

（四）基本呼吸节律形成的假说

呼吸节律是怎样产生的，目前尚未完全阐明，已提出多种假说，以下介绍的是局部神经元回路反馈控制假说。

平静呼吸时，吸气是主动的，呼气是被动的，故可以认为安静时，中枢的呼吸节律主要是吸气活动的节律。有人认为在延髓还有一个吸气切断的结构，其中的神经元一旦兴奋即可切断吸气而转为呼气。根据这一假说，认为延髓中存在着吸气活动发生器（CIAG）和吸气切断机制（IOS）。其基本内容见图 2-9。

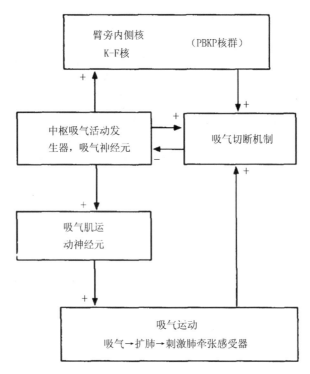

图 2-9 呼吸节律形成机制简化模式图

＋：表示兴奋；－：表示抑制

（1）吸气活动发生器（CIAG）可通过局部神经元回路联系，

引起吸气神经元渐增性兴奋，产生吸气；吸气切断机制（IOS）的活动则使吸气切断而转为呼气。

（2）吸气切断机制（IOS）的活动是由吸气神经元反馈性引起的。在吸气活动发生器（CIAG）的作用下，吸气神经元兴奋时，可分别传向：①脊髓吸气肌运动神经元引起吸气动作、肺扩张。②脑桥 PBKF 核群。③直接到 IOS。当 CIAG 开始活动，引发吸气并逐渐加强的同时，通过上述 3 个方面的作用使 IOS 的活动也加强，从而抑制 CIAG 的活动，使吸气中止，转为呼气。

上述假说尚存在许多不完善之处，如 CIAG 和 IOS 的确切位置还不能肯定，呼气如何转为吸气，用力呼吸时呼气又是如何成为主动的，目前了解较少，有待进一步研究。

二、呼吸运动的反射性调节

呼吸节律虽然产生于中枢神经系统，但呼吸运动可因机体受到各种刺激而反射性加强或减弱，其中比较重要的反射包括以下几方面。

（一）肺牵张反射

肺的扩张或缩小引起的吸气抑制或兴奋的反射称为肺牵张反射或黑－伯反射。该反射包括肺扩张反射和肺缩小反射。

1. 肺扩张反射

感受器位于气管到支气管的平滑肌内的牵张感受器。当吸气时，肺扩张牵拉呼吸道，使感受器兴奋。传入冲动沿迷走神经传入纤维传至延髓，使吸气切断机制兴奋，从而促进吸气中止，转为呼气。在动物实验中，如切断迷走神经，动物将立即出现深而慢的呼吸。

在人类，肺扩张反射对正常呼吸的调节并不重要。初生儿存在这一反射，约 4～5 d 后即消失。在病理情况下，肺扩张反射表现出一定的作用，如肺水肿、肺充血和肺不张等疾病时，出现浅快呼吸，可能与之有一定关系。

2. 肺缩小反射

当肺缩小时可引起吸气的反射。这一反射在较强的缩肺时才起作用，在平静呼吸时意义不大，但在阻止呼气过深和肺不张等方面可能有一定作用。

从上述反射过程看出，肺牵张反射是一种负反馈调节机制。其生理意义是使吸气不至于过深过长，促使吸气及时转为呼气。

（二）呼吸肌本体感受性反射

呼吸肌尤其是肋间外肌内有肌梭感受器，是呼吸肌的本体感受器。当肌梭受到牵拉时，感受器兴奋传至脊髓，反射性使肌梭所在肌肉收缩加强。这一反射在机体自动调节呼吸强度以克服呼吸阻力时，有重要作用。

（三）防御性呼吸反射

1. 咳嗽反射

咳嗽是常见而重要的防御性呼吸反射，其感受器分布于喉及以下的呼吸道的黏膜上皮。感受器的传入神经在迷走神经中上行。

咳嗽时，先出现短促、深的吸气，然后声门紧闭，并发生强烈的呼气动作，使胸内压和肺内压均迅速上升。此后声门突然开放，由于压力差极大，肺泡内气体以极高的速度喷出，将存在于气道中的异物或分泌物随之排出体外。但强烈的持续咳嗽可使胸内压显著上升，减少静脉血的回流，对机体可能造成不利影响。长期的慢性咳嗽还可因肺内压持续升高而使肺组织弹性下降，并引起肺循环阻力加大，是形成肺气肿和肺源性心脏病的重要原因。

2. 喷嚏反射

感受器位于鼻部黏膜，传入神经为三叉神经。这一反射过程与咳嗽反射相似，不同的是，腭垂下降，舌压向软腭，而不是声门关闭。其特点是气流主要从鼻腔喷出，以消除鼻腔中的异物。

（四）血压对呼吸的影响

当人体血压升高时，会刺激主动脉弓和颈动脉窦压力感受器，反射性引起呼吸抑制，甚至暂停。反之，当血压降低时，会引起呼吸加快。

（五）疼痛对呼吸的影响

疼痛刺激可引起呼吸加深加快。手术后，若因麻醉太浅引起患者疼痛，导致呼吸加深加快，最终可因二氧化碳排出过多而发生呼吸抑制。

三、化学因素对呼吸的调节

血液中化学成分的改变，特别是血液氧分压、二氧化碳分压和 H^+ 水平的变化，可通过刺激化学感受器，改变呼吸中枢的功能状态而调节呼吸运动。呼吸运动的变化又改变了血液中氧分压、二氧化碳分压和 H^+ 的水平。这种负反馈调节环路使得呼吸运动能够与机体代谢水平相适应，在保证机体内环境的相对稳定方面，具有特别重要的意义。

（一）化学感受器

接受血液和脑脊液中化学物质的感受器称化学感受器。以其所在部位不同，可分为两类。

1. 外周化学感受器

即颈动脉体和主动脉体，两者分别经窦神经和降压神经传入冲动，然后再分别混入舌咽神经和迷走神经中到达延髓呼吸中枢。外周化学感受器可感受动脉血中氧分压、二氧化碳分压和 H^+ 浓度的变化。当血液氧分压下降、二氧化碳分压升高和 H^+ 浓度升高时，传入冲动增多，可使呼吸运动加强。相比较而言，颈动脉体的作用更重要。

2. 中枢化学感受器

位于延髓腹侧浅表部位，左右对称，与延髓呼吸中枢是分开的，但有神经纤维联系。中枢化学感受器的敏感刺激是脑脊液中 H^+ 浓度的变化。

当脑脊液中 H^+ 浓度升高时，中枢化学感受器兴奋，并传至呼吸中枢而加强呼吸运动。血液中的二氧化碳较易通过血—脑屏障，在脑脊液中，二氧化碳与水在碳酸酐酶的作用下化合生成碳酸，后者再离解为 H^+ 和 HCO_3^-，而 H^+ 对感受器有刺激作用

（图 2-10）。血液中的 H^+ 因不易透过血－脑屏障而对中枢化学感受器的作用不大。

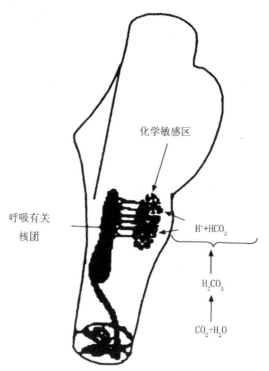

图 2-10　PCO_2 升高时，刺激呼吸的机制

（二）CO_2、H^+ 和低 O_2 对呼吸的影响

1. 二氧化碳对呼吸的影响

二氧化碳是调节呼吸运动的最重要的化学因素。当动脉血中二氧化碳分压升高时，可使呼吸运动加强，肺通气量加大。二氧化碳分压下降时，则出现相反效应，即出现呼吸运动的减弱甚至暂停，直到二氧化碳分压回升后才恢复正常呼吸运动。可见，二氧化碳不仅调节呼吸运动，也是维持呼吸中枢正常兴奋性所必需的。机体在代谢过程中不断产生二氧化碳，通过呼吸感受器作用于呼吸中枢，调节肺通气量的大小，从而使动脉血和肺泡气中二

氧化碳分压保持正常水平。

二氧化碳刺激呼吸的作用是通过两条途径实现的：①刺激中枢化学感受器再经神经联系兴奋呼吸中枢。②刺激外周化学感受器，冲动经窦神经和迷走神经传入延髓呼吸中枢，反射性地引起呼吸加强。这两条途径以前者为主。如二氧化碳分压长期维持在较高水平，则在几天后，感受器出现适应现象，其刺激呼吸加强的效应逐渐下降。

外界空气中，正常时二氧化碳浓度约 0.04%，如吸入气中二氧化碳含量增多，可立即引起呼吸运动加强，肺通气量随即加大，最大可增加数倍。但当吸入气中二氧化碳浓度过高时，肺泡气和动脉血中二氧化碳分压过度升高，将导致二氧化碳对中枢神经系统的麻醉作用，呼吸抑制。机体出现呼吸困难、头痛、意识丧失等症状，甚至发生惊厥。

2. H^+ 浓度对呼吸的影响

当机体发生酸中毒时，血中 H^+ 浓度升高，将引起呼吸运动的明显加强。H^+ 主要通过外周化学感受器刺激呼吸。由于 H^+ 难以通过血—脑屏障，故其对中枢化学感受器无明显作用。

3. 低氧对呼吸的影响

当动脉血氧分压下降时，可出现呼吸运动的加强。其特点有以下几点。

（1）低氧是通过刺激外周化学感受器起作用的，如切断外周化学感受器的传入神经，低氧兴奋呼吸的效应即消失。

（2）低氧对呼吸中枢有直接的抑制作用，但外周化学感受器的传入冲动对呼吸中枢的兴奋作用可在一定范围内对抗低氧对呼吸中枢的直接抑制作用，而表现为呼吸运动的加强。只有在严重缺氧的情况下，才表现为呼吸的抑制。

（3）从通气现象来看，低氧对正常呼吸运动的调节似乎作用不大，因为只有在动脉血氧分压下降至10.7 kPa（80 mmHg）时，才会出现可觉察到的肺通气量的增加，对于在海平面地带生活的人，这一般是不会发生的。但在一些特殊情况下，低氧刺激呼吸的作用有着特别重要的意义。如严重肺源性心脏病、肺气肿等患者，肺部气体交换受到限制，导致动脉血中二氧化碳分压升高而氧分压下降，并可刺激呼吸增强。但以后随着中枢化学感受器对二氧化碳的适应，二氧化碳的刺激效应逐渐减弱，此时，低氧成为维持和加强呼吸的主要刺激因素，因为外周化学感受器对低氧适应很慢。

调节呼吸的各种体液因素是相互联系、相互影响的。在同一时间内，常常不单是一个因素在变化。例如，当低氧和 H^+ 浓度增加时，都可以提高二氧化碳对呼吸的刺激效应。因此，在探讨呼吸运动的调节时，必须全面地、动态地进行观察和分析，综合考虑，才能得到正确的结论。

（三）呼吸对海拔的适应

急性暴露于低气压下，氧分压降低，引起通气量立即增加。该过程由外周化学感受器介导。持续暴露于低气压，人类的通气量持续升高数天，并同时引起 $PaCO_2$ 的逐渐降低，该过程称为习服。造成习服与失习服的原因可能有如下三点。

（1）存在未被实验证明确切位置的中枢化学感受器，感受器组织间液或者感受器内部发生缓慢的 pH 值改变时，pH 值改变触发了习服与失习服。

（2）一段时间后，低氧可引起某些化学介质的产生，如谷氨酸盐，这些化学物质对呼吸的刺激作用出现和消失是缓慢的。

（3）这种逐渐的呼吸变化并不只针对低氧，大多数导致过度通气的机制都可以引起长时间持续的刺激，尽管有始动机制，例如长时间刺激颈动脉窦神经中枢端存在。

第五节　肺的免疫功能

肺是呼吸器官，但也具有重要的免疫功能，包括固有免疫、适应性免疫和免疫调节等。

一、肺的固有免疫

固有免疫系统是宿主抗感染的第一道防线。固有免疫在个体出生时即已具备，其生物学功能为：①对侵入机体的病原体迅速产生应答，发挥非特异性抗感染作用。②参与清除体内损伤、衰老或畸变的细胞。③在特异性免疫应答过程中发挥重要作用。肺内执行固有免疫的主要细胞包括吞噬细胞、自然杀伤细胞（NK细胞）、γδT细胞、微皱褶细胞（M细胞）、树突状细胞（DC）、肥大细胞等。

（一）肺吞噬细胞

吞噬细胞主要包括单核细胞、巨噬细胞和中性粒细胞。单核细胞由骨髓单核系干细胞发育分化而成，在血液中停留 $12\sim24$ 小时后进入结缔组织或器官，发育成熟为巨噬细胞。中性粒细胞来源于骨髓。肺的吞噬细胞主要包括肺巨噬细胞和中性粒细胞，是肺脏中执行固有免疫的重要效应细胞。

1. 肺巨噬细胞

肺巨噬细胞分布于肺泡、气道、肺间质、肺毛细血管壁和胸膜腔，是常驻于肺组织的巨噬细胞，可主动吞噬、杀死、消化和清除吸入的病原微生物、变应原、粉尘，以及体内衰老、损伤或凋亡的细胞。

肺巨噬细胞通过吞噬、胞饮和受体介导的胞吞作用三种方式摄取抗原，将其加工、处理为具有强免疫原性的肽段，后者与MHCⅡ类分子结合成抗原肽-MHCⅡ类分子复合物，表达于肺巨噬细胞表面，提呈给 $CD4^+$ T细胞，在适应性T细胞免疫中发挥重要作用。

肺巨噬细胞可分泌、释放多种生物活性介质，包括细胞因子（IL-1、IL-6、IL-10、IL-12、IL-15、IL-18、TNF-α 等）、花生四烯酸代谢产物（如 PGD_2、PGF_2、LTB_4、TXA_2 等）、活性氧（超氧阴离子、羟自由基、H_2O_2）、NO和多种酶类。上述介质可增强肺巨噬细胞活性，并在局部炎症反应和抗感染免疫中发挥作用。

2．中性粒细胞

正常状态下，肺泡腔仅有少量中性粒细胞，而肺血管（尤其是毛细血管床）含丰富的中性粒细胞。肺血管边缘池所含中性粒细胞数约占全身外周血中中性粒细胞总量的40％。中性粒细胞细胞质中有初级颗粒（即溶酶体颗粒），内含髓过氧化物酶、酸性磷酸酶和溶菌酶；细胞质中还有次级（特殊）颗粒，内含碱性磷酸酶、溶菌酶、防御素和杀菌渗透增强蛋白等。中性粒细胞具有很强的趋化作用和吞噬功能。当病原体在局部引发感染时，中性粒细胞可迅速吞噬、杀伤并清除侵入的病原体。

（二）自然杀伤细胞

自然杀伤细胞（NK细胞）来源于骨髓淋巴样干细胞，其发育成熟依赖于骨髓和胸腺微环境，主要分布于外周血和脾脏，其次为淋巴结和腹腔，部分NK细胞分布于肺间质。感染早期，病原微生物刺激吞噬细胞和树突状细胞产生IFN-α、IFN-β、IL-12等细胞因子，激活NK细胞，使其活性明显增强（为激活前的20~100倍）。NK细胞可合成和分泌IFN-γ、TNF-α，从而增强、扩大NK细胞的抗感染作用。在早期感染阶段（适应性免疫应答尚未建立前），甚至当病毒尚未复制时，NK细胞即可通过其自然杀伤作用和分泌细胞因子而抗病毒和抗细胞内寄生菌感染。NK细胞能非特异性杀伤多种靶细胞（如肿瘤细胞、移植物组织细胞、病毒感染细胞等），其机制为：①分泌穿孔素和颗粒酶。②Fas/FasL途径的致凋亡效应。③抗体依赖性细胞介导的细胞毒作用（ADCC）。另外，NK细胞通过分泌多种细胞因子（如IFN-γ和IL-2等）而发挥免疫调节功能。

（三）γδT细胞

T细胞来源于骨髓淋巴样前祖细胞，在胸腺中发育成熟。T细胞表面均表达可特异性识别抗原肽-MHC分子复合物的受体（TCR）。TCR为异源二聚体，其两条肽链的组成分别为αβ或γδ。据此，可将T细胞分为αβT细胞和γδT细胞两类。呼吸道γδT细胞分布于鼻相关淋巴组织（NALT）和支气管相关淋巴组织

（BALT）中，其生物学作用为：①抗感染，可杀伤病毒和感染细胞内细菌的靶细胞，后者一般表达热休克蛋白并异常表达 CD1 分子。②抗肿瘤，可杀伤对 NK 细胞敏感或不敏感的肿瘤细胞。其杀伤机制与 αβT 细胞相同。活化的 γδT 细胞可分泌 IL-2、IL-3、IL-4、IL-5、IL-6、IFN-γ、TNF-α 等细胞因子，从而参与免疫调节。

（四）微皱褶细胞

微皱褶细胞（M 细胞）位于淋巴滤泡顶部上皮，是肠道和肺黏膜上皮细胞间一种特化的上皮细胞，也是一种特化的抗原转运细胞，广泛存在于支气管、扁桃体和肠全段淋巴细胞圆顶区之上。鼻相关淋巴组织（NALT）包括咽扁桃体、腭扁桃体、舌扁桃体和鼻后部其他淋巴组织，它们共同组成韦氏环，其主要作用是抵御经空气传播的病原微生物所致的感染。呼吸道 M 细胞聚集于 NALT 上皮中。通过呼吸道的颗粒抗原在鼻黏膜表面快速移动时与上皮黏附，被 M 细胞所摄取，不经降解而直接转运至黏膜淋巴滤泡，被位于该处的抗原提呈细胞摄取，启动黏膜免疫应答。

（五）树突状细胞

树突状细胞（DC）来源于体系干细胞的髓样树突状细胞（myeloid DC）和（或）淋巴系干细胞的淋巴样树突状细胞（lymphoid DC），广泛分布于脑以外的全身组织和脏器。人肺 DC 分布于气管、支气管上皮和上皮下组织，肺泡间隙以及肺血管周围的结缔组织，尤其在气管周围。支气管肺泡灌洗液、肺泡腔和肺泡壁仅含少量 DC。DC 膜高表达 MHCⅡ类分子，还表达 CD40、CD44、CD54、CD80、CD86、β_1 及 β_2 整合素。人 DC 的相对特征性表型为 CD1a、CD11c 及 CD83，低表达或不表达 CD14 和 CD64。CD83 是成熟 DC 的标志。

树突状细胞是体内重要的专职抗原提呈细胞，其主要功能是对抗原进行摄取、加工、处理，并以抗原肽-MHCⅡ类分子复合物的形式提呈给 $CD4^+$ T 细胞，提供 T 细胞活化的第一信号。另外，DC 高表达 B7-1（CD80）和 B7-2（CD86）等协同刺激分子，通过与 T 细胞表面 CD28 等分子结合，提供 T 细胞活化的第二信号（协同刺激信号）。DC 能诱导初始 T 细胞活化，是机体特异性免疫应答的始动者，它通过分泌细胞因子而参与固有免疫应答，例如某些 DC 可分泌 Ⅰ 型干扰素为主的细胞因子，发挥抗感染和免疫调节等作用。

（六）肥大细胞

一般认为，肥大细胞来源于骨髓多潜能造血干细胞。呼吸系统的肥大细胞主要游离于支气管腔内、气道基膜下、邻近的黏膜下腺以及肌束和肺泡间隔等部位。肥大细胞可表达多种细胞因子受体，如 IL-4R 和 IL-13R。

肥大细胞是参与 Ⅰ 型超敏反应的主要效应细胞，其机制为：多价变应原与致敏个体的肥大细胞表面两个或两个以上相邻的 IgE 抗体结合，导致膜表面 IgE Fc 受体（FcεRl）交联，通过启动磷脂酰肌醇途径和 MAPK 途径而使肥大细胞激活，并释放多种活性介质，从而引发 Ⅰ 型超敏反应的特征性临床表现。肥大细胞释放的活性介质包括组胺、蛋白酶、类胰蛋白酶、胃促胰酶和羧肽酶、花生四烯酸代谢产物（PGD、血栓素、PAF 和白三烯等）、细胞因子（IL-1、IL-3、IL-4、IL-5、IL-6、IL-8、IL-10、IL-12、IL-13、TNF-α、IFN-γ、TGF-β 等）。肥大细胞借助所分泌的细胞因子，可发挥多种生物学作用。例如，介导炎症细胞（如嗜酸性粒细胞等）的趋化、浸润、活化、分化，促进 B 细胞产生 IgE 类抗体。

二、肺的适应性免疫

由 T 淋巴细胞和 B 淋巴细胞介导的免疫作用称为适应性免疫。T 细胞可介导适应性细胞免疫应答，但在胸腺依赖性抗原（TDAg）诱导的体液免疫应答中也发挥重要的辅助作用；B 细胞可介导适应性体液免疫应答。

（一）肺 T 细胞介导的适应性细胞免疫

1. 正常肺 T 细胞分布

（1）肺上皮内 T 细胞：支气管每 100 个上皮细胞中约有 20 个上

皮内淋巴细胞（IEL），位于黏膜上皮的基膜上和黏膜上皮细胞之间，属于长寿命 T 细胞。人支气管 IEL 属于 $\alpha\beta$T 细胞，$CD4^+/CD8^+$ T 细胞比值为 0.4，是黏膜免疫系统中最先与进入气道的病原体和变应原接触的细胞，在肺的免疫应答和炎症反应中起重要作用。

（2）支气管肺泡腔上皮表面 T 细胞：上皮表面的淋巴细胞（LES）中 70% 为 T 细胞，且其中 90% 以上是活化的记忆 T 细胞，表达 CD45RO；啮齿类动物肺多数 T 细胞表达 TCR$\gamma\delta$；而人肺上皮表面 T 细胞多表达 TCR$\alpha\beta$，仅少数为 TCR$\gamma\delta$。LES 受抗原刺激后增生，产生细胞因子和抗体，并具有溶细胞作用。

（3）肺间质 T 细胞：正常肺间质淋巴细胞（IL）内有丰富的记忆 T 细胞，$CD4^+/CD8^+$ T 细胞比值比外周血 T 细胞和 LES 低。间质记忆 T 细胞受抗原刺激后可产生细胞因子，但正常肺间质淋巴细胞的功能仍不清楚。

2. T 细胞应答的识别阶段

$\alpha\beta$T 细胞是参与免疫应答的主要细胞。初始 T 细胞表面 TCR 与抗原提呈细胞（APC）表面的抗原肽-MHC 分子复合物特异性结合，此为抗原识别，乃 T 细胞活化的第一步。

肺的抗原提呈细胞包括 DC 和巨噬细胞。其中气道和靠近肺泡的肺间质的 DC 是肺中最重要的抗原提呈细胞，存在于气道上皮基膜、肺泡间隙和肺血管周围结缔组织中，形成一个捕获抗原的巨大网络。在大气道，DC 密度为每平方毫米气道表面积 600～800 个，在小气道则为 75 个左右。人肺 DC 的表型特点为：高表达淋巴细胞功能相关抗原-3（LFA-3）和 MHC Ⅱ 类分子；低表达 CD40、CD80、CD86；低表达或不表达 CD83。

体外试验证明，肺 DC 表型和对抗原的内吞能力类似于未成熟 DC。但人肺 DC 具有很强的刺激同种异体 T 细胞增生能力，类似于成熟 DC。成熟 DC 可有效地将抗原提呈给初始 T 细胞，使之激活。抗原提呈过程大致可分为两条途径。

（1）MHC Ⅱ 类分子途径（外源性抗原的提呈）：外源性抗原指非 APC 自身产生的抗原，如细菌及其毒素。外源性抗原被 APC

摄取后形成吞噬溶酶体，其中的蛋白酶将抗原降解为含 13～25 个氨基酸的多肽片段。MHCⅡ类分子与恒定链（Ii）非共价结合，转运至吞噬溶酶体中，Ii 被降解，MHCⅡ类分子与抗原肽结合，形成抗原肽-MHCⅡ类分子复合物，被转运并表达于 APC 细胞膜表面，供 CD4$^+$ T 细胞 TCR 识别。

（2）MHCⅠ类分子途径（内源性抗原的提呈）：内源性抗原是指免疫效应细胞的靶细胞所合成的抗原，如肿瘤抗原和病毒感染细胞合成的抗原等。在肿瘤细胞或病毒感染细胞的细胞质中，蛋白酶体将内源性抗原降解为含 8～13 个氨基酸的多肽，后者被抗原处理相关转运蛋白转运至内质网腔，与腔内新合成的 MHCⅠ类分子结合，然后转运并表达在细胞膜表面并被提呈，供 CD8$^+$ T 细胞 TCR 识别。

3. T 细胞应答的激活阶段

T 细胞的完全活化有赖于双信号和细胞因子的作用。T 细胞 TCR 与抗原肽-MHC 分子复合物特异性结合，产生抗原识别信号，即第一信号。APC 与 T 细胞表面协同刺激分子相互作用，产生第二信号。在诸多协同刺激分子中，T 细胞表面 CD28 分子与 APC 表面 B7 分子结合最为重要，可促进 IL-2 基因转录和稳定 IL-2mRNA，从而促进 IL-2 表达，此乃 T 细胞活化的必要条件。若无第二信号，则 T 细胞不能活化，并导致无反应性。除上述双信号外，T 细胞的充分活化还有赖于许多细胞因子参与。活化的 APC 和 T 细胞可分泌 IL-1、IL-2、IL-6、IL-12 等，它们在 T 细胞激活中发挥重要作用。

TCR 为跨膜蛋白，其细胞外段可识别特异性抗原肽，但其细胞内段较短，须借助 CD3、CD4/CD8 和 CD28 等的辅助，才能将细胞外刺激信号传递至细胞内。TCR 活化信号细胞内转导主要通过磷脂酶 C-γ（PLC-γ）活化和 MAPK 级联反应，激活核转录因子 NF-κB、NF-AT，使之转位至核内，诱导相应基因转录，导致细胞增生、分化并发挥效应。

4. T 细胞应答的效应阶段

T 细胞应答主要发挥两类效应。

（1）$CD4^+Th_1$ 介导的迟发型超敏反应性炎症：活化的 Th_1 细胞可激活巨噬细胞，其机制如下。Th_1 细胞分泌 IFN-γ，与巨噬细胞表面 IFN-γ 受体结合；Th_1 细胞表面 CD40L 与巨噬细胞表面 CD40 结合。活化的巨噬细胞可释放 IL-1、TNF-α 和 NO 等炎症介质。TNF-α 等又可促进炎症部位血管内皮细胞表达黏附分子，促进巨噬细胞和淋巴细胞黏附于血管内皮，继而穿越血管壁，并通过趋化运动被募集至感染灶，介导了以单核/巨噬细胞浸润为特征的局部炎症。

活化的巨噬细胞高表达 MHCII类分子、B7、CD40 和 TNF-α，能更有效地向 T 细胞提呈抗原，从而增强和放大免疫效应；活化的巨噬细胞分泌 IL-12，可促进 Th_0 细胞向 Th_1 细胞分化，进一步扩大 Th_1 细胞应答的效应。激活的巨噬细胞具有更强的吞噬、杀菌和杀伤靶细胞的能力。Th_1 细胞通过活化巨噬细胞而清除细胞内病原体，在宿主抗细胞内病原体感染中发挥重要作用。

（2）$CD8^+CTL$ 介导的特异性细胞毒作用：已发现，肺病毒感染一周内肺实质出现大量 $CD8^+CTL$。CTL 可高效、特异性杀伤寄生细胞内病原体（病毒、某些细胞内寄生菌等）的宿主细胞和肿瘤细胞等，而不损伤正常组织。$CD8^+CTL$ 一般识别 MHC I 类分子所提呈的抗原，某些 $CD4^+T$ 细胞中也有 CTL，可识别 MHC II类分子所提呈的抗原。CTL 细胞毒作用的主要机制为：①分泌穿孔素，在靶细胞膜上穿孔，导致靶细胞崩解。②分泌颗粒酶，循穿孔素在靶细胞膜所形成的孔道进入靶细胞，通过激活凋亡相关酶系统而介导靶细胞凋亡。③激活的 CTL 可高表达 FasL，通过与靶细胞表面 Fas 结合，激活细胞内 Caspase 信号转导途径，介导靶细胞凋亡。

T 细胞效应的生物学意义为：$CD4^+Th_1$ 通过活化巨噬细胞而诱发炎症性迟发型超敏反应，在宿主抗细胞内病原感染中起重要作用；$CD8^+CTL$ 细胞通过分泌细胞毒素或诱导细胞凋亡，杀死表达特异性抗原的靶细胞。特异性细胞免疫应答在清除细胞内病原体感染、抗肿瘤中发挥重要作用。同时，细胞免疫效应也是导致器官移植排斥反应和某些自身免疫性组织损伤的主要机制。

（二）肺 B 细胞介导的适应性体液免疫

1.B 细胞对抗原的识别

B 细胞表达 B 细胞受体（BCR）复合物，它由特异性识别和结合抗原的膜表面免疫球蛋白（mIg）和传递抗原识别信号的 Igα（CD79a）/Igβ（CD79b）异源二聚体组成。BCR 可直接识别完整、天然的蛋白质抗原，也能识别多糖、脂多糖和小分子化合物。多数蛋白质抗原属于胸腺依赖性（TD）抗原。B 细胞对 TD 抗原的识别有两个相互关联的过程：①抗原与 BCR（mIg）可变区特异性结合。②B 细胞内化抗原，进行加工处理，抗原降解产生抗原肽并与 MHC Ⅱ类分子结合，继而提呈给 $CD4^+$ T 细胞 TCR 识别。

少数抗原属于胸腺非依赖性抗原（TI-Ag），如细菌脂多糖、荚膜多糖和聚合鞭毛素等，可无须 Th 细胞的辅助作用而直接启动 B 细胞应答。TI 抗原分为 TI-1 和 TI-2 两类。TI-1 抗原亦称为 B 细胞丝裂原，高浓度 TI-1 与 B 细胞表面相应受体结合，可诱导 B 细胞增生和分化；TI-2 抗原为细菌细胞壁与荚膜多糖，可激活 B 细胞，参与固有免疫。

2.B 细胞活化

B 细胞活化亦需双信号和细胞因子参与。

（1）第一信号：BCR 与抗原结合产生第一信号，由 Igα 和 Igβ 转导入细胞内。在成熟 B 细胞表面，CD19 与 CD21、CD81 与 CD225 以非共价键组成 B 细胞活化辅助受体复合物，可加强第一信号的转导。

（2）第二信号：在 TD 抗原介导的 B 细胞应答中，B 细胞与 Th 细胞表面多种黏附分子发生相互作用，向 B 细胞提供活化的第二信号。其中，T 细胞表达的 CD40L 和 B 细胞表面的 CD40 是最为重要的黏附分子对。

（3）细胞因子的参与：活化的 Th_1 细胞可分泌 IL-2 和 IFN-γ，

Th$_2$细胞可分泌 IL-4、IL-5 和 IL-6，这些细胞因子可辅助 B 细胞活化、增生、分化和产生抗体。

3. B 细胞应答的效应

B 细胞所产生的抗体能与抗原特异性结合，从而清除肺中病原体和其他抗原异物，在维持肺内环境稳定中起重要作用。肺免疫球蛋白主要有两个来源：①由气管、支气管黏膜及肺间质的浆细胞产生，包括分泌型 IgA（sIgA）、IgE、IgG4 等。②由血管被动扩散至肺组织，主要为 IgG1、IgG2 等。

正常呼吸道中，sIgA、IgG 和 IgM 约占支气管肺泡灌洗液总蛋白的 20%。气管、支气管分泌物以 slgA 为主，肺泡液则以 IgG 为主。从口腔至肺泡，slgA 含量逐渐减少，而 IgG 含量逐渐增加。

各类免疫球蛋白具有不同的生物学功能：IgG 的主要作用是清除穿越呼吸道黏膜屏障的外来抗原；IgE 是参与 I 型超敏反应的主要抗体，并与机体抗寄生虫免疫有关；slgA 是参与黏膜局部免疫的主要抗体。

sIgA 的作用机制为：①与相应病原体结合，阻止病原体黏附到呼吸道上皮。②在呼吸道黏膜表面中和毒素。③与人肺泡巨噬细胞表面 Pc 受体结合，增强肺泡巨噬细胞的吞噬作用。

三、肺的免疫调节功能

免疫调节是机体对免疫应答做出的生理性反馈。机体通过有效的反馈调节，可及时纠正病理性过激反应，使免疫应答被控制在有效而适度的范围内。肺组织中 T 细胞、B 细胞、巨噬细胞等均具有重要的免疫调节作用。

CD4$^+$CD25$^+$调节性 T 细胞（regulatory T cell，Tr 或 Treg）可负调节 CD4$^+$和 CD8$^+$T 细胞活化与增生。其可能机制为：Tr 直接与靶细胞接触，下调靶细胞 IL-2Rα 链表达，从而抑制靶细胞增生；抑制 APC 抗原提呈功能，使靶细胞得不到足以活化的刺激信号。

活化的淋巴细胞可产生多种细胞因子，对其他免疫细胞发挥调节作用。例如：①对早期 B 细胞增生，IL-7 可促进之，而 IL-4、IL-13、TNF 及 TGF-β 可抑制之。②对成熟 B 细胞增生和分化，TNF、LT、IL-2、IL-4、IL-10 及 IL-13 可促进之，而 IL-8、TGF-β、IL-14 可抑制之。③对 B 细胞趋化运动，IL-2、IL-4、IFN-γ、TNF 可促进之，而 IL-10 可抑制之。④对巨噬细胞、滤泡 DC 的激活，IFN-γ、TNF、IL-6 可促进之，而 IL-4、IL-10、TGF-β 可抑制之。⑤IL-1α、IL-1β、TNF 可协同刺激 T 细胞增生。

活化的巨噬细胞也可分泌多种细胞因子参与免疫调节：①IL-6、IL-1β 可促进 T 细胞、B 细胞、造血干细胞增生和分化。②IL-12 及 IL-18 可促进 T 细胞、NK 细胞增生分化，产生 IFN-γ，增强细胞免疫功能。③TNF-α 可促进 CTL 表达 MHC I 类分子、IL-2R 和 IFN-R，促进 CTL 活化、增生和分化。④IL-10 可抑制单核/巨噬细胞、NK 细胞活化，抑制巨噬细胞表达 MHC II 类分子和 B7，从而抑制抗原提呈，下调免疫应答。

综上所述，通过长期进化，机体免疫系统和免疫功能趋于完善，从而在分子、细胞、整体和群体水平对免疫应答进行精细的调节。肺作为机体免疫系统的组成器官之一，在维持免疫自稳中发挥重要作用。

第三章

呼吸系统常见症状

第一节 咳 嗽

一、概述

咳嗽是一种突然的、暴发式的呼气运动，有助于清除气道内的分泌物或异物，其本质是一种保护性反射。咳嗽分为干咳和有痰的咳嗽（或称湿性咳嗽）。咳痰是借助气管支气管黏膜上皮细胞的纤毛运动、支气管平滑肌的收缩及咳嗽时的用力呼气将气道内的痰液排出的过程。

咳嗽反射的反射弧构成包括以下环节。①神经末梢感受器：引发咳嗽的感觉神经末梢多分布于咽部和第二级支气管之间的气管和支气管黏膜。其他部位如咽部、喉部、肺组织、胸膜甚至外耳道都有咳嗽感受器的分布。分布于上呼吸道的神经末梢对异物敏感，属于机械感受器，而分布在较小气道内的神经末梢对化学物质，尤其是对有毒的化学物质敏感，属于化学感受器。分布在气管支气管树中的神经上皮可以延伸到细支气管和肺泡，但是一般认为肺泡中分布的神经感受器不会引起咳嗽。当肺泡中产生的分泌物到达较小的支气管时才会引起咳嗽。②传入神经：引起咳嗽的刺激通过迷走神经、舌咽神经、三叉神经和膈神经等传入。其中迷走神经传导的刺激来源于咽、气管、支气管和胸膜。舌咽神经传导来自于喉部的刺激。三叉神经则主要是鼻和鼻窦。膈神经传导来自心包和膈的刺激。③咳嗽中枢：位于延脑。④传出神经：舌下神经、膈神经和脊神经。⑤效应器：膈肌和其他呼吸肌。咳嗽的具体过程依次为吸气、声门紧闭、呼气肌快速收缩在肺内产生高压，然后声门突然开放、气体快速从气道中暴发性的呼出，通过这种方式带出气道中的物质。

引起咳嗽的三种常见刺激类型为物理性、炎症性和心因性。物理性刺激有吸入烟雾、颗粒、气道内新生物或气管支气管外压迫、肺纤维化和肺不张所致的气道扭曲等。炎症性刺激包括气道炎症、气道和肺实质渗出物等。心因性刺激是由中枢神经系统直接兴奋咳嗽中枢后发放冲动形成，无外周感受器传入的具体刺激。

咳嗽是否有效取决于咳嗽反射通路中各个部分的功能是否正常以及发生咳嗽时的肺内气体量。镇静药或麻醉剂可以削弱咳嗽感受器的敏感性；神经肌肉病变可以损害咳嗽反射的通路以致患者不能有效地咳嗽。气管插管或切开时，由于声门无法闭合，不能在肺内形成足够的高压，也会影响咳嗽的效果。另外，通气功能损害（COPD、胸廓畸形等）、黏膜纤毛运动障碍以及痰液黏稠等都会使患者的气道廓清能力减弱。

剧烈的咳嗽会对患者的日常生活和睡眠造成很大的影响。剧烈而持久的咳嗽可能会造成患者胸壁软组织的损伤，甚至肋骨骨折。剧烈的咳嗽还可引起胸膜腔内压显著增加，某些患者可出现咳嗽性晕厥。

二、常见病因

心、肺疾病是咳嗽最常见的病因，包括急慢性呼吸系统感染、非感染性呼吸系统疾病、心血管疾病等。另外，咳嗽的病因还包括药物、理化刺激和焦虑症等。

（一）呼吸系统感染

各种病原微生物或寄生虫等引起的呼吸系统感染均可引起咳嗽。包括急慢性上呼吸道感染、急性气管支气管炎、肺炎、COPD急性加重、支气管扩张、肺脓肿、胸膜炎、肺结核、肺部真菌感染、寄生虫病等。

（二）非感染性呼吸系统疾病

哮喘、慢性支气管炎、气道异物、嗜酸性粒细胞性支气管炎

（EB）、过敏性鼻炎、支气管肺癌、间质性肺病、肺血管疾病（如肺栓塞）等。

（三）其他

肺水肿（心力衰竭、肾衰竭）、结缔组织病、胃食管反流等；药物所致咳嗽（ACEI 类、β 受体阻滞药）；心因性咳嗽（焦虑症等）。

三、咳嗽的病因诊断

对咳嗽患者的病史询问具有重要意义，80％的患者可以通过问诊获得较为明确的诊断或为获得明确诊断提供重要的线索。详细的病史采集和体格检查（重点在上呼吸道、肺和心脏）后，再根据可能的病因选择影像学、肺功能等有针对性的检查。

（一）病史采集

1. 咳嗽的病程

咳嗽的病程是了解咳嗽病因的重要因素。根据咳嗽发生的时间可将咳嗽分为：①急性咳嗽，小于 3 周。②亚急性咳嗽，持续时间 3～8 周。③慢性咳嗽，病程超过 8 周。咳嗽的病程不同，引起咳嗽的常见疾病构成也各不相同（胸部 X 线正常的咳嗽的常见病因（表 3-1）。急性起病的咳嗽往往提示急性呼吸道感染；持续存在的咳嗽则提示患者有慢性疾病；反复发生的、冬春季加重的咳嗽是慢性支气管炎诊断的重要线索。

2. 咳嗽的诱因

接触冷空气、异味或运动时出现咳嗽常见于哮喘、AC。

3. 咳嗽本身的特点

发生于上呼吸道和大气道疾病的咳嗽，往往是一种短促的刺激性咳嗽。鼻后滴流引起的咳嗽，常常被描述为清喉的动作，是一种短促而频繁的干咳，或告之有来自后鼻腔的分泌物。发生于较小气道和肺部病变的咳嗽则往往是深在的、非刺激性咳嗽。

表 3-1　胸部 X 线正常的咳嗽的常见病因

分类	时间	常见病因
急性咳嗽	<3 周	普通感冒 急性气管支气管炎 急性鼻窦炎 过敏性鼻炎 慢性支气管炎急性发作 哮喘
亚急性咳嗽	3~8 周	感染后咳嗽（又称感冒后咳嗽） 细菌性鼻炎 哮喘
慢性咳嗽	>8 周	咳嗽变异型哮喘（CVA） 上气道咳嗽综合征（UACS） 嗜酸性粒细胞性支气管炎（EB） 胃食管反流性咳嗽（GERC）慢性支气管炎 支气管扩张 支气管内膜结核 变应性咳嗽（AC） 心因性咳嗽

4. 干咳

干咳常常是急性上、下呼吸道感染最开始的表现。吸入刺激性烟雾或异物也可以引起持续性干咳。临床上持续干咳的常见原因有感染后咳嗽、CVA、UACS、EB、GERC、服用血管紧张素转换酶抑制药（ACEI）类药物、支气管内肿物或肺瘀血等疾病。少见的原因包括气管或支气管外的压迫，特别是纵隔肿物或主动脉瘤；慢性肺间质病变，尤其是各种原因所致的肺间质纤维化也常常表现为持续性干咳。胸膜病变是干咳的原因之一。

5. 咳痰及痰的性状

脓性痰常常是气管支气管树和肺部感染的可靠标志。急性疾病有咳痰时，痰液性状常常对诊断有提示作用。如，铁锈色痰可见于肺炎球菌肺炎、砖红色胶冻样痰见于肺炎克雷白杆菌感染、带有臭味的脓性痰常常见于厌氧菌感染，如吸入性肺脓肿。慢性支气管炎缓解期痰液的外观为白色，黏液性，合并急性感染后痰液常常变为黄绿色，剧烈咳嗽有时可以痰中带血。黏液性痰对诊断帮助不大，任何原因所致的长期支气管刺激都可以产生黏液样痰。持续性脓性痰见于支气管扩张和慢性肺脓肿等慢性化脓性肺部疾病，痰液往往较多，留置后可出现分层，上层为泡沫，中层为半透明的黏液，下层为坏死性物质。粉红色泡沫样痰见于急性左心衰竭。大量白色泡沫样痰是细支气管肺泡癌一种少见但有特征性的表现。

6. 一天之中咳嗽发生的时间

慢性支气管炎、慢性肺脓肿、空洞性肺结核、支气管扩张等疾病的咳嗽、咳痰经常发生于早晨起床时。由于夜间潴留在支气管中的分泌物较多，晨起时体位发生改变，分泌物会刺激气管支气管黏膜产生咳嗽和咳痰。肺瘀血、CVA的咳嗽往往在夜间发生，咳嗽常常会使患者醒来。其中肺瘀血所致的咳嗽在患者坐起后可明显缓解。在某些特定体位才出现的咳嗽见于带蒂的气道内肿瘤。进食时出现咳嗽提示吞咽机制紊乱（常常由脑血管病变引起）、食管憩室炎或食管支气管瘘。

7. 伴随症状的问诊

咳嗽伴发热多见于急性气管支气管炎、肺部感染、胸膜炎等感染性疾病；部分患者可自觉有哮鸣音，常见于哮喘、气道狭窄（如气道内肿物）。

8. 既往病史的询问

有无慢性肺部疾病（包括肺结核）、鼻炎和鼻窦炎、心脏病、高血压、糖尿病、结缔组织病、过敏史；有无呼吸道传染病接触史等。

9. 个人史的询问

对咳嗽患者吸烟史的详细询问具有重要意义，长期吸烟史不但有助于慢性支气管炎的诊断，而且对于肺癌的诊断有提示意义。

需要特别注意的是，慢性咳嗽患者如果咳嗽的性质发生了改变，要注意肺癌发生的可能，尤其是长期吸烟者。职业病史（刺激性气体、毒物或粉尘接触史）。环境中是否存在过敏原或刺激性物质（宠物、花草、家居装修情况）等。

10. 诊疗情况的询问

是否进行血常规、X 线、CT 等胸部影像学检查、肺功能（舒张试验或激发试验）、支气管镜、皮肤过敏原试验；ECG、UCG 等检查。有无使用抗生素和镇咳药物、平喘药、吸入激素、抗过敏药等，疗效如何。有无使用 ACEI 类药物、β 受体阻滞药等。

（二）体格检查

进行常规体格检查时，除关注心、肺疾病外，需要特别关注的情况有：鼻和鼻窦的检查（注意有无鼻塞、鼻窦压痛等，必要时请耳鼻喉科医师进行专科检查）、咽后壁情况（黏膜鹅卵石样改变是诊断上气道咳嗽综合征的重要线索）、有无杵状指（常见于慢性化脓性肺部疾病，如支气管扩张、肺脓肿等，也见于部分肺间质疾病或支气管肺癌）等。

（三）相关辅助检查

下述诊断措施有助于明确咳嗽的病因，可选择性使用。

1. 影像学检查

胸片仍然是最常采用的检查手段，对于明确肺实质、间质病变、胸膜病变等的诊断具有重要的参考价值和除外诊断的意义。对于病因不明的咳嗽，时间超过 3 周者应考虑胸片的检查。胸部 CT 有助于发现胸部 X 线不能很好显示的隐蔽部位的肺部病变、纵隔病变，高分辨 CT（HRCT）对于支气管扩张和间质性肺病具有重要的诊断价值。鼻窦 CT 对鼻窦炎的诊断非常重要。

2. 肺功能检查

常规通气功能检查＋舒张试验对支气管哮喘和 COPD 的诊断具有重要的价值，同时有助于较早发现上气道病变。支气管激发试验阳性对 CVA 具有重要的诊断价值。

3. 诱导痰检查

对于慢性咳嗽患者，利用超声雾化吸入高渗盐水的方法进行痰液诱导，并进行其白细胞分类，对诊断 EB 具有重要意义。也可用于支气管结核和支气管肺癌的检查。

4. 支气管镜检查

该检查可有效发现气管支气管腔内病变，如肿瘤、异物、黏膜病变等。

5. 食管 24 小时 pH 监测

该检查是目前诊断 GERC 最有效的方法。

6. 耳鼻喉相关检查

该检查包括鼻咽镜、纤维喉镜等，对明确上呼吸道病变有意义。

7. 有关过敏性疾病的检查

该检查对 CVA 和 AC 的诊断有意义，包括外周血嗜酸性粒细胞计数、皮肤过敏原试验（SPT）、IgE 和特异性 IgE 测定等。

8. 咳嗽敏感性检查

通过雾化使受试者吸入一定量的刺激物气雾溶胶颗粒而诱发咳嗽，并以咳嗽次数作为咳嗽敏感性的指标。常用辣椒素吸入进行咳嗽激发试验。咳嗽敏感性增高常见于 AC、EB、GERC。

四、引起咳嗽的常见疾病

（一）急性咳嗽

普通感冒即急性鼻炎，是引起急性咳嗽的常见病因。临床表现为鼻塞、流涕、打喷嚏和鼻后滴流等鼻部炎症症状，常常有咽喉部刺激感或不适，可有或无发热。常见病因为病毒感染。治疗无需使用抗生素，以对症治疗为主。常用治疗药物为含有退热药物、减充血剂、第 1 代抗组胺药物（H_1 受体拮抗药）和镇咳药物等不同成分组成的 OTC 感冒药物。但也有研究显示，对于卡他和打喷嚏等症状，各种类型的抗组胺药物在疗效之间并无显著性差异，而且第 1 代抗组胺药有镇静的不良反应。

（二）亚急性咳嗽

感染后咳嗽是引起亚急性咳嗽的常见病因。患者在发生急性上呼吸道感染后，持续咳嗽超过3周时应考虑感染后咳嗽。感染后咳嗽常呈自限性，持续时间一般不超过8周，多属于亚急性咳嗽。发生机制可能和感染后出现气道高反应性、黏液分泌过多等有关。咳嗽持续8周以上者需要除外UACS、CVA和GERC等的可能。患者常常对抗菌治疗无反应，可短期应用H_1受体拮抗药及中枢性镇咳药。吸入异丙托溴铵有可能减轻咳嗽症状。少数顽固性咳嗽患者在上述治疗无效时可试用吸入或者口服糖皮质激素（10～20 mg/d）治疗，疗程为3～7天。

需要注意的是部分成人患者也可发生百日咳杆菌感染，主要表现为阵发性干咳，可出现痉挛性咳嗽和喘鸣（阵发性咳嗽后，由于喉痉挛，出现的吸气性高调喉鸣音）以及咳嗽后呕吐等。多数以夜间症状为著。咽拭子培养出百日咳杆菌可确诊，但常常需要较长时间。治疗首选大环内酯类抗生素，疗程2周。但如果咳嗽症状出现1～2周后使用常常不能有效控制症状，治疗的目的更多地在于防止疾病的传播。支气管舒张药、H_1受体拮抗药和吸入糖皮质激素往往无效。可对症使用镇咳药物控制症状。

（三）慢性咳嗽

CVA、UACS、EB、GERC在所有慢性咳嗽的门诊患者中占70%～95%。这些患者容易被误诊为"慢性支气管炎"，有些甚至长期服用抗生素或镇咳药物，需要引起注意。现简介如下。

1. CVA

其本质为哮喘，咳嗽为其主要临床表现，常表现为刺激性干咳。患者可无明显喘息、气促等典型的哮喘症状。但是，其发作特点和诱因与哮喘基本一致，比如容易在夜间出现咳嗽，常常在接触冷空气、刺激性气体或上呼吸道感染后诱发或原有症状加重。一般镇咳药效果欠佳，但支气管舒张药和糖皮质激素治疗常常有效。

因为其本质为哮喘，因此具有气道高反应性。肺通气功能检查常正常，但是支气管激发试验阳性为其重要特征。

其治疗和哮喘相同，主要使用吸入糖皮质激素和支气管舒张药。

2. UACS

曾称为鼻后滴漏综合征（PNDs），在欧美国家是引起慢性咳嗽的首位病因。病因包括一系列呼吸道炎症：①各种原因所致的鼻炎：感染性鼻炎（如普通感冒、细菌性鼻炎）、过敏性鼻炎（常年性过敏性鼻炎和季节性过敏性鼻炎）、血管运动性鼻炎（药物、理化因素、情绪等所致）、药物性鼻炎（主要包括阿司匹林等NSAIDs）等。②鼻－鼻窦炎：病因包括感染和过敏（主要针对真菌或 NSAIDs）。

咳嗽以白天为主，常常在清晨或体位改变时出现，睡后较少咳嗽。除咳嗽外，患者常常有鼻塞、流涕、咽干、异物感、反复清咽喉、咽后壁黏液附着感或滴流感等症状。这些症状虽不具备特异性，但对诊断具有一定的提示作用。查体可见口咽部黏膜呈鹅卵石样改变，或发现咽部有黏液附着。

UACS 引起咳嗽的主要机制为分布在上气道内的咳嗽反射传入神经受到了机械刺激。由于部分患者并没有后鼻滴流症状，而且后鼻滴流并不一定是咳嗽的直接原因，因此目前 PNDs 的名称逐渐被 UACS 所取代。

UACS 的治疗主要是针对引起咳嗽症状的鼻和鼻窦疾病的治疗。根据不同的病因选择不同的治疗措施。①避免过敏原暴露：主要是过敏性鼻炎患者。②改善炎症反应和分泌物的产生：对于非过敏性因素所致者，可首选第 1 代抗组胺药（代表药物为马来酸氯苯那敏）和减充血剂（常用药物为盐酸伪麻黄碱）。多数患者在治疗后数天至 2 周内症状改善。针对过敏性鼻炎则可选用无镇静作用的第 2 代抗组胺药联合鼻腔吸入糖皮质激素（常用药物丙酸倍氯米松，每鼻孔 50 μg/次，1～2 次/天，或相当剂量的其他吸入激素）。③控制感染：细菌性鼻窦炎需应用抗生素。急性细菌性鼻窦炎的常见病原为肺炎球菌和流感嗜血杆菌，因此可选用 β 内酰胺类、新型大环内酯类、氟喹诺酮等药物。阿莫西林（或加酶抑制药）可作为首选治疗药物。注意根据细菌的耐药性选择治疗药物。对于抗感染治疗效果欠佳或分泌物较多者，可同时使用鼻腔吸入糖皮质激素、抗组胺药及减充血剂减轻炎症。慢性细菌性鼻窦炎以厌氧菌、链球菌等为主要病因，可有生物被膜形成。治疗仍然以β内酰胺类为主，可采用大环内酯类抗生素抑制生物被膜的产生，对减少复发有一定的效果。抗生素一般用至症状消失后数天至1周。治疗效果欠佳时选择鼻腔冲洗、引流或手术治疗。④纠正鼻腔解剖学异常：处理鼻中隔、鼻息肉、鼻甲等问题。

3. EB

EB是以气道嗜酸性粒细胞浸润为特征的支气管炎，是慢性咳嗽的重要原因。和哮喘不同，EB缺乏气道高反应性。其主要临床表现为慢性刺激性干咳，且常为唯一临床症状。咳嗽白天或夜间均可出现，部分患者对油烟、灰尘、刺激性气味或冷空气敏感，可诱发咳嗽症状。体格检查常常无异常发现。肺通气功能及呼气峰流速变异率（PEFR）正常。支气管激发试验阴性。

EB的临床表现缺乏特异性，诊断主要依靠诱导痰的细胞学检查。诱导痰细胞学检查示嗜酸性粒细胞占白细胞比例≥3%，结合上述临床症状和肺功能检查，在除外其他嗜酸性粒细胞增多性疾病后，可诊断为EB。

EB对糖皮质激素治疗反应良好，治疗后咳嗽常常明显减轻或消失。常用内酸倍氯米松（250～50 μg/次，2/d）或等效剂量的其他吸入糖皮质激素。连续使用4周以上。初始治疗时可联合应用泼尼松口服，每天10～20 mg，使用3～7 d。支气管舒张药治疗无效。

4. GERD

胃食管反流病（GERD）是引起慢性咳嗽的重要原因之一。患者多表现为白天、直立位时出现的咳嗽，少部分患者可以有夜间咳嗽。少数患者有GERD的典型表现，如胸骨后烧灼感、反酸、嗳气、胸闷等。部分患者可因为存在微量误吸，出现咽喉部症状。大部分患者咳嗽症状为唯一表现。其发生机制并未完全明了，可能包括刺激上呼吸道咳嗽反射的传入神经、反流物吸入下呼吸道以及刺激食管－支气管咳嗽反射等。最后一种机制可能是最重要的原因，即反流至远端食管时就可以引起咳嗽。应当注意的是，GERD 的反流并非都是酸反流，少数患者也存在碱反流的情况。

对于慢性咳嗽患者，在除外 CVA、EB、UCAS 后应考虑 GERD 的可能。尤其是患者存在反流症状，或和进食有关的咳嗽时，更应注意其可能。通过 24 h 食管 pH 监测可明确 GERD 的诊断，并可能发现反流和咳嗽的相关性。其他检查如胃镜、上消化道造影等对诊断的价值有限。

对于诊断明确的患者，首先应规范地治疗 GERD，措施如下。①调整生活方式：减重、少食多餐、避免过饱和睡前进食，避免加重反流的食物、饮料和行为，如酸性食物、油腻食物、咖啡、吸烟等。夜间休息时应采取高枕卧位。②制酸药：首选质子泵抑制药，或选用 H_2 受体拮抗药。③促胃动力药：如多潘立酮。④治疗胃十二指肠的基础疾病：如慢性胃炎、消化性溃疡等。内科治疗 2～4 周后才能出现明显的疗效，总疗程常常需要 3 个月以上。少数内科治疗失败的严重反流患者，可考虑抗反流手术治疗。

5. AC

AC 是慢性咳嗽的病因之一。患者表现为阵发性刺激性咳嗽，多为干咳，常有咽喉发痒。刺激性气休、冷空气或讲话等可诱发症状。多数患者有特异质，可表现为皮肤过敏原皮试阳性、外周血 IgE 增高等。肺功能正常、支气管激发试验阴性可和支气管哮喘鉴别，诱导痰嗜酸性粒细胞比例无增加和 EB 鉴别，患者亦不具备过敏性鼻炎的典型症状。治疗可选用抗组胺药物和（或）糖皮质激素。AC 目前还不能确定为一种独立的疾病，它和其他疾病之间的关系有待进一步的观察和研究。

6. 血管紧张素转换酶抑制药（ACEI）诱发的咳嗽

咳嗽是 ACEI 类药物的常见不良反应，发生率为 10%～30%。

主要症状为刺激性干咳，多有咽干、咽痒、胸闷等，症状以夜间为重，平卧后可加重。其主要机制为 ACEI 类药物抑制缓激肽及其他肽类物质的分解，这些炎症介质可刺激肺内 J 受体，引起干咳。同时，ACEI 可引起气道反应性增高。停用 ACEI 后咳嗽症状缓解可确诊。通常在停药 1～4 周后咳嗽明显减轻或消失。对于 ACEI 类药物引起咳嗽的患者，可使用血管紧张素 Ⅱ 受体拮抗药（ARB）替代 ACEIs。

7. 心因性咳嗽

其又称习惯性咳嗽，常常与焦虑、抑郁等有关。儿童更为多见。典型表现为日间咳嗽，可表现为高调咳嗽，当注意力转移时咳嗽症状可消失，夜间休息时无咳嗽。心因性咳嗽的诊断需要排除其他器质性疾病所致的咳嗽。成年患者在治疗时以心理咨询或精神干预为主，可适当辅助性应用抗焦虑药物。

五、慢性咳嗽的诊断程序

对慢性咳嗽的患者进行诊断时应重视下述问题。

（1）注意询问咳嗽发生的时间、特点、伴随症状和诱发因素。

（2）病史的采集，除了解下呼吸道疾病（如急慢性支气管炎）的相关症状外，还应特别关注：上呼吸道疾病（耳鼻咽喉）症状和病史、消化系统疾病（尤其是胃食管反流性疾病）、个人和家族过敏性疾病史、药物治疗史（包括 ACEI 类等药物的使用、对抗生素、支气管舒张药等药物的治疗反应）。

（3）根据上述情况选择相关的检查。首先进行 X 线检查以明确有无明显的肺、心脏和胸膜病变等。如果胸片有阳性发现，可根据具体情况选择进一步的检查和治疗。如胸片基本正常，可参考图3-1的慢性咳嗽诊断流程［引自中华医学会呼吸分会制定的咳嗽的诊断与治疗指南（草案）］，逐步明确咳嗽的病因。

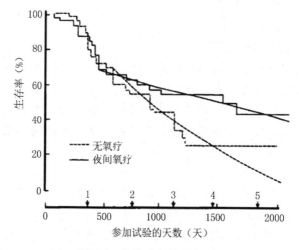

图 3-1　慢性咳嗽的诊断流程

（4）对于临床症状较为典型的慢性咳嗽患者，可根据疾病的临床特征进行初步的判断，并同时进行试验性治疗。

（5）对于临床症状不典型的患者可按照先常见后少见、先易后难、先无创后有创的检查顺序进行。如可先后进行肺功能（包括支气管激发试验）、诱导痰、耳鼻喉科的鼻咽镜检查、鼻窦 CT、特异质的相关检查（外周血嗜酸性粒细胞、IgE、SPT）、24 h 食管 pH 值监测等。

（6）对于慢性咳嗽常规检查仍不能明确病因的患者，应进行 HRCT、支气管镜和心脏的相关检查，以明确有无不典型的气道病变（如支气管内膜结核、支气管扩张）、慢性充血性心力衰竭等。

六、常用咳嗽治疗药物

咳嗽作为一种防御性反射，有利于清除呼吸道分泌物和异物，因此程度较轻时无需处理。对于分泌物较多，尤其是感染后痰液黏稠的患者应以抗感染和化痰治疗为主，应避免使用镇咳药物。对于慢性咳嗽，在病因不明确时，一般不建议使用强镇咳药物。但是，当剧烈干咳对患者的工作和休息造成严重影响时，可适当给予镇咳药物控制患者的症状。

（一）镇咳药

1. 中枢性镇咳药

该类药物主要作用于延脑的咳嗽中枢，又分为依赖性和非依赖性镇咳药。前者包括吗啡类生物碱及其衍生物，镇咳作用明显，但也具有成瘾性，仅在其他治疗无效时短期使用。非依赖性镇咳药多为人工合成，如喷托维林、右美沙芬等，无镇痛作用和成瘾性，临床应用广泛。

（1）依赖性镇咳药：①可待因：作用于中枢 μ 阿片肽受体，止咳作用强而迅速，同时具有镇痛和镇静作用。在有效剂量下具有成瘾性和呼吸抑制作用。口服或皮下注射，每次 15～30 mg，每天用量为 30～90 mg。②福尔咳定：作用与可待因相似，但成瘾性较弱。口服每次 5～10 mg。

（2）非依赖性镇咳药：①右美沙芬：作用于中枢和外周的 ζ 受体，是目前临床上应用最广泛的镇咳药，用于多种 OTC 镇咳药物。作用与可待因相似，但无镇痛作用，偶可引起轻度嗜睡。治疗剂量下对呼吸中枢无抑制作用、不产生依赖性和耐受性。口服每次 15～30 mg，3～4 次/天。②喷托维林：作用强度为可待因的 1/3，有轻度的阿托品样作用和局部麻醉作用，大剂量时还具有抗惊厥和解痉作用。口服每次 25 mg，3 次/天。青光眼及心功能不全者慎用。③右啡烷：右美沙芬的代谢产物，耐受性良好。

2. 外周性镇咳药

抑制咳嗽反射弧中的感受器、传入神经以及效应器的某一环节。包括局部麻醉药和黏膜防护剂。

（1）苯丙哌林：非麻醉性镇咳药，作用为可待因的 2～4 倍。抑制咳嗽冲动的传入，同时对咳嗽中枢亦有抑制作用。不抑制呼吸。口服每次 20～40 mg，3 次/天。

（2）莫吉司坦：非麻醉性镇咳药，是一种乙酰胆碱拮抗药，作用较强。口服每次 100 mg，3 次/天。

（3）那可丁：为阿片所含的异喹啉类生物碱，作用与可待因相当。口服每次 15～30 mg，3～4 次/天。

（二）祛痰药物

可以选用 N-乙酰半胱氨酸、盐酸氨溴索、愈创甘油醚、桃金娘油和中药祛痰药等。

（三）抗组胺药物

常用的 H_1 受体拮抗药包括氯苯那敏、氯雷他定、西替利嗪等，主要用于 UACS、普通感冒和感染后咳嗽的治疗。

第二节 发 热

一、概述

正常人体的体温在体温调节中枢的控制下，人体的产热和散热处于动态平衡之中，维持人体的体温在相对恒定的范围之中，腋窝下所测的体温为 36～37 ℃；口腔中舌下所测的体温为 36.3～37.2 ℃；肛门内所测的体温为 36.5～37.7 ℃。在生理状态下，不同的个体、不同的时间和不同的环境，人体体温会有所不同。①不同个体间的体温有差异：儿童由于代谢率较高，体温可比成年人高；老年人代谢率低，体温比成年人低。②同一个体体温在不同时间有差异：正常情况下，人体体温在早晨较低，下午较高；妇女体温在排卵期和妊娠期较高，月经期较低。③不同环境下的体温亦有差异：运动，进餐，情绪激动和高温环境下工作时体温较高，低温环境下工作时体温较低。在病理状态下，人体产热增多，散热减少，使体温超过正常时，就称为发热。发热持续时间在两周以内为急性发热，超过两周为慢性发热。

（一）病因

引起发热的病因很多，按有无病原体侵入人体分为感染性发热和非感染性发热两大类。

1. 感染性发热

各种病原体侵入人体后引起的发热称感染性发热。引起感染性发热的病原体有细菌、病毒、支原体、立克次体、真菌、螺旋体及寄生虫。病原体侵入机体后可引起相应的疾病，不论急性还是慢性、局限性还是全身性均可引起发热。病原体及其代谢产物或炎性渗出物等外源性致热原，在体内作用致热原细胞如中性粒细胞、单核细胞及巨噬细胞等，使其产生并释放白细胞介素-1，干扰素，肿瘤坏死因子和炎症蛋白-1等而引起发热。感染性发热占发热病因的 $50\%\sim60\%$。

2. 非感染性发热

由病原体以外的其他病因引起的发热称为非感染性发热。常见以下原因。

(1) 吸收热：由于组织坏死，组织蛋白分解和坏死组织吸收引起的发热称为吸收热。①物理和机械因素损伤：大面积烧伤，内脏出血，创伤，大手术后，骨折和热射病等。②血液系统疾病：白血病，恶性淋巴瘤，恶性组织细胞病，骨髓增生异常综合征，多发性骨髓瘤，急性溶血和血型不合输血等。③肿瘤性疾病：各种恶性肿瘤。④血栓栓塞性疾病：静脉血栓形成，如静脉、股静脉和髓静脉血栓形成；动脉血栓形成，如心肌梗死、脑动脉栓塞、肠系膜动脉栓塞和四肢动脉栓塞等；微循环血栓形成，如溶血性尿毒综合征和血栓性血小板减少性紫癜。

(2) 变态反应性发热：变态反应产生时形成外源性致热原抗原抗体复合物，激活了致热原细胞，使其产生并释放白细胞介素-1，干扰素，肿瘤坏死因子和炎症蛋白-1等引起的发热，如风湿热、药物热，血清病和结缔组织病等。

(3) 中枢性发热：有些致热因素不通过内源性致热原而直接损害体温调节中枢，使体温调定点上移后发出调节冲动，造成产热大于散热，体温升高，称为中枢性发热。如：①物理因素：如中暑等。②化学因素：如重度安眠药中毒等。③机械因素：如颅内出血和颅内肿瘤细胞浸润等。④功能性因素：如植物神经功能紊乱和感染后低热。

（4）其他：如甲状腺功能亢进，脱水等。发热都是由于致热因素的作用使人体产生的热量超过散发的热量，引起体温升高超过正常范围。

（二）发生机制

1. 外源性致热原的侵入

各种致病的微生物或它们的毒素，抗原抗体复合物，淋巴因子，某些致炎物质（如尿酸盐结晶和硅酸盐结晶），某些类固醇，肽聚糖和多核苷酸等外源性致热原多数是大分子物质，侵入人体内后不能通过血脑屏障作用于体温调节中枢，但可通过激活血液中的致热原细胞产生白细胞介素-1等。白细胞介素-1等的产生：在各种外源性致热原侵入人体内后，能激活血液中的中性粒细胞，单核－巨噬细胞和嗜酸性粒细胞等，产生白细胞介素-1，干扰素，肿瘤坏死因子和炎症蛋白-1。其中研究最多的是白细胞介素-1。

2. 白细胞介素-1 的作用部位

（1）脑组织：白细胞介素-1可能通过下丘脑终板血管器（此处血管为有孔毛细血管）的毛细血管进入脑组织。

（2）POAH 神经元：白细胞介素-1亦有可能通过下丘脑终板血管器毛细血管到达血管外间隙（即血脑屏腌外侧）的 POAH 神经元。

3. 发热的产生

白细胞介素-1作用于 POAH 神经元或在脑组织内再通过中枢介质引起体温调定点上移，体温调节中枢再对体温重新调节，发出调节命令，一方面可能通过垂体内分泌系统使代谢增加或通过运动神经系统使骨骼肌阵缩（即寒战），引起产热增加；另一方面通过交感神经系统使皮肤血管和立毛肌收缩，排汗停止，散热减少。这几方面作用使人体产生的热量超过散发的热量，体温升高，引起发热，一直达到体温调定点的新的平衡点。

二、发热的诊断

（一）发热的程度诊断

（1）低热：人体的体温超过正常，但低于 38 ℃。

（2）中度热：人体的体温为 38.1～39 ℃。

（3）高热：人体的体温为 39.1～41 ℃。

（4）过高热：人体的体温超过 41 ℃。

（二）发热的分期诊断

1. 体温上升期

此期为白细胞介素-1 作用于 POAH 神经元或在脑组织内再通过中枢介质引起体温调定点上移，体温调节中枢对体温重新调节，发出调节命令，可通过代谢增加，骨骼肌阵缩（寒战），使产热增加；皮肤血管和立毛肌收缩，使散热减少。因此产热超过散热使体温升高。体温升高的方式有骤升和缓升两种。

（1）骤升型：人体的体温在数小时内达到高热或以上，常伴有寒战。

（2）缓升型：人体的体温逐渐上升在几天内达高峰。

2. 高热期

此期为人体的体温达到高峰后的时期，体温调定点已达到新的平衡。

3. 体温下降期

此期由于病因已被清除，体温调定点逐渐降到正常，散热超过产热，体温逐渐恢复正常。与体温升高的方式相对应的有两种体温降低的方式。

（1）骤降型：人体的体温在数小时内降到正常，常伴有大汗。

（2）缓降型：人体的体温在几天内逐渐下降到正常。体温骤升和骤降的发热常见疟疾、大叶性肺炎、急性肾盂肾炎和输液反应。体温缓升缓降的发热常见伤寒和结核。

（三）发热的分类诊断

1. 急性发热

发热的时间在两周以内为急性发热。

2. 慢性发热

发热的时间超过两周为慢性发热。

（四）发热的热型诊断

在不同时间测得的体温数值分别记录在体温单上，将不同时间测得的体温数值按顺序连接起来，形成体温曲线，这些曲线的形态称热型。

1. 稽留热

人体的体温维持在高热和以上水平达几天或几周。常见于大叶性肺炎和伤寒高热期。

2. 弛张热

人体的体温在一天内都在正常水平以上，但波动范围在 2 ℃以上。常见化脓性感染、风湿热、败血症等。

3. 间歇热

人体的体温骤升到高峰后维持几小时，再迅速降到正常，无热的间歇时间持续一到数天，反复出现。常见疟疾和急性肾盂肾炎等。

4. 波状热

人体的体温缓升到高热后持续几天后，再缓降到正常，持续几天后在缓升到高热，反复多次。常见布鲁杆菌病。

5. 回归热

人体的体温骤升到高热后持续几天后，再骤降到正常，持续几天后再骤升到高热，反复数次。常见恶性淋巴瘤和部分恶性组织细胞病等。

6. 不规则热

人体的体温可高可低，无规律性。常见结核病和风湿热等。

三、发热的诊断方法

（一）详细询问病史

1. 现病史

（1）起病情况和患病时间：发热的急骤和缓慢，发热持续时间。急性发热常见细菌、病毒、肺炎支原体、立克次体、真菌、螺旋体及寄生虫感染。其他有结缔组织病、急性白血病、药物热等。长期发热的原因，除中枢性原因外，可包括为以下四大类：①感染是长期发热最常见的原因，常见伤寒、副伤寒、亚急性感染性心内膜炎、败血症、结核病、阿米巴肝病、黑热病、急性血吸虫病等；在各种感染中，结核病是主要原因之一，特别是某些肺外结核，如深部淋巴结结核、肝结核。②造血系统的新陈代谢率较高，有病理改变时易引起发热，如非白血性白血病、深部恶性淋巴瘤、恶性组织细胞病等。③结缔组织疾病如播散性红斑狼疮、结节性多动脉炎、风湿热等疾病，可成为长期发热的疾病。④恶性肿瘤生长迅速，当肿瘤组织崩溃或附加感染时则可引起长期发热，如肝癌、结肠癌等早期常易漏诊。

（2）病因和诱因：常见的有流行性感冒、其他病毒性上呼吸道感染、急性病毒性肝炎、流行性乙型脑炎、脊髓灰质炎、传染性单核细胞增多症、流行性出血热、森林脑炎、传染性淋巴细胞增多症、麻疹、风疹、流行性腮腺炎、水痘、肺炎支原体肺炎、肾盂肾炎、胸膜炎、心包炎、腹膜炎、血栓性静脉炎、丹毒、伤寒、副伤寒、亚急性感染性心内膜炎、败血症、结核病、阿米巴肝病、黑热病、急性血吸虫病、钩端螺旋体病、疟疾、阿米巴肝病、急性血吸虫病、丝虫病、旋毛虫病、风湿热、药热、血清病、系统性红斑狼疮、皮肌炎、结节性多动脉炎、急性胰腺炎、急性溶血、急性心肌梗死、脏器梗死或血栓形成、体腔积血或血肿形成、大面积烧伤、白血病、恶性淋巴瘤、癌、肉瘤、恶性组织细胞病、痛风发作、甲状腺危象、重度脱水、热射病、脑出血、白塞病、高温下工作等。

(3) 伴随症状：有寒战、结膜充血、口唇疱疹、肝脾肿大、淋巴结肿大、出血、关节肿痛、皮疹和昏迷等。发热的伴随症状越多，越有利于诊断或鉴别诊断，所以应尽量询问和采集发热的全部伴随症状。

寒战常见于大叶肺炎、败血症、急性胆囊炎、急性肾盂肾炎、流行性脑脊髓膜炎、疟疾、钩端螺旋体病；药物热、急性溶血或输血反应等。

结膜充血多见于麻疹、咽结膜热、流行性出血热、斑疹伤寒、钩端螺旋体病等。

口唇单纯疱疹多出现于急性发热性疾病，如大叶肺炎、流行性脑脊位膜炎、间日疟、流行性感冒等。

淋巴结肿大见于传染性单核细胞增多症、风疹、淋巴结结核、局灶性化脓性感染、丝虫病、白血病、淋巴瘤、转移癌等。

肝脾肿大常见于传染性单核细胞增多症、病毒性肝炎、肝及胆管感染、布鲁杆菌病、疟疾、结缔组织病、白血病、淋巴瘤及黑热病、急性血吸虫病等。

出血可见于重症感染及某些急性传染病，如流行性出血热、病毒性肝炎、斑疹伤寒、败血症等。也可见于某些血液病，如急性白血病、重型再生障碍性贫血、恶性组织细胞病等。

关节肿痛常见于败血症、猩红热、布鲁菌病、风湿热、结缔组织病、痛风等。

皮疹常见于麻疹、猩红热、风疹、水痘、斑疹伤寒、风湿热、结缔组织病、药物热等。

昏迷在发热之后者常见于流行性乙型脑炎、斑疹伤寒、流行性脑脊髓膜炎、中毒性菌痢、中暑等；昏迷在发热前者见于脑出血、巴比妥类中毒等。

2. 既往史和个人史

如过去曾患的疾病、有无外伤、做过何种手术、预防接种史和过敏史等。

(1) 个人经历：如居住地、职业、旅游史、和接触感染史等。

职业：如工种、劳动环境等。

（2）发病地区及季节：对传染病与寄生虫病特别重要。某些寄生虫病如血吸虫病、黑热病、丝虫病等有严格的地区性。斑疹伤寒、回归热、白喉、流行性脑脊髓膜炎等流行于冬春季节；伤寒、乙型脑炎、脊髓灰质炎则流行于夏秋；钩端螺旋体病的流行常见于夏收与秋收季节。麻疹、猩红热、伤寒等急性传染病病愈后常有较牢固的免疫力，第二次发病的可能性甚少。中毒型菌痢、食物中毒的患者发病前多有进食不洁饮食史、疟疾；病毒性肝炎、可通过输血传染。阿米巴肝病可有慢性痢疾病史。

（二）仔细全面体检

（1）记录体温曲线：每日记录 4 次体温，以此判断热型。

（2）细致、精确、规范、全面和有重点的体格检查。

（三）准确的实验室检查

1. 常规检查

包括三大常规（即血常规、尿常规和大便常规）、血沉和肺部 X 线。

2. 细菌学检查

可根据病情取血、骨髓、尿、胆汁、大便和脓液进行培养。

（四）针对性的特殊检查

1. 骨髓穿刺和骨髓活检

对血液系统的肿瘤和骨髓转移癌有诊断意义。

2. 免疫学检查

免疫球蛋白电泳、类风湿因子、抗核抗体、抗双链 DNA 抗体等。

3. 影像学检查

如超声波、电子计算机 X 线体层扫描（CT）和磁共振（MRI）下摄像仪检查。

4. 淋巴结活检

对淋巴组织增生性疾病的确诊有诊断价值。

5. 诊断性探查术

对经过以上检查仍不能诊断的腹腔内肿块可慎重采用。

四、鉴别诊断

（一）急性发热

指发热在 2 周以内者。病因主要是感染，其局部定位症状常出现在发热之后。准确的实验室检查和针对性的特殊检查对鉴别诊断有很大的价值。如果发热缺乏定位，白细胞数不高或减低难以确定诊断的大多为病毒感染。

（二）慢性发热

1. 长期发热

指中高度发热超过 2 周以上者。常见的病因有四类：即感染、结缔组织疾病、肿瘤和恶性血液病。其中以感染多见。

（1）感染：常见的原因有伤寒、副伤寒、结核、败血症、肝脓肿、慢性胆囊炎、感染性心内膜炎、急性血吸虫病、传染性单核细胞增多症、黑热病等。

感染所致发热的特点：①常伴畏寒和寒战。②白细胞数大于 $10 \times 10^9/L$、中性粒细胞大于的 80%、杆状核粒细胞大于 5%，常为非结核感染。③病原学和血清学的检查可获得阳性结果。④抗生素治疗有效。

（2）结缔组织疾病：常见的原因有系统性红斑狼疮、风湿热、皮肌炎、白塞病、结节性多动脉炎等。

结缔组织疾病所致发热的特点：①多发于生育期的妇女。②多器官受累、表现多样。③血清中有高滴度的自身抗体。④抗生素治疗无效且易过敏。⑤水杨酸或肾上腺皮质激素治疗有效。

（3）肿瘤：常见各种恶性肿瘤和转移性肿瘤。肿瘤所致发热的特点：无寒战、抗生素治疗无效、伴进行性消瘦和贫血。

（4）恶性血液病：常见恶性淋巴瘤和恶性组织细胞病。恶性血液病所致发热的特点：常伴肝脾肿大、全血细胞减少和进行性衰竭，抗生素治疗无效。

2.慢性低热

慢性低热指低度发热超过 3 周以上者，常见的病因有器质性和功能性低热。

（1）器质性低热：①感染：常见的病因有结核、慢性泌尿系感染、牙周脓肿、鼻窦炎、前列腺炎和盆腔炎等。注意进行有关的实验室检查和针对性的特殊检查对鉴别诊断有很大的价值。②非感染性发热：常见的病因有结缔组织疾病和甲亢，借助于自身抗体和毛、爪的检查有助于诊断。

（2）功能性低热：①感染后低热：急性传染病等引起高热在治愈后，由于体温调节中枢的功能未恢复正常，低热可持续数周，反复的体检和实验室检查未见异常。②植物神经功能紊乱：多见于年轻女性，一天内体温波动不超过 0.5 ℃，体力活动后体温不升反降，常伴颜面潮红、心悸、手颤、失眠等。并排除其他原因引起的低热后才能诊断。

第三节　胸　痛

一、病因和机制

（一）胸壁疾病

如皮下蜂窝织炎、带状疱疹、肋间神经炎、非化脓性肋软骨炎（Tietze 病，第 1 和第 2 肋软骨疼痛肿胀）、流行性胸痛、肌炎和皮肌炎、肋骨骨折、强直性脊柱炎、颈椎病、急性白血病、多发性骨髓瘤等。这些疾病累及或刺激了肋间神经和脊髓后根传入神经引起疼痛。

（二）胸腔内脏器疾病

主要通过刺激支配心脏和大血管的感觉神经、支配气管、支气管和食管迷走神经感觉纤维引起胸痛，累及胸膜的病变则主要通过壁层胸膜的痛觉神经（来自肋间神经和膈神经）。

1. 心血管疾病

如心绞痛、急性心肌梗死、心肌炎、急性心包炎、肥厚性心肌病、主动脉瘤、夹层动脉瘤、肺栓塞、肺梗死、心脏神经官能症等。

2. 呼吸系统疾病

如胸膜炎、胸膜肿瘤、气胸、血胸、血气胸、肺炎、肺癌等。

3. 纵隔疾病

如纵隔炎、纵隔气肿、纵隔肿瘤、反流性食管炎、食管裂孔疝、食管癌等。

（三）其他相邻部位疾病

肝脓肿、膈下脓肿、肝癌、脾梗死等。膈肌中央部位的感觉神经由膈神经支配，而外周部位由肋间神经支配，其感觉中枢分别位于第3、4颈椎和第7～12胸椎，腹腔脏器的病变刺激或影响膈肌可以引起疼痛，同时疼痛还可放射至肩部或下胸部等部位。

二、诊断和鉴别诊断

要注意询问病史，了解胸痛部位、性质、持续时间、影响因素和伴发症状。

（一）根据胸痛部位鉴别

胸壁疾病引起的疼痛常局限，有明显的压痛点，可伴有红、肿、热。带状疱疹的疼痛沿肋间神经走行，常伴有局部皮肤疼痛和异常敏感。Tietze病的肋软骨疼痛常侵犯第1、2肋软骨，在胸壁呈单个或多个隆起。食管和纵隔疾病的疼痛主要在胸骨后，食管疾病时胸痛可能与进食有关。夹层动脉瘤破裂引起的疼痛常在胸部中间，可向下放射。胸膜炎的疼痛常发生在腋前线与腋中线附近，与呼吸有关。心绞痛和心肌梗死的疼痛则在胸骨后和心前区，可放射至左肩、左臂内侧，达环指和小指。肺上沟癌引起的疼痛以肩部为主，可向上肢内部放射。

（二）根据胸痛性质和特征鉴别

1. 根据疼痛发生的时间

急性或突然发生的胸痛常见于急性心肌梗死、肺栓塞、气胸、动脉瘤破裂等。

2. 根据与体位的关系

食管炎引起烧灼痛，饱餐后和仰卧位时加重，服用抗酸药和胃肠动力药后可缓解。而心包炎引起的疼痛，于卧位时加重，坐起或身体前倾时减轻。

3. 根据疼痛的特征

心绞痛为闷痛伴有窒息感，休息或含硝酸甘油可以缓解，而心肌梗死的疼痛则更为剧烈，伴有恐惧和濒死感，同时有大汗、血压下降和休克。肋间神经痛为阵发性灼痛和刺痛。胸膜疼痛常在深呼吸和咳嗽时加重。

4. 根据伴发症状

严重肺炎、肺栓塞、气胸引起的疼痛可伴有呼吸困难。夹层动脉瘤破裂和大块肺栓塞时也可出现血压下降或休克。心包炎、胸膜炎、肺脓肿和肺炎常伴有发热。食管疾病所致胸痛可伴有吞咽困难。肺梗死和肺癌的胸痛可有咯血或痰中带血。带状疱疹发生时，在胸壁出现沿肋间神经分布的成簇水疱，疱疹不越过体表中线。肺上沟癌出现胸肩部疼痛，可伴有霍纳综合征。结核性胸膜炎引起的胸痛可伴有结核中毒症状。

第四节　咯　血

咯血指喉及喉以下的呼吸道任何部位的出血，经口腔咯出。骤发大量的咯血可导致患者呼吸道内血块阻塞窒息死亡。因咯血经口腔排出，必须与口腔、鼻、咽部的出血和消化道的出血（呕血）相鉴别。

一、咯血的原因

可见于支气管疾病，如支气管扩张、支气管肺癌、支气管结核、慢性支气管炎、支气管结石、支气管腺瘤、支气管黏膜非特异性溃疡等。

二、咯血的发病机制

（一）支气管疾病

①炎症或肿瘤等损害支气管黏膜。②病灶处的毛细血管通透性增高。③黏膜下血管扩张破裂等。

（二）肺部疾病

如肺结核、肺炎、肺脓肿、肺淤血、肺栓塞、肺真菌病、肺吸虫病、肺泡微结石、肺泡炎、肺含铁血黄素沉着症、肺出血—肾炎综合征等。肺部咯血的机制为毛细血管通透性增高、小血管破裂、小动脉瘤破裂、动静脉瘘破裂。

（三）心血管疾病

如二尖瓣狭窄时因肺淤血压力增高，使肺泡壁或支气管内膜毛细血管破裂，若支气管黏膜下支气管静脉曲张破裂可大咯血。

（四）其他原因

急性肺水肿（急性左心衰竭）可见咳浆液性粉红色泡沫样痰；肺栓塞时咳黏稠暗红色血痰；先天性心脏病（房间隔缺损、动脉导管未闭等）因肺动脉高压而出现咯血；血液系统疾病，如血小板减少性紫癜（ITP）、急慢性白血病、再生障碍性贫血、血友病等均可引起咯血，血液病引起咯血是全身性出血征象在呼吸道的局部表现。风湿性疾病，如血管炎、Wegener肉芽肿、白塞病、结节性多动脉炎、系统性红斑狼疮等和其他疾病，如急性传染病、流行性出血热、肺出血型钩端螺旋体病等，气管、支气管子宫内膜异位症，绒癌肺转移、外伤、异物等均可引起咯血。

三、咯血量的估计

（1）小量咯血：每日咯血量在100 mL以内。

（2）中等量咯血：每日咯血量100～500 mL。

（3）大量咯血：每日咯血量在500 mL以上（或一次咯血量>100 mL）。大量咯血主要见于空洞型肺结核、支气管扩张症和慢性肺脓肿。

四、咯血的性质

支气管肺癌的咯血主要表现为持续或间断痰中带血，少有大咯血。鲜红色咯血见于肺结核、支气管扩张症、肺脓肿等。铁锈色痰见于肺炎球菌肺炎、肺吸虫病和肺泡出血。砖红色胶冻样血痰见于肺炎克雷伯杆菌肺炎。暗红色见于二尖瓣狭窄肺淤血。黏稠暗红色咯血多由肺栓塞引起。浆液性粉红色泡沫样血痰见于急性左心衰肺水肿。

五、咯血的伴随症状

伴发热见于肺炎、肺结核、肺脓肿等；伴胸痛见于大叶性肺炎、肺结核、肺栓塞、肺癌；伴呛咳见于支气管肺癌、支原体肺炎；伴脓痰见于支气管扩张、肺脓肿等；伴皮肤黏膜出血见于血液病、风湿病；伴黄疸见于钩端螺旋体病、重症肺炎、肺栓塞；伴杵状指见于支气管扩张、肺脓肿、支气管肺癌。

六、咯血的治疗

对大咯血患者要求绝对卧床休息。医护人员应指导患者取患侧卧位，并做好解释工作，消除患者的紧张和恐惧心理。咯血期间，应尽可能减少一些不必要的搬动，以免途中因颠簸加重出血，窒息致死。同时，还应鼓励患者咳出滞留在呼吸道的陈血，以免造成呼吸道阻塞和肺不张。如患者精神过度紧张，可用小剂量镇静剂，如地西泮 2.5 mg，口服，每日 2 次，或地西泮针剂 10 mg，肌注。对频发或剧烈咳嗽者，可给予镇咳药，如喷托维林 25 mg，口服，每日 3 次；或依普拉酮 40 mg，口服，每日 3 次。必要时可给予可待因 15～30 mg，口服，每日 3 次。但对年老体弱患者，不宜服用镇咳药。对肺功能不全者，禁用吗啡、哌替啶，以免抑制咳嗽反射，造成窒息。

第五节 呼吸困难

一、呼吸困难的概念

呼吸困难是常见症状，也是客观体征，患者主观感觉气不够用或呼吸费力，客观上表现为呼吸频率、深度（如呼吸快而浅、慢而深）和节律的异常。严重者可见鼻翼煽动、张口耸肩呼吸及发绀，呼吸辅助肌也参与呼吸活动。

二、呼吸困难的病因、发生机制与临床表现

引起呼吸困难的原因主要是呼吸系统和心血管系统疾病，此外中毒、神经精神因素、血液病等也会引起呼吸困难。

（一）呼吸系统疾病（肺源性呼吸困难）

1. 病因

（1）气道阻塞：喉与气管疾病，如急性会厌炎、急性喉炎、喉水肿、喉癌、白喉、喉与气管异物、气管肿瘤、气管受压（甲状腺肿大、纵隔肿瘤等）、支气管哮喘、慢性阻塞性肺疾病、支气管肺癌等。

（2）肺疾病：如大叶性肺炎、支气管肺炎、肺不张、弥漫性肺间质纤维化、传染性非典型肺炎（SARS）及急性呼吸窘迫综合征、卡氏肺囊虫肺炎、肺水肿等。

（3）胸壁、胸廓与胸膜疾病：如气胸、大量胸腔积液、广泛显著胸膜粘连增厚、胸廓外伤和严重胸廓、脊柱畸形等。

（4）神经－肌肉疾病与药物不良反应：如脊髓灰质炎和运动神经元疾病累及颈髓、急性多发性神经根神经炎、重症肌无力、药物（肌松剂、氨基苷类抗生素等）致呼吸肌麻痹等。

（5）膈疾病与运动受限：如膈肌麻痹、大量腹腔积液、腹腔巨大肿瘤、胃扩张和妊娠末期等。

2. 发生机制

（1）上、下气道阻塞、胸廓与膈运动障碍、呼吸肌力减弱与活动受限：致肺通气量降低、肺泡氧分压降低等。

（2）肺实质疾病：主要因肺通气/血流（V/Q）比例失调。

（3）肺水肿、肺间质疾病：主要因弥散障碍，致动脉血氧分压降低，而引起呼吸困难。

3. 临床表现

（1）吸气性呼吸困难：特点为吸气费力、显著困难，重者因呼吸肌极度用力，胸腔内负压增高，出现三凹征（胸骨上窝、锁骨上窝、肋间隙在吸气时明显凹陷），可伴有高调吸气性喉鸣音。此种表现提示为喉、气管与大支气管狭窄与阻塞。

（2）呼气性呼吸困难：特点是呼气费力，呼气时间明显延长而缓慢，听诊肺部常有哮鸣音。见于下呼吸道阻塞疾病，如支气管哮喘、喘息型支气管炎等。

（3）混合性呼吸困难：表现为吸气与呼气均感费力，呼吸频率加快、变浅，听诊肺常有呼吸音异常（减弱或消失），可有病理性呼吸音。主要见于广泛肺实质或肺间质病变以及严重胸廓、膈肌、胸膜与神经—肌肉疾病。

（二）心源性呼吸困难

其由循环系统疾病所引起，主要见于左心或右心功能不全。

1. 病因

（1）各种原因引起的心力衰竭，特别是左心衰竭，如高血压心脏病、冠心病、风湿性心脏瓣膜病、心肌病、心肌炎及先天性心脏病、慢性肺源性心脏病等。

（2）心包积液、心包压塞。

（3）原发性肺动脉高压。

（4）肺栓塞。

2. 发病机制

呼吸困难主要是由于肺瘀血、间质性肺水肿等导致肺换气功能障碍，引起低氧血症和二氧化碳潴留，刺激呼吸中枢产生呼吸困难。

3. 临床表现

（1）左心衰竭：呼吸困难的特点是活动劳累后出现或加重，休息时减轻或缓解；平卧时加重，坐位时减轻。故病情较重者，常被迫采取半坐位或端坐呼吸。急性左心衰竭常出现夜间阵发性呼吸困难，发作时患者于熟睡中突感胸闷憋气惊醒，被迫坐起，轻者数十分钟后减轻缓解，重者高度气喘、颜面发绀、大汗、咳粉红色泡沫痰，两肺哮鸣音有较多湿性啰音，心率增快，有奔马率，称为心源性哮喘。常见于高血压心脏病、冠心病，青少年则多考虑风心病、心肌炎、心肌病、先天性心脏病。

（2）右心功能不全：呼吸困难主要由于体循环瘀血，患者亦常取半坐位以缓解症状。常见于慢性肺源性心脏病。

（3）心包疾病：患者喜取坐位前倾体位，以减轻增大的心脏对左肺的压迫。

（三）中毒性呼吸困难

1. 病因

（1）各种原因引起的酸中毒，如尿毒症、糖尿病酮症酸中毒。

（2）急性高热性疾病。

（3）化学物质中毒，如一氧化碳（CO）中毒、有机磷中毒、亚硝酸盐中毒、氰化物中毒等。

（4）抑制呼吸中枢的药物中毒，如吗啡、巴比妥类药物等。

2. 发病机制和临床表现

（1）急、慢性肾衰竭、糖尿病酮症酸中毒和肾小管性酸中毒：血中酸性代谢产物增多，强烈刺激颈动脉窦、主动脉体化学受体或直接兴奋刺激呼吸中枢，出现深长规则的呼吸，可伴有鼾声，为酸中毒呼吸（Kussmaul 呼吸）。

（2）急性感染和急性传染病：由于体温升高和毒性代谢产物的影响，刺激兴奋呼吸中枢，使呼吸急促。

（3）某些毒物可作用于血红蛋白：如 CO 中毒时，CO 与血红蛋白结合成碳氧血红蛋白；亚硝酸盐和苯胺类中毒，使血红蛋白转变为高铁血红蛋白，失去携氧功能致组织缺氧。氰化物和含氰化物较多之苦杏仁、木薯中毒时，氰离子抑制细胞色素氧化酶的活性，影响细胞的呼吸作用，导致组织缺氧均可引起呼吸困难。临床表现一般为呼吸深快，严重时因脑水肿呼吸中枢受抑制，呼吸浅表、缓慢，也可有节律异常。

（4）某些药物和化学物质中毒时：如吗啡类、巴比妥类、苯二氮䓬类药物和有机磷杀虫药呼吸中枢受抑制，致呼吸变缓慢、变浅，且常有呼吸节律异常。

（四）神经精神性呼吸困难

1. 病因

神经性呼吸困难的病因是重症颅脑疾病，如颅脑外伤、脑出血、脑炎、脑膜炎、脑脓肿及脑肿瘤等；精神性呼吸困难病因主要是癔症。

2. 发病机制和临床表现

（1）神经性呼吸困难：是由于呼吸中枢因受增高的颅内压和供血减少的刺激，使呼吸变慢变深，并常伴呼吸节律的异常，如呼吸遏制（吸气突然终止）、双吸气（抽泣样呼吸）等。

（2）癔症：患者由于精神或心理因素的影响可有呼吸困难发作，其特点是呼吸浅表而频数，1分钟可达 $60 \sim 100$ 次，并常因通气过度而发生呼吸性碱中毒，出现口周、肢体麻木和手足搐搦，严重时可有意识障碍。叹息样呼吸，患者自述呼吸困难，但并无呼吸困难的客观表现，偶然出现一次深大吸气，伴有叹息样呼气，在叹息之后自觉轻快，这实际上是一种神经官能症表现。

（五）血液性呼吸困难

1. 病因

重度贫血、高铁血红蛋白血症、硫化血红蛋白血症等。

2. 发病机制和临床表现

因红细胞携氧减少，血氧含量降低，致呼吸加速，同时心率加快。大出血或休克时，因缺血与血压下降，刺激呼吸中枢，也可使呼吸加速。

三、呼吸困难伴随症状

询问了解呼吸困难时的伴随症状，有助于协助判断病因与病变定位。

（一）发作性呼吸困难伴有哮鸣音

其见于支气管哮喘、心源性哮喘；骤然发生的严重呼吸困难，见于急性喉水肿、气管异物、大面积肺栓塞、自发性气胸等。

（二）呼吸困难伴一侧胸病

其见于大叶性肺炎、急性渗出性胸膜炎、肺梗死、自发性气胸、急性心肌梗死、支气管肺癌等。

（三）呼吸困难伴发热

其见于肺炎、肺脓肿、胸膜炎、急性心包炎、咽后壁脓肿等。

（四）呼吸困难伴咳嗽、咳脓痰

其见于慢性支气管炎、阻塞性肺气肿并发感染、化脓性肺炎、肺脓肿、支气管扩张症并发感染等，后两者脓痰量较多；伴大量浆液性泡沫样痰，见于急性左心衰竭和有机磷杀虫药中毒。

（五）呼吸困难伴昏迷

其见于脑出血、脑膜炎、尿毒症、糖尿病酮症酸中毒、肺性脑病、急性中毒等。

四、心源性哮喘和支气管哮喘的鉴别诊断

心源性哮喘和支气管哮喘的鉴别诊断见表 3-2。

表 3-2　心源性哮喘和支气管哮喘的鉴别诊断

鉴别点	支气管哮喘	心源性哮喘
病史	多见于青少年有过敏史	有导致左、右心功能不全的心血管疾病史

鉴别点	支气管哮喘	心源性哮喘
临床表现	常有吸气性、呼气性或混合性呼吸困难特点，如三凹症及呼气延长；咳出泡沫痰后可缓解	左心衰竭表现为劳力性呼吸困难、端坐呼吸和阵发性夜间呼吸困难；急性左心衰咳粉红色泡沫痰
肺部体征	可闻及哮鸣音，呼气延长，呼音减弱或消失	双侧肺可闻及干、湿啰音
心脏检查	多数正常	心脏扩大、奔马律、心脏杂音等
X线检查	肺部疾病改变	心脏增大，肺瘀血表现

第四章

呼吸系统体格检查

由于病变性质、定位和范围不同，呼吸系统疾病的体征出现与否以及异常程度可以有很大差异。体格检查中视、触、叩、听不可偏废，不要只重听诊而忽略其他，还应重视肺部疾病的肺外征象，如皮肤发绀、苍白、杵状指以及肺部病变，可能作为全身疾病肺部表现所具有的系统性改变。

一、视诊

观察呼吸运动，注意呼吸运动类型、有无呼吸困难以及呼吸频率和深度的改变。常见的呼吸节律有：潮式呼吸、间停呼吸、抑制性呼吸和叹气样呼吸。

（一）潮式呼吸

呼吸由浅慢逐渐加快加深，达高潮后，又逐渐变浅变慢，暂停数秒之后，又出现上述状态的呼吸，如此周而复始，呼吸呈潮水涨落样。

潮式呼吸的特点是呼吸逐步减弱以致停止和呼吸逐渐增强两者交替出现，多见于中枢神经疾病、脑循环障碍和中毒等患者。潮式呼吸周期可长达 30 秒至 2 分钟，暂停期可持续 5～30 秒，需要较长时间才可观察到这种周期性呼吸。

潮式呼吸产生的原因一般认为是呼吸中枢对二氧化碳的反应性降低，即呼吸中枢兴奋的阈值高于正常值。血中二氧化碳的分压低于能兴奋呼吸中枢的阈值，因而呼吸暂停。待血中二氧化碳分压超过正常水平达到阈值时，才能兴奋呼吸中枢，使呼吸恢复。经过一阵呼吸后，血中二氧化碳分压又下降到阈值水平以下，呼吸中枢又停止活动，呼吸停止，如此交替，就形成潮式呼吸。见于脑出血、颅内压增高患者。

（二）间停呼吸（Biots 呼吸）

表现为有规律的呼吸几次后，突然停止一段时间，又开始呼吸，周而复始。发生机制是由于呼吸中枢的兴奋性降低，使调节呼吸的反馈系统失常，只有在严重缺氧和二氧化碳积聚到一定程度的时候，才能有效刺激呼吸中枢，进入下一个呼吸周期。间停呼吸多发生于中枢神经系统疾病，如脑炎、脑膜炎、颅内高压及某些中毒，如糖尿病酮症酸中毒、巴比妥中毒等。间停呼吸提示预后不良，常发生在临终前。

（三）抑制性呼吸

指胸部发生剧烈疼痛所致的吸气突然中断，呼吸运动短暂地突然受到抑制的一种呼吸。患者表情痛苦，呼吸较正常浅而快。常见于急性胸膜炎、胸膜恶性肿瘤、肋骨骨折及胸部外伤等。

（四）叹气样呼吸

表现在一段正常呼吸节律中插入一次深大呼吸，并常伴有叹息声。此多为功能性改变，见于神经衰弱、精神紧张或抑郁症。

二、触诊

（一）胸廓扩张度

胸廓扩张度即呼吸时的胸廓动度，于胸廓前下部检查较易获得。

1. 检查方法

测定前胸廓扩张度时，检查者两手置于胸廓下面的前侧部，左右两拇指分别沿两侧肋缘指向剑突，拇指尖在前正中线两侧对称部位，而手掌和伸展的手指置于前侧胸壁；测定后胸廓扩张度时，则将两手平置于患者背部，约与第 10 肋骨水平，拇指与中线平行，并将两侧皮肤向中线轻推。嘱患者做深呼吸运动，观察比较左右两手的动度是否一致。

2. 临床意义

（1）一侧胸廓扩张度增强：见于对侧肺扩张受限，如对侧膈肌麻痹、肺不张或肋骨骨折。

（2）一侧胸廓扩张度减弱：见于一侧肺弹性降低或含气量减少，或一侧胸膜肥厚影响肺的膨胀，或一侧肋骨或胸壁软组织病变影响了胸廓扩张。此时应考虑以下疾病：肺部疾病，如肺炎、肺不张、慢性纤维空洞型肺结核、肺部肿瘤、肺纤维化和肺大疱等；胸膜病变，如各种胸膜炎、胸腔积液、胸腔积气、胸膜肥厚粘连和胸膜肿瘤等；肋骨病变，如肋骨骨折、肋骨骨髓炎、肋骨结核、肋骨肿瘤、肋骨关节炎及肋软骨钙化，使肋骨固定，不可移动；胸壁软组织病变；膈肌病变，如一侧膈麻痹时则患侧胸廓扩张度减弱。

（3）两侧胸廓扩张度均增强：多见于膈肌在吸气时向下运动障碍，使腹式呼吸减弱所致，如腹腔积液、肝脾肿大、腹内巨大肿瘤、急性腹膜炎、膈下脓肿等。

（4）两侧胸廓扩张度均减弱：见于中枢神经系统或周围神经病变、呼吸肌无力或广泛肺部病变。

（二）语音震颤

震颤强弱取决于气管、支气管的通畅性和胸壁的传导状况。震颤减弱或消失常见于肺泡内含气量过多（如肺气肿）、支气管阻塞（如阻塞性肺不张）、大量胸腔积液或气胸、胸膜高度增厚粘连、胸壁皮下气肿等；震颤增强常见于肺泡内炎症浸润（如大叶性肺炎实变期、大片肺栓塞）、接近胸膜的肺内巨大空腔（如肺结核空洞、肺脓肿）。

（三）胸膜摩擦感

正常情况下脏胸膜和壁胸膜之间滑润，呼吸运动时不产生摩擦感。当各种原因引起胸膜炎症时，因纤维蛋白沉着于两层胸膜之间，使其表面变得粗糙，呼吸时脏胸膜和壁胸膜相互摩擦，可由检查者的手感觉到，似皮革相互摩擦的感觉，称为胸膜摩擦感。该征于动度较大的前胸下前侧部或腋中线第5～7肋间最易触及。通常于呼、吸两相均可触及，以吸气末与呼气初比较明显；若屏住呼吸，则此感觉消失。检查时，受检者取仰卧位，令受检者反复做深慢呼吸运动，检查者用手掌轻贴患者胸壁，并感觉有无两层胸膜相互摩擦的感觉。

三、叩诊

胸部叩诊内容包括叩诊音、肺下界及肺下界的移动范围。叩诊音可分为清音、过清音、鼓音、浊音和实音。正常肺的清音区范围内如出现过清音、鼓音、浊音和实音时为异常叩诊音，其类型取决于病变的性质、范围大小及位置的深浅。

（一）浊音或实音

见于肺部大面积含气量减少的病变，如肺炎、肺不张、肺结核、肺梗死、肺水肿及肺硬化等；肺内不含气的占位病变，如肺肿瘤、肺包虫或囊虫病、未液化的肺脓肿等；以及胸腔积液、胸膜增厚等病变。

（二）过清音

肺张力减弱而含气量增多，如肺气肿。

（三）鼓音

肺内空腔性病变，腔径大于 3~4 cm，且靠近胸膜时，如空洞型肺结核、液化了的肺脓肿和肺囊肿等。

四、听诊

正常呼吸音包括气管呼吸音、支气管呼吸音、肺泡呼吸音、支气管肺泡呼吸音；异常呼吸音包括异常肺泡呼吸音、异常支气管呼吸音、异常支气管肺泡呼吸音。

（一）湿啰音

指吸气时气体通过呼吸道内的分泌物，如渗出液、痰液、血液、黏液和脓液等，形成的水泡破裂所产生的声音，故又称水泡音。或认为小支气管壁因分泌物黏着而陷闭，当吸气时突然张开重新充气所产生的爆裂音。

湿啰音为呼吸音外的附加音，断续而短暂，一次常连续多个出现，于吸气时或吸气终末较为明显，有时也出现于呼气早期，部位较恒定，性质不易变，中、小湿啰音可同时存在，咳嗽后可减轻或消失。肺部局限性湿啰音，仅提示该处的局部病变，如肺炎、肺结核或支气管扩张等；两侧肺底湿啰音，多见于心力衰竭所致的肺淤血和支气管肺炎等；如两肺野满布湿啰音，则多见于急性肺水肿或严重支气管肺炎。

1. 按湿啰音的音响强度分类

(1) 响亮性湿啰音：啰音响亮，是由于周围具有良好的传导介质，无实变，或空洞共鸣作用的结果，见于肺炎、肺脓肿或空洞型肺结核，如空洞内壁光滑，响亮性湿啰音还可带有金属调。

(2) 非亮性湿啰音：声音较低，是由于病变周围有较多的正常肺泡组织，传导中声波逐渐减弱，听诊时感遥远。

2. 按腔径大小和腔内渗出物的多少分类

按呼吸道腔径大小和腔内渗出物的多少，分粗、中、细湿啰音和捻发音。

(1) 粗湿啰音：又称大水泡音，发生于气管、主支气管或空洞部位，多出现在吸气早期，见于支气管扩张症、肺水肿、肺结核或肺脓肿空洞。昏迷或濒死的患者因无力排出呼吸道分泌物，于气管处可以闻及粗湿啰音，谓之痰鸣。

(2) 中湿啰音：又称中水泡音，发生于中等大小的支气管，多出现于吸气中期，见于支气管炎、支气管肺炎等。

(3) 细湿啰音：又称小水泡音，发生于小支气管，多在吸气后期出现，常见于细支气管炎、支气管肺炎、肺淤血和肺梗死等。弥漫性肺间质纤维化患者吸气后期出现的细湿啰音，其音调高，近耳听颇似撕开尼龙扣带时发出的声音，谓之 Velcro 音。

(4) 捻发音：是一种极细而均匀一致的湿啰音，多在吸气终末听到，颇似在耳边用手指捻搓一束头发时所发出的声音。系细支气管和肺泡壁因分泌物存在而互相黏着陷闭，吸气时被气流冲开、重新充气，所发出的高音调、高频率的细小爆裂音。常见于细支气管和肺泡炎症或充血，如肺淤血、肺炎早期和肺泡炎等，但在正常老年人或长期卧床的患者，于肺底亦可闻及捻发音，在数次深呼吸或咳嗽后可消失，一般无临床意义。

（二）干啰音

由于气管、支气管或细支气管狭窄或不完全阻塞，空气吸入或呼出时发生湍流所产生的声音。常见的呼吸道狭窄或不完全阻塞的病理基础有炎症引起的黏膜充血水肿和分泌物增加、支气管平滑肌痉挛、管腔内肿瘤或异物阻塞、管壁被管外肿大的淋巴结或纵隔肿瘤压迫引起的管腔狭窄等。

干啰音为一种持续时间较长带乐性的呼吸附加音，音调较高，基音频率约 300～500 Hz。持续时间较长，吸气及呼气时均可听到，但以呼气时为明显，干啰音的强度和性质易改变，部位易变换，在瞬间内数量可明显增减。发生于主支气管以上大气道的干啰音，有时不用听诊器亦可听到，谓之喘鸣。

根据音调的高低，可将干啰音分为高调和低调两种。

（1）高调干啰音：又称哨笛音，音调高，基音频率可达 500 Hz 以上，呈短促"zhi-zhi"声或带音乐性。用力呼气时其音质呈上升性，多起源于较小支气管或细支气管。

（2）低调干啰音：又称鼾音，音调低，基音频率约为 100～200 Hz，呈呻吟声或鼾声的性质，多发生于气管或主支气管。发生于双侧肺部的干啰音，常见于支气管哮喘、慢性支气管炎和心源性哮喘等；局限性干啰音，是由于局部支气管狭窄所致，常见于支气管内膜结核或肿瘤等。

（三）胸膜摩擦音

当胸膜面由于炎症而变得粗糙时，随着呼吸运动便可出现脏胸膜和壁胸膜间的摩擦声，即胸膜摩擦音。声音的性质差别很大，有的声音柔软细微，有的声音很粗糙。吸气和呼气均可听到，一般在吸气末与呼气初较为明显，屏住呼吸则声音消失，深呼吸则声音增强，可借此与心包摩擦音鉴别。令患者掩鼻闭口并加强腹式运动，这时尽管无气流进出气道，仍可闻及胸膜摩擦音，可与捻发音区别。胸膜摩擦音最常听到的部位是前下侧胸壁，因该区域的呼吸动度最大。常见于纤维素性胸膜炎、肺梗死、尿毒症、胸膜肿瘤、少量胸腔积液、严重脱水等疾病。

第五章

肺功能检查

肺功能检查内容包括肺容积、通气、换气、呼吸动力、血气等项目。通过肺功能检查可对受检者呼吸生理功能的基本状况作出质和量的评价，明确肺功能障碍的程度和类型，进而可以更深一步地研究疾病的发病机制、病理生理，并对疾病的诊断、治疗、疗效判定、劳动能力评估及手术的耐受性等具有很大的帮助。以下简述临床常用肺功能检查项目。

一、通气功能检查

（一）肺容积

肺容积指在安静情况下，测定一次呼吸所出现的容积变化，不受时间限制，具有静态解剖学意义，是最基本的肺功能检查项目。肺容积由潮气量、补吸气量、补呼气量、残气量及深吸气量、功能残气量、肺活量、肺总量八项组成（图 5-1）。其值与年龄、性别和体表面积有关。以下分别介绍各项指标的含义及其正常值。

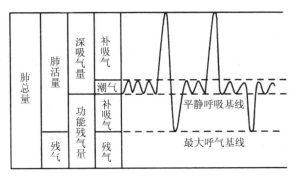

图 5-1　肺容积及其组成

1. 潮气量（V_T）

V_T 为平静呼吸时，每次吸入和呼出的气量。成人正常值约 400～500 mL。

2. 补呼气量（ERV）

补呼气量是平静呼气末再尽最大力量呼气所呼出的气量。成人正常值：男性约 910 mL，女性约 560 mL。

3. 补吸气量（IRV）

补吸气量为平静吸气末再尽最大力量吸气所吸入的气量。成人正常值：男性约 2 160 mL，女性约 1 400 mL。

4. 深吸气量（IC）

深吸气量为平静呼气末尽最大力量吸气所吸入的最大气量，即潮气量加补吸气量。成人正常值：男性约为 2 660 mL，女性约为 1 900 mL。

5. 肺活量（VC）

肺活量是指深吸气末尽力呼气所呼出的全部气量（即深吸气量加补呼气量）。成人正常值：男性约 3 470 mL，女性约 2 440 mL；VC 实测值占预计值的百分比小于 80% 为减低，其中 60%～79% 为轻度减低，40%～59% 为中度减低，小于 40% 为重度减低。肺活量减低提示限制性通气障碍，也可以提示严重阻塞性通气障碍。

6. 功能残气量（FRC）

功能残气量为平静呼气末肺内所含气量，即补呼气量加残气量（RV）。正常成人参考值：男性约（3 112±611）mL，女性约（2 348±479）mL。增加见于阻塞性肺气肿等，减少提示肺间质纤维化、ARDS 等。

7. 残气量（RV）

残气量为最大呼气末肺内所含气量，即功能残气量减补呼气量。正常成人参考值：男性约（1 615±397）mL，女性约（1 245±336）mL。其临床意义同功能残气量。然而临床上残气量常以其占肺总量百分比即 RV/TLC% 作为判断指标，成人正常值：

男性小于 35%，女性约 29%，老年人可达 50%，超过 40% 提示肺气肿。

8. 肺总量（TLC）

肺总量为最大限度吸气后肺内所含气量，即肺活量加残气量。正常成人参考值：男性约（5 766±782）mL，女性约（1 353±644）mL。肺总量减少见于广泛肺部疾病。

（二）通气功能测定

通气功能又称为动态肺容积，是指单位时间内随呼吸运动进出肺的气量和流速。常用指标如下。

1. 每分钟静息通气量（V_E）

每分钟静息通气量指静息状态下每分钟呼出气的量，等于潮气量×每分钟呼吸频率。正常值：男性约（6 663±200）mL，女性约（4 217±160）mL。V_E＞10 L/min 提示通气过度，可发生呼吸性碱中毒；V_E＜3 L/min 提示通气不足，可造成呼吸性酸中毒。

2. 最大自主通气量（MVV）

最大自主通气量指在 1 分钟内以最大的呼吸幅度和最快的呼吸频率呼吸所得的通气量，可用来评估肺组织弹性、气道阻力、胸廓弹性和呼吸肌的力量，临床上常用作通气功能障碍、胸部手术术前判断肺功能状况、预计肺合并症发生风险的预测指标以及职业病劳动能力鉴定的指标。正常成人参考值：男性约（104±2.71）L，女性约（82.5±2.17）L。临床常以实测值占预计值的百分比进行判定，实测占预计值小于 80% 为异常。

3. 用力肺活量（FVC）和第 1 秒用力肺活量（$FEV_{1.0}$）

FVC 是指深吸气后以最大力量、最快的速度所能呼出的气量。其中第一秒用力呼气量（$FEV_{1.0}$）是测定呼吸道有无阻力的重要指标。临床常用 $FEV_{1.0}$ 和一秒率（$FEV_{1.0}/FVC\%$）表示，正常成人 $FEV_{1.0}$ 值：男性约（3 179±117）mL，女性约（2 314±48）mL；$FEV_{1.0}/FVC\%$ 均大于 80%。

4. 最大呼气中段流速（MMEF、MMF）

测定方法是将 FVC 起、止两点间分为四等份，取中间 50% 的肺容量与其所用呼气时间相比所得值,可作为早期发现小气道阻塞的指标。正常成人值:男性约为(3 452±1 160)mL/s,女性为(2 836±946)mL/s。

二、小气道功能检查

小气道是指吸气状态下内径不大于 2 mm 的细支气管,是许多慢性肺部阻塞性肺疾病早期容易受累的部位。因小气道阻力仅占气道总阻力的 20% 以下,故其异常变化不易被常规肺功能测定方法检出。

(一)闭合容积

闭合容积(CV)指平静呼吸至残气位时,肺下垂部小气道开始闭合时所能呼出的气体量。而小气道开始闭合时肺内留存的气体量则称为闭合总量(CC)。正常值随年龄增加而增加:CV/VC%,30 岁为 13%,50 岁为 20%,CC/TLC<45%。

(二)最大呼气流量—容积曲线

最大呼气流量—容积曲线(MEFV)为受试者在作最大用力呼气过程中,将呼出的气体容积与相应的呼气流量所记录的曲线,或称流量—容积曲线(V-V 曲线)。临床上常用 VC 50% 和 VC 5% 时的呼气瞬时流量($Vmax_{50}$ 和 $Vmax_{25}$)作为检测小气道阻塞的指标,凡两指标的实测值/预计值小于 70%,且 $V_{50}/V_{25}<2.5$ 即认为有小气道功能障碍。

三、换气功能检查

(一)通气/血流比例

在静息状态下,健康成人每分钟肺泡通气量约 4 L,血流量约 5 L,二者比例即通气/血流比例(V/Q)为 0.8。在病理情况下,无论是 V/Q 比例增大或减小,均可导致动脉氧分压降低,临床常见于肺炎、肺不张、急性呼吸窘迫综合征、肺梗死和肺水肿等情况。

（二）肺泡弥散功能测定

肺泡弥散是肺泡内气体中的氧和肺泡壁毛细血管中的二氧化碳，通过肺泡壁毛细血管膜进行气体交换的过程。临床上弥散障碍主要是指氧的弥散障碍。弥散量如小于正常预计值的80%，提示弥散功能障碍，常见于肺间质纤维化、气胸、肺水肿、先天性心脏病、风湿性心脏病等情况。弥散量增加可见于红细胞增多症、肺出血等。临床上常用的单次呼吸法的正常值为：男 187.52～288.8 mL/（kPa·min），女156.77～179.7 mL/（kPa·min）。

四、肺顺应性

肺顺应性用以反映肺组织的弹性，通常包括肺顺应性、胸壁顺应性和总顺应性。肺顺应性分为静态顺应性和动态顺应性两种。静态顺应性是指在呼吸周期中气流被短暂阻断时测得的肺顺应性，它反映肺组织的弹性，正常值为 2.0 L/kPa；动态肺顺应性是在呼吸周期中气流未被阻断时的肺顺应性，它受气道阻力影响，正常值为 1.5～3 L/kPa。其值降低，见于肺纤维化等疾病；其值增加，见于肺气肿。

五、呼吸道阻力

呼吸道阻力指气体在气道内流动时所产生的摩擦力，通常用产生单位流速所需的压力差来表示。一般采用体容积描记法或强迫脉冲振荡法测定。正常值为每分钟 0.098～0.294 kPa/L（流速0.5 L/s）。阻塞性肺疾病呼吸道阻力增加，由于呼吸道阻力的80%以上来自于大气道的阻力，若阻塞仅影响小气道，则阻力改变不大；限制性疾病呼吸道阻力多降低。

六、血液气体分析

动脉血气分析包括动脉氧分压、动脉二氧化碳分压和动脉氢离子浓度的测定，并根据相关的方程式由上述三个测定值计算出其他多项指标，从而判断肺换气功能及酸碱平衡的状况。血气分析的主要指标有以下几种。

（一）动脉血氧分压（PaO_2）

PaO_2 是指血液中物理溶解的氧分子所产生的压力。正常值为 12.6～13.3 kPa（95～100 mmHg），PaO_2 可作为判断低氧血症及呼吸衰竭的指标。

（二）动脉血氧饱和度（SaO_2）

SaO_2 是单位血红蛋白含氧百分数，正常值为 95%～98%。SaO_2 也是反映机体是否缺氧的一个指标。但由于血红蛋白离解曲线（ODC）呈 S 形的特性，较轻度的缺氧时，尽管 PaO_2 已有明显下降，SaO_2 可无明显变化，因此 SaO_2 反映缺氧并不敏感，且有掩盖缺氧的潜在危险。

（三）动脉血氧含量（CaO_2）

CaO_2 指单位容积的动脉血液中所含氧的总量，包括与血红蛋白结合的氧和物理溶解的氧两个部分。正常值为 8.55～9.45 mmol/L（19～21 mL/dl），CaO_2 是反映动脉血携氧量的综合性指标。慢性阻塞性肺疾病患者的 CaO_2 值随着 PaO_2 降低而降低，但血红蛋白正常或升高；贫血患者虽然 PaO_2 正常，而 CaO_2 随着血红蛋白的降低而降低。

（四）动脉血二氧化碳分压（$PaCO_2$）

$PaCO_2$ 是指物理溶解在动脉血中的 CO_2（正常时每 100 mL 中溶解 2.7 mL）分子所产生的张力。其正常值 4.7～6.0 kPa（35～45 mmHg），均值为 5.33 kPa（40 mmHg）。当呼吸衰竭时，如果 $PaCO_2 > 6.7$ kPa（50 mmHg），称为 Ⅱ 型呼吸衰竭，同时 $PaCO_2$ 也是判断呼吸性酸或碱中毒的指标。

（五）pH 值

pH 值是血液中氢离子浓度的指标或酸碱度。正常值为 7.35～7.45。pH<7.35 为失代偿性酸中毒，存在酸血症；pH>7.45 为失代偿性碱中毒，有碱血症。临床上不能单用 pH 值来判断代谢性或呼吸性酸碱失衡，应结合其他指标进行综合判断。

（六）标准碳酸氢盐（SB）

SB 是指在 38 ℃，血红蛋白完全饱和，$PaCO_2$ 为 5.3 Kpa（40 mmHg）的气体平衡后的标准状态下所测得的血浆 HCO_3^- 浓度。正常值为 22～27 mmol/L，平均24 mmol/L。SB 是单纯反映代谢因素的指标，一般不受呼吸的影响。

（七）实际碳酸氢盐（AB）

AB 是指在实际 $PaCO_2$ 和血氧饱和度条件下所测得的血浆 HCO_3^- 含量，正常值为22～27 mmol/L，平均值为 24 mmol/L。AB 在一定程度上受呼吸因素的影响。当呼吸性酸中毒时，AB＞SB；当呼吸性碱中毒时，AB＜SB；相反，代谢性酸中毒时，AB＝SB 小于正常值；代谢性碱中毒时，AB＝SB 大于正常值。

（八）缓冲碱（BB）

BB 指血液中一切具有缓冲作用的碱性物质的总和，包括 HCO_3^-、Hb^- 和血浆蛋白、HPO_4^{2-}。正常值为 45～50 mmol/L。BB 是反映代谢性因素的指标，减少提示代谢性酸中毒，增加提示代谢性碱中毒。

（九）碱剩余（BE）

BE 是指在标准状态（与 SB 者相同）下，将血液标本滴定至 pH 等于 7.40 所需要的酸或碱的量，反映缓冲碱的增加或减少。BE 是反映代谢性因素的指标，正常值为（0±2.3）mmol/L。碱多，BE 为正值；酸多，BE 为负值。

（十）血浆 CO_2 含量

$T-CO_2$ 是指血浆中结合的和物理溶解的 CO_2 总含量。其中 HCO_3^- 占总量的 95% 以上，故 $T-CO_2$ 基本反映 HCO_3^- 的含量。又因其受呼吸影响，故在判断混合性酸碱失调时，其应用受到限制。

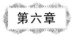

第六章

呼吸系统影像学检查

第一节 胸部X线检查

胸部X线检查是胸部疾病的诊断和手术前后观察、评估等不可缺少的检查方法。胸部X线检查可以观察器官结构的解剖形态是否正常，并可显示病变的影像。有的病变由于呈现特殊的征象，通过X线检查即可确定病变的性质，从而确定诊断。

一、常规检查

胸部X线最常用和最基本的方法是透视与摄片。

（一）透视

X线通过胸部后，在荧光上显示影像，观察这种影像并进行诊断的方法称为透视。

（二）摄片

X线通过人体后，作用于胶片和增感，使之感光，经显影、定影、冲洗后产生影像的过程称为摄片。利用人体内部结构进行自然对比的摄片称为平片，摄片的常用位置有以下几个。

1. 后前位胸片

直立远距离后前位胸部摄片，心脏阴影的放大率最小，显示的肺野最多，便于观察和比较。摄片应达到以下要求：①包括两侧肺野、胸壁、肋膈角，两肩胛骨应向外分开（两手叉腰、两臂内旋、肘向前）。②摄片应于患者深吸气后进行。③曝光条件适当。

2. 侧立胸片

侧位时两侧肺野完全重叠在一起，一般后前位无异常时，不必摄侧位片，其主要作用为补充后前位片的不足。摄片时病变侧靠近胶片，如右侧靠近胶片时称为右侧位片；左侧靠近胶片时称为左侧位片。侧位片能显示：①胸骨、胸椎、肋骨的侧面，前、后肋骨膈角、心后区、主动脉及气管等。②纵隔全貌，肺门的侧面及其周围淋巴结。③结合后前位片分析各肺叶、肺段的位置。

3. 前弓位

患者向后仰，肩背部贴近X线片，腹部前凸，立位投照，称为前弓位，主要用于显示肺尖病变及中叶肺不张。

4. 局部片

在透视下选择显示病变最佳位置摄片，常用于后前位及侧位不易显示的病变。

5. 前后位片

适用于病情不允许到摄片室的患者，根据患者情况采取半卧位。有时用于检查有无肺底积液，与立位片比较。

6. 侧卧水平摄片

病侧在下，X线水平方向投照，用于检查胸腔积液和肺底积液，也用于肺空洞的检查。

7. 左、右前斜位片

（1）左前斜位片用于观察右侧支气管；右前斜位片用于观察左侧支气管。

（2）配合后前位片全面观察心脏、大血管有无扩大及形态改变。

（3）观察肺门、气管分叉、纵隔及食管病变。

二、特殊检查

（一）高千伏摄影

高千伏摄影是指用120 kV以上的电压摄片，由于其穿透力强，能通过较厚组织。用于纵隔肿瘤、主动脉瘤、中心型肺癌、肺门和心影后病变的检查。

（二）体层摄影

利用 X 线球管与 X 线片在曝光过程中取上、下部位的阴影，均因在线片上移动而模糊或不显影。X 线球管活动的角度越大，其体层显影的平面越薄。胸部体层摄影常用于：①肺部病变内的空洞，可使洞壁更清楚。②肺部肿块结构，可以更好地显示肿块的轮廓与邻近组织的关系。③显示气管、主支气管、肺叶及肺段支气管腔内有无软组织块影，有无狭窄、阻塞、管腔不规则等现象，对支气管肺癌诊断很有帮助。④肺门及纵隔淋巴结肿大，可清楚显示肺门及肺门所遮盖的病变。⑤炎性肺不张和支气管扩张。

（三）支气管体层摄影

1. 正位倾斜断层

解剖上气管、主支气管和下叶支气管的行径，自上而下向后倾斜，与体轴中线成 15°～20°角。正位倾斜断层时将患者臀部垫高 15°～20°，可充分显示气管、支气管。

2. 侧位倾后斜位断层

解剖上右主支气管和下叶支气管的行径，自上而下向后倾斜，与体轴中线成 20°～30°角；左侧主支气管与体轴中线成 40°～55°角。侧位倾后斜位断层时，臀部垫高使体轴与台面成 65°～70°角。投照中心对准肺门，间隔 1 cm，摄片 1 张，共 3～4 张。主要用于显示：①肺门淋巴结。②左、右侧支气管。上述体位各有优缺点，可依据临床需要选择应用。

三、造影检查

（一）支气管造影

1. 方法

常用 40％碘化油 20 mL，或 1％碘水液 20 mL 加适量磨细的磺胺粉 6～8 g 混匀。造影前先做碘及普鲁卡因过敏试验，在局麻下将导管经鼻孔插入气管下部，透视下注入造影剂，变换体位，观察病变支气管及正常侧支气管。

2. 适应证

(1) 支气管扩张，明确支气管扩张的程度和范围。

(2) 中心型肺癌，显示支气管的充盈缺损、狭窄和堵塞。

(3) 肺不张，了解腔内外病变对支气管的影响。

3. 禁忌证

(1) 患者衰弱，心、肝、脾、肾功能不全。

(2) 支气管炎或肺急性感染、浸润型肺结核。

(3) 近期大咯血（应在停止 12 周后考虑造影）。

(4) 磺胺类药物过敏史阳性。

4. 缺点

(1) 碘和麻醉药变态反应。

(2) 吸入肺泡可以产生结节肿和温性组织损害。此法已渐被高分辨率 CT 扫描所代替。

5. 诊断原则

(1) 正常支气管充盈相边缘光滑、整齐，分支气光，表示支气管分泌物多。

(2) 造影剂充盈相边缘光滑、整齐，分支气泡，表示支气管分泌物多。

(3) 支气管走行方向不正常，如互相聚拢为肺不张，相互分开为肺气肿。

(4) 支气管囊状、柱状或囊柱状为支气管扩张。

(5) 支气管突然分开或截断、杯口状、鼠尾状多为肺癌。

(二) 肺血管造影

经动脉或静脉穿刺或插管的方法将造影剂注入预定的血管或心脏内，以快速连续摄片或电影摄影，进行诊断心、肺血管性病变的一种检查方法。

1. 方法

肺部有双套血液循环，肺动脉和支气管动脉系统，造影方法如下所述。

(1) 静脉穿刺法：静脉直接穿刺，如经肘静脉注入造影剂观察上腔静脉显影情况。

（2）插管法：①静脉插管法：经肘静脉或股静脉将导管插入上、下腔静脉或右心房、右心室，从导管注入造影剂，使所需要的心血管显影；②动脉插管法：经肘部动脉、颈总动脉或股动脉插入导管，在主动脉壁处寻找支气管动脉，经导管注入造影剂，使支气管动脉显影。

2.造影剂

（1）种类：离子型造影剂，如碘他拉葡胺或复方泛影葡胺；非离子型造影剂，如碘海醇和碘普罗胺，毒副作用较离子型的少。

（2）浓度和剂量：目前提倡低浓度、小剂量，以能达诊断目的为准，以减少毒副反应。

3.适应证

（1）咯血：严重反复咯血，且出血病灶不明确者；严重咯血，因病变广泛或肺功能低下，不能手术治疗，需做支气管和动脉内检查者。

（2）肺肿瘤：进行肺肿瘤分期，估价上腔静脉，右肺动脉上、下分支，左肺动脉起始或肺静脉、心包有无受侵；肿瘤供血情况；支气管动脉内灌注抗癌药物治疗。

（3）心血管疾病：发绀型先天性心脏病，术前了解肺内血流分布和发育情况；肺动脉及支气管动脉畸形。

4.禁忌证

磺胺类药物过敏者；肝肾功能不全者；心脏衰竭及严重发绀者。

（三）数字减影血管造影

数字减影血管造影（digital substraction angiography，DSA）是电子计算机与常规血管造影结合的新检查方法，它将设备探测到的X线信息输入计算机，经数字化、各种减影及再成像等过程显示血管系统，用多幅照相机拍成照片进行诊断。

1. 优点

实时显影；减少造影剂的浓度及用量；提高图像质量。

2. 缺点

价格贵；患者呼吸、吞咽动作时出现伪影；空间分辨率低。

第二节　胸部CT检查

CT是计算机体层摄影的简称，它使传统的X线诊断技术进入了电子计算机处理、电视图像显示的新时代。近年来，在普通CT基础上有针对性地应用高分辨CT（HRCT）、螺旋CT、超高速CT，使胸部疾病CT诊断的广度和深度得以大大提高。

一、胸部CT层面和解剖结构

（一）胸锁关节层面（主动脉弓上层面，第4胸椎水平）

在气管前方及侧方，主要可见五根血管影，依次为右头臂静脉、左头臂静脉、无名动脉、左颈动脉、左锁骨下动脉，左头臂静脉呈一长条形与右头臂静脉汇合流入上腔静脉，无名动脉、左颈动脉、左锁骨下动脉位于左头臂静脉后方，称为"三毛征"或"信号灯征"，此层面主要包括上叶的尖、后、前肺段。

（二）主动脉弓层面（第5胸椎水平）

最突出的是位于气管左前方形似香蕉的主动脉弓阴影。气管右前方为圆形上腔静脉影。此层面有两个主要的间隙，一个是气管前、腔静脉后间隙；另一个是胸骨后血管前间隙，通常可见三角形软组织影，为残留的胸腺。该层面主要包括上叶前、后段，后方小部分为下叶背段。

（三）动脉窗层面（第6胸椎水平）

主要为气管前方的升主动脉和气管左后方的降主动脉影。可见右侧纵隔边缘的奇静脉影汇入上腔静脉；气管在此层面分叉。

（四）左肺动脉层面（第 7 胸椎水平）

此层面的特点是肺动脉呈人字形分支，由主肺动脉（肺动脉圆锥）向左右侧分别分出左右肺动脉；右肺动脉前方分别有上腔静脉和升主动脉。气管已分叉为左、右主支气管，呈椭圆形黑腔阴影。此层面前 3/4 为上叶前、后段，后 1/4 为下叶背段。

（五）下肺静脉层面

两下肺静脉回流入左心房，前后是两下叶内侧基底段，上腔静脉汇入有心房，右心房、右心室、左心室及左心房四腔室均可见。同时可见肺区及胸膜的分布。

二、胸部 CT 适应证

（1）发现胸部小病灶或早期病变。①隐匿性病灶：如位于肺尖、肺门及靠近纵隔、横膈、心缘、心后区的病灶，在胸片上易被正常结构掩盖；近胸膜的肺内小结节，因和胸膜软组织缺乏对比；以及位于气管、支气管内的小的占位性病灶除非合并阻塞性改变，均不易被常规胸片发现；②转移性肺癌结节常较小，又常位于肺外带近胸膜下，胸片易漏检，故对肺转移倾向较高的恶性肿瘤，如肝癌、骨肉瘤、生殖细胞肿瘤应常规行 CT 检查；③肺部小片炎症或炎症早期或吸收期，由于周围结构重叠或渗出改变较轻，阴影较淡，通过 CT 可检出胸片漏检病灶；④胸片阴性而高度可疑的粟粒性肺结核。

（2）怀疑为支气管阻塞引起的肺不张和肺实变。

（3）发现被大量胸腔积液掩盖的潜在病因（如肿瘤、结核或炎症）。

（4）肿瘤分期：目前肺癌的分期主要采用美国胸科协会（ATS）的 TNM 分期法。其关键在于Ⅲa（$T_3N_0M_0$，$T_3N_1M_0$，$T_{1\sim3}N_2M_0$）和Ⅲb 期（$T_{1\sim3}N_3M_0$，$T_4N_{0\sim2}M_0$），前者可行手术切除，后者已无法手术。

在Ⅲa 期，肿瘤范围广泛，但未侵犯到纵隔内重要结构，或伴有同侧纵隔淋巴或气管隆突下淋巴结转移；在Ⅲb 期，肿瘤已侵犯纵隔内重要结构，转移到不能切除的淋巴结（如对侧纵隔或肺门的淋巴结），但肿瘤范围尚未超出胸腔，也无远处转移。CT 和 MRI 在肺癌分期中的作用，就是帮助区分Ⅲa 和Ⅲb 期。

（5）肺病变：①寻找肺内病变，确定密度值、形态，轮廓；②隐匿性肺转移；③结节内钙化；④肺弥漫性病变及肺气肿 CT 优于胸片，而 HRCT 又优于常规 CT；⑤引起咯血的支气管扩张病变。

（6）胸膜、胸壁病变：①发现少量胸腔积液及小的胸膜浸润；②脓胸与肺脓肿鉴别；③胸膜受累；④骨、肌肉、皮下组织病变。

（7）纵隔病变：①肿块：囊性、实性、脂肪性、血管性、淋巴结；②增宽：病理性、解剖变异、生理性脂肪沉积等；③肺门：肺动脉扩大及实质性肿块；④脊柱旁增宽；⑤寻找隐匿性胸腺瘤或胸腺增生。

（8）心脏及大血管（如动脉瘤）。

（9）气管、支气管成像：螺旋 CT 薄层扫描可显示主支气管及 95％以上的段支气管和 50％的亚段支气管。螺旋 CT 可从冠状、矢状及轴位显示肿瘤对支气管的局部浸润及纵隔侵犯。

（10）CT 血管造影（CTA）：CTA 是螺旋 CT 在应用方面最重要的进展。CTA 可较满意地显示附着在血管壁的栓子所造成的充盈缺损。CTA 对 2～4 级肺动脉栓塞诊断的敏感性为 100％，特异性为 96％。CTA 还可提供肿瘤对肺动脉的直接侵犯，以及肺动脉瘤、肺小动脉炎病理改变的直接形态依据。

（11）穿刺活检导向。

三、胸部疾病 CT 诊断的意义

（一）肺癌

CT 可发现在普通 X 线被遮盖的病灶；可发现肺部微小肿瘤 3～5 mm；有助于鉴别纵隔旁肺癌与纵隔肿瘤；有助于肺癌与肺炎鉴别。

（二）纵隔病变

纵隔一向被认为是 X 线检查的盲区，CT 能对纵隔进行横断面显示，区分特异性组织密度，如不能明确时可做静脉注射造影剂增强。发现纵隔增宽时，首先区别是病理性，还是解剖变异或是生理性脂肪沉积，CT 检查肿块时需先明确来源于前或后纵隔以帮助定性。

（三）胸膜病变

由于 CT 为横断面，四周高密度的胸壁和低密度的肺实质形成鲜明对比，所以对胸膜病变很有价值，可了解肺实质病变累及胸膜；胸膜原发病变或胸膜外病变。

对胸膜改变应注意：①胸膜的密度；②病变的形状，如卵圆形或新月状；③肺与病变交界面是否规则及胸壁或胸膜外组织有无消失或破坏；④病变与邻近胸膜交界处所形成的角度。

（四）膈区病变的诊断

图像重建有助于判断肿块来自于横膈亦或胸、腹腔。

四、肺内孤立性结节病灶的 CT 检查

肺内孤立性结节（solitary pulmonary nodule，SPN）是指肺内小于等于 3 cm 的类圆形病灶，无肺不张、肺炎、卫星病灶和局部淋巴结节肿大。SPN 的处理是临床上的难题之一，其基本原则是：尽快切除可能治愈的恶性结节，把良性结节手术切除的数目减少至最低程度。

SPN 一般从 CT 发现。CT 检查时首先作常规扫描（层厚10 mm）以判断病灶的部位，随后对病灶行层厚 1.5～2.0 mm 的薄层或 HRCT 连续扫描。HRCT 可使结节内部的结构、边缘特征及结节与邻近组织结构的关系清楚显示。HRCT 增强扫描可较好地显示结节的强化情况。螺旋 CT 可在任何一个层面重建图像，保证图像通过结节中心，可较准确地测量 CT 值和观察病变形态。病灶的三维重建有助于观察病变形态以及与周围组织的关系。

（一）结节的边缘征象

1. 毛刺

粗毛刺（直径大于 2 mm）在肺癌是常见表现，发生率高达 70%～90%，主要是肿瘤病变直接浸润邻近的支气管血管鞘。Nordenstrom 曾称肿块不规则的毛刷状边缘为"放射冠"。Heitzma 认为该征不能作为恶性的特定征象，但仍强烈提示为恶性改变，而大部分学者认为是肿瘤的细胞浸润结果。粗毛刺在良性结节为 9%～33%，可发生于结核瘤和炎性假瘤，为结节的纤维增生并向周围肺实质延伸所致。细毛刺（直径小于 2 mm）是由于小叶间隔纤维性增厚。

2. 分叶征

分叶征包括脐凹征、棘状突起征和锯齿征。恶性结节中，分叶征占 25%～76%。肺间隔进入肿瘤，肺动静脉、支气管分支以及向肿瘤内凹陷的脏层胸膜，均可使局部肿瘤生长受限，形成分叶。在 CT 上，可见分叶之间有由上述结构形成的条状影像，这对诊断的意义较大。在良性结节中，分叶占 4%～29%，如错构瘤、肉芽肿，常为软骨结节或肉芽肿的融合。

3. 边缘光滑

良恶性 SPN 均可表现为光滑边缘，但以良性病变多见。

（二）结节的密度征象

1. 结节内的高密度灶

主要是指钙化。钙化的 CT 值一般为 100～200 HU 以上。良性结节钙化的类型有中心钙化、条形钙化、爆米花样钙化、弥漫性钙化。

高度良性结节的钙化表现为：①结节的中心条形或弥漫钙化，至少为横断面的 10%。②良性钙化至少在两个连续薄层层面上出现。③结节边缘光滑，无毛刺。

直径 2 cm 以下的结节出现钙化多为结核球和错构瘤。值得指出的是钙化并非良性结节的特殊征象。

恶性结节的钙化多为偏心性、细小的斑点状钙化，钙化范围小于结节横断面的 10％，肿瘤的钙化常是纤维瘢痕钙化或肿瘤内部营养不良性钙化。

2. 结节内的低密度灶

结节内均匀性低密度主要见于良性病变，恶性病变仅为 12％，如脂肪在结节内表现为 CT 值为$-40 \sim -90$ HU 的低密度区，仅见于错构瘤。恶性结节主要为非均匀性的低密度，这些低密度包括空泡征、支气管充气征、空洞等。

（1）空泡征：是指结节病灶中不大于 5 mm 的低密度影，借此与病灶中的小空洞（＞5 mm）区别。肿瘤形成空泡征的原因有：①小灶性坏死，但并非是空泡征形成的直接原因，只有在坏死组织少量排出形成小空腔时，或坏死组织脱水，体积缩小形成真空时才形成空泡征。②结节内未闭的头尾走行的含气小支气管，在 CT 上可表现为低密度小点状影。③呈伏壁生长的腺癌或细支气管肺泡癌的癌细胞在肺泡壁排列不均匀，部分形成乳头状，突入肺泡腔。这种乳头状瘤结构间的含气腔，即表现为低密度的空泡征。肺癌有此征象者为 24％～48％，主要为细支气管肺泡癌和腺癌。良性结节中局部性机化性肺炎可有此征。小结核瘤内有干酪坏死灶与支气管相通后形成小空泡则难以与肺癌空泡征相鉴别。

（2）支气管或细支气管充气征：是指结节内宽度 1.5 cm 以上的条状含气影像，又称空气支气管征。肺癌有此征象者可达 70％，多见于腺癌。CT 上显示结节与第 4 或 5 级支气管相通时，这些结节经纤维支气管镜活检的阳性率明显增高。

（3）SPN 呈毛玻璃样密度及周围晕轮征：一般多见于孤立性细支气管肺泡癌，为肿瘤沿肺泡间质或沿肺泡壁生长，肺泡腔未被肿瘤完全占据或肺泡腔内大部分被脱落细胞占据或被黏液占据，形成结节内玻璃样密度，如果结节内毛玻璃样密度内出现"空泡征"，诊断为细支气管肺泡癌可能性很高。

SPN 周围晕轮征是一个存在争议的征象。有人认为它是结节周围脉管炎，感染性出血，支气管肺动脉破裂、坏死等原因引起的一种出血性良性肺结节特征性征象。伴咯血的肺结核结节中可有此征象。Gaeta 等则认为周围晕轮征是恶性 SPN 的特异性征象，一旦出现，可能预示一个惰性肿瘤转变为一个活跃肿瘤。

（三）结节周围的征象

1. 结节与周围血管的关系

可表现为：①肺内血管穿过结节；②肺内血管受牵拉向结节移位；③肺内血管在结节周边截断；④肺内血管受压移位。上述改变称为"血管聚集征"，此征在肺癌中的出现率约为 80%，主要为腺癌。手术发现所有肺癌均有肺静脉受累，对肺静脉的判断需连续观察不同 CT 层面，追踪到肺门。有报道，当结节与血管连接时，其为恶性结节的危险度是良性结节的 61 倍。球形肺炎亦可有周围血管集束征，血管扩张增粗，但无僵直、牵拉表现。

2. 结节与支气管的关系

在 HRCT 上可包括：①支气管被肿瘤切断；②肿瘤包含支气管；③肿瘤压迫支气管；④支气管不规则狭窄、增厚。

3. 结节与邻近胸膜的关系

结节与胸膜之间线形，条形或三角形接连称"胸膜凹陷征"，在肺癌中约占 50%，以腺癌多见。肺结核瘤及其他炎性结节可因胸膜粘连，也可形成类似的表现，发生率为 19%。胸膜凹陷征在良恶性病例中均可出现，恶性病例中检出率较高，以腺癌为最高，类癌罕见。如胸膜凹陷征形态不规则并伴随胸膜较广泛增厚以及与肿瘤广基胸膜粘连，常常是炎性肿块的重要征象。

（四）结节的增强扫描特征

增强扫描对鉴别良、恶性结节有意义。薄层 CT 或 HRCT 较普通 CT 更准确显示增强后 CT 值的变化。

1. 增强后 CT 值的变化

Swensen 等报道，恶性结节 CT 增强扫描后，CT 值增强 20～108 HU，中位数为 40 HU；而肉芽肿与良性肿瘤则为 −4～58 HU，中位数为 12 HU。若以 CT 值增强超过 20 HU 为恶性结节强化的最低值，其诊断敏感性为 100%，特异性为 76%，准确率为 92%，由于 9% 的结节强化值均在 20±5 HU 范围内，故

Swensen 等认为若强化值在 16～24 HU 时仍应称为不定性结节。若强化值大于 25 HU 时，则可诊断为恶性结节，应进一步行经皮或经纤支镜肺活检甚至开胸探查等有创检查，如强化值不超过 15 HU。则可在临床监视下定期 X 线复查。

2. 增强后密度形态的改变

Yamashita 等将其分为 4 型：①中央增强型：增强位于占结节 60％的中央部；②周围增强型；③完全增强型；④包裹增强型：仅周围部的最外围增强。完全增强型多提示肺癌，当肺癌有大面积坏死时，也可呈周围增强型，此时其 CT 强化值可低于 20 HU。结核瘤和大多数错构瘤常为周围增强型和包裹增强型。

（五）SPN 鉴别诊断的原则

1997 年第二届全国呼吸疾病影像专题研讨会上，张因帧教授提出 4 个对 SPN 做 CT 定性诊断的指标。

Ⅰ. 外形：Ⅰa 圆形；Ⅰb 土豆、树叶、桑葚状，即有分叶。

Ⅱ. 密度：Ⅱa 均匀；Ⅱb 不均匀（小结节堆聚、小泡、小管、小洞）。

Ⅲ. 钙化：Ⅲa 超过 20％容积；Ⅲb 低于 20％容积。

Ⅳ. 周围：Ⅳa 无毛刺；Ⅳb 有毛刺。

一般规律是Ⅰb～Ⅳb 均为恶性 SPN 特征。

必须强调指出，对 SPN 绝不能凭单一的征象来肯定或否定良性或恶性结节的诊断。临床症状、体征、常规检验和胸片仍是 SPN 初诊的依据。

分析 SPN 良恶性应注意不能仅靠个别特征而加以判断，应多种影像特征相结合和影像诊断与临床相结合，否则难免误诊。少数疑难病例，最终的定性还得依靠纤维支气管胸腔镜或穿刺活检。

第三节 胸部 MRI 检查

磁共振成像（magnetic resonance imageing，MRI）是利用一定频率的射频信号对处于静磁场内的人体的任意选定层面进行激发，从而产生磁共振信号。与普通 X 线及 CT 相比，它具有无 X 线损害、具有较高的密度分辨率、容易显示纵隔及肺门区域的软组织的病变、可获得人体任意选定平面的扫描图像等优点，因此，MRI 已成为现代一种最先进的影像诊断技术。

一、适应证

（一）肺门病变

肺门在磁共振影像上具有良好的自然对比，不必注射造影剂就能鉴别肺门肿块为血管性病变或软组织（实性）肿块，特别对肺门区较小的肿块，MRI 比 CT 扫描更具优越性。

（二）肺内病变

MRI 对肺内病变的诊断，存在一定限度，它的应用价值主要在于了解肺癌的侵犯范围、确定肺癌分期，以便决定治疗方法和估计预后情况。中央型肺癌在 T_2 加权像上，支气管近端肿瘤与远端阻塞性肺炎因信号不一而可以区别，这对于确定放疗的照射范围具有指导意义。MRI 对放疗引起的纤维化与复发的肿块具有鉴别作用，因而在肿瘤放疗后的随访中有重要意义。此外，MRI 在确定肺内肿块是否为血管性起源，如肺动静脉瘘以及发现肺隔离症的体循环供血动脉方面，均具有一定价值。但 MRI 对于肺内弥漫性病变及非肿瘤性浸润病变的诊断和鉴别诊断还存在一定困难。

（三）纵隔病变

1. 纵隔肿块

MRI 不仅可以很好显示纵隔肿块的大小、形态及边缘情况，还可显示肿块与心脏大血管、气管、食管及椎体的关系以及对这些毗邻结构有无侵犯及侵犯程度。MRI 密度分辨率高，对纵隔囊性病变和实质性肿块可加以鉴别，对肿块内是否合并有出血和液化坏死也可做出准确判断。因此，MRI 对分析肿块起源、性质、估计手术切除的可能性及预后均有很大帮助。

2. 纵隔血管性病变

MRI 对纵隔内的一些大血管的血管性疾病（包括先天性疾病和获得性疾病），无需注射造影剂，就能做出明确诊断。如对主动脉狭窄、扩张、主动脉瘤及主动脉夹层，MRI 有较高的诊断价值。在主动脉夹层的诊断中，对发现内膜破口、鉴别夹层与附壁血栓有一定帮助。MRI 对肺动脉发育不全、肺动脉高压、肺动脉瘤以及肺动脉栓塞也有肯定的诊断价值。腔静脉因肿瘤或肿大淋巴结压迫、浸润所致变形、狭窄或静脉内血栓形成，MRI 也有很高的诊断价值。

（四）胸膜及胸壁病变

（1）MRI 可发现胸腔积液，并能把出血性胸腔积液与其他积液区分开来。MRI 在胸膜间皮瘤、胸膜转移瘤及胸膜包裹性积液的诊断及鉴别诊断中具有一定意义。确定肺内肿块对胸膜及胸壁有无直接侵犯，MRI 比 CT 可靠。

（2）MRI 能清晰显示胸壁结构，分清层次。对胸壁的原发或继发肿瘤，MRI 还能清晰显示肿瘤的形态和范围，特别是胸腔入口的肿瘤或某些侵犯锁骨上窝及腋窝的转移瘤，MRI 检查对了解肿瘤与锁骨下动静脉、臂丛神经及腋动、静脉和腋神经的关系，明确诊断、制订治疗方案均有很大帮助。

（五）横膈病变

MRI 能直接在冠状位及矢状位等纵轴上成像，对鉴别横膈、膈上及膈下病变极有帮助。MRI 具有较高的密度分辨率，使其对鉴别囊性或实性病变以及进一步分析病变性质有一定价值。

二、禁忌证

（1）带有心脏起搏器或体内安有金属装置的患者不能接受检查。

（2）磁共振检查时间较长，危重患者、不能很好配合的患者往往不能耐受。处于监护下的患者，由于监护系统不能进入磁体室，也不能接受检查。

（3）疑有眼球内金属异物及动脉瘤用银夹结扎术后者。

三、操作要点

（一）一般技术

一般选用体线圈，患者取仰卧位，两臂平放于身体两侧，保持平静而有节律的呼吸。带有心脏起搏器、做过人工心脏瓣膜置换术及胸部手术后留有金属异物者不能进行 MRI 检查。

（二）成像技术参数

选择自旋回波脉冲序列（spin echo 序列，简称 SE 序列）是最常用的扫描序列。采用短重复时间（TR）和短回波时间（TE）可获得 T_1 加权图像；而采用长 TR 和长 TE 可获得 T_2 加权图像；短 TE 和长 TR 则可获得质子密度图像。T_1 加权图像能较好显示扫描区域整体的解剖形态；T_2 加权图像对发现病变及判断病变性质有一定帮助。实际工作中，T_1 加权图像的扫描参数为：TR 为 $500\sim$ 1 000 ms，TE 选择 $16\sim30$ ms；T_2 加权图像的扫描参数为：TR >1 800 ms，TE 选择 $65\sim120$ms。

（三）层厚、层间隔及扫描平面选择

层厚常规取 $7\sim10$ mm。扫描野应较宽，以便覆盖整个胸部。胸部扫描时，一般把横断面作为基本的成像平面，视具体情况选择应用冠状面、矢状面或斜切面成像。冠状位像或矢状位像能较好地显示肺尖、肺底病变及纵向走行的组织器官如气管、主支气管、上腔静脉、食管等处的病变。平行于主动脉弓走行的斜切面像能显示主动脉的全貌。

（四）心电门控成像技术

心电门控成像技术是指利用心电信息将每次射频脉冲的触发时间固定于心动周期的某一点上，使每一层面每一次的激发和数据采集都处于固定的时相上，从而有效地减少了心脏搏动产生的

伪影。这对于肺门及中下纵隔区的图像质量控制相当重要。激发的间隔时间一般为 100 ms。

（五）呼吸门控技术

呼吸门控是指把进行数据采集的时间控制于呼气末至吸气开始的时间间隔内，其目的是为了减轻呼吸运动对图像质量的影响。由于呼吸运动的节律不如心电门控，而且呼吸运动过程中无简单的电物理信号伴发，因此其效果不如心电门控。采用呼吸门控技术，TR 时间由呼吸周期决定，因而扫描时间延长。

（六）磁共振血管造影（magnetic resonance angiography，MRA）

（1）MRA 是利用磁共振"流动相关增强"现象而建立图像，是一种非创伤性的血管造影新技术，不用静脉注射对比剂。胸部 MRA 在诊断主动脉瘤、主动脉夹层、肺动脉扩张、腔静脉梗阻、腔静脉内血栓形成等方面有一定价值。

（2）胸部对比剂增强 MRA 技术是指借助静脉注射对比剂，将肺动脉主干及其分支成像，临床上取得了可喜的成果。随着 MRI 快速成像技术的发展，胸部 MRA 技术必将更加完善，服务于临床实践。

四、临床意义

（1）MRI 可以在不改变患者体位的情况下获得人体横断面、冠状面、矢状面甚至任意选定平面的扫描图像，能比较全面地显示组织器官的解剖结构，并有助于分析病变的范围及解剖关系。

（2）MRI 具有较高的密度分辨率，对分析组织成分、鉴别组织特性有一定帮助。通过改变扫描参数（如重复时间 TR 和回波时间 TE）可获得 T_1 加权图像、T_2 加权图像、质子密度图像及其他特殊图像等。比较不同图像上病变信号强度的变化，有助于对病变性质进行判断。

（3）MRI 具有特征性的血液流空现象，心脏、血管均表现为管腔状影，因此，在不使用造影剂的情况下，就能产生较好的纵隔及肺门区域的自然对比，容易显示纵隔及肺门区域的软组织肿块，尤其是显示较小的肿块比 CT 更具优越性。

（4）MRI 检查没有电离辐射对人体造成的危害，通常不使用造影剂，是一种无损伤性检查。少数情况下需增强扫描，采用的是顺磁性造影剂，它无毒性反应，在检查前患者不需要做特殊准备，因此易为患者所接受。

（5）MRI 空间分辨率不如 CT，对肺部的微细结构，如肺小叶结构，不能很好显示。人体的一些生理活动，如呼吸运动、心脏大血管搏动及心血管内血液流动均会影响图像的清晰度。但是，随着磁共振技术的发展和改进，特别是心电门控（ECG gating）技术、呼吸门控技术及呼吸触发技术的应用，在一定程度上改变了胸部 MRI 的影像质量。

（6）MRI 一般搜集的是氢原子信号，钙化区域不产生磁共振信号，因此在肺结核与肺内一些具有钙化病变的疾病和肿瘤的鉴别诊断具有一定限度。

第四节　胸部超声检查

超声检查（US 检查）是利用人体对超声波的反射进行观察。一般称为 US 的超声波检查，是用弱超声波照射到身体上，将组织的反射波进行图像化处理。所谓 US 是根据英语超声波这个词拼写而来的。

一、正常胸部超声表现

（1）皮肤、皮下脂肪、胸壁肌层及内外侧筋膜结构，呈现数层高－弱－等－高回声，继而在深部脂肪层弱回声下方可见弧形明亮的细带状强回声，为壁胸膜与微量生理性胸腔积液的界面反射，可反映壁胸膜状态。其深部可见细窄带状无回声或弱回声，为胸腔及其内少量液体。

（2）深部偶可见脏胸膜呈细线状或虚线状强回声位于肺表面，

后方含气肺组织呈现为逐渐衰减的大片状强回声。正常肺内部结构一般不能被显示。

二、胸壁结核

间接征象有：①早期可在肋间软组织内探及椭圆形的不均匀弱回声。②病灶液化坏死后出现无回声区，合并钙化者可有点状强回声。③晚期脓肿侵袭肋骨或胸骨时，可见骨皮质不规则变薄、回声中断或消失。④死骨形成时，在脓腔中可见不规则片状、斑点状强回声伴声影。

三、胸腔积液

超声对胸腔积液的诊断有重要临床价值，可帮助定位、定量、指导穿刺引流，也可鉴别胸部 X 线密度增强阴影是胸膜增厚、肺实质性病灶，还是胸腔积液或包裹性积液。少量胸腔积液 X 线难以诊断时，超声探测肋膈角内有液性暗区即可明确诊断。

（一）少量胸腔积液

积液位于胸腔底部，在肺底与膈肌之间呈长条带形或三角形无回声区。积液的形态和宽度可随呼吸、体位而变动，具有流动性。

（二）中等量胸腔积液

胸腔积液暗区超出肋膈窦向上扩展，上界不超过第 6 后肋水平。肺下叶受压，坐位纵切扫查积液暗区呈上窄下宽分布。呼吸及体位变动，液性无回声区的深度和范围也随之改变。

（三）大量胸腔积液

液性区上界超过第 6 后肋水平，整个胸腔均呈一大片无回声。肺被压缩，膈肌下移，心脏向健侧移位。呼吸和体位改变，对无回声区深度影响不大或变化甚微。

（四）包裹性胸腔积液

胸腔积液在胸壁与肺之间，局限于一处，多发生在胸腔侧壁或后壁。形成大小不等的圆形或半月形无回声区，凸向肺内，与肺野间分界清楚，近胸壁侧基底较宽，两端呈锐角。液体无流动性，腔壁增厚，内壁多不光滑，有时腔内有分隔，并可见粗大点状或条索状回声。

（五）肺底积液

从剑突下探测，可见肺底与膈之间呈条带状或扁平状的无回声暗区，凸向膈上，边缘清楚，肺侧边缘回声增强。

（六）脓胸

在无回声区内多有漂动的散在高回声点，随体位变动和剧烈振动而移动。脓汁稠厚处，呈分层征，转动体位，分层现象消失，代之以弥漫性弱回声，且有漂浮和翻滚现象。壁、脏胸膜呈不规则性增厚，回声增强。胸膜钙化时，可见局限强回声并伴声影。

四、先天性肺囊肿

又称先天性囊性支气管扩张，是在胚胎发育过程中由远端肺实质的一小堆细胞和肺芽脱离，单独发育而成。位于纵隔内、食管旁、气道旁、气管隆突附近及肺门。囊肿呈圆形或椭圆形，大小不一，有时可与支气管相通。囊壁厚薄不同，内衬假复层柱状纤毛上皮。囊内可光滑，也可有网状小梁。囊壁外层为结缔组织、弹力纤维、黏液腺、平滑肌等。

（1）相应部位探及圆形或椭圆形的无回声暗区，边界清，有包膜，后方有增强效应。

（2）由于周围肺组织产生的强回声，囊肿侧壁往往不能显示。

（3）当囊肿与支气管相通时，在囊肿内呈现液平线，线上方为气体强回声，下方为黏液的无回声。

五、肺脓肿

肺脓肿是由化脓性细菌引起的肺实质炎症、坏死和液化所致。可以是单发，也可以是多发，右肺较左肺多见，好发于上叶后段及下叶背段，一般多接近肺表面。

（1）肺脓肿内部回声不均匀，脓肿周围回声一般较弱，与正常肺组织及脓肿内的回声强度不同。

（2）当脓肿完全液化时，则显示为低弱回声，其周围则为较高回声。

（3）如脓肿内坏死物被部分咳出，并有空气进入时，可见脓肿区出现液平线，声像图显示其上方为气体的强回声，下方为坏死液化的低弱回声。

五、肺结核球

肺结核是常见的肺部疾病，结核病灶以慢性增生、渗出和肉芽肿性病变为特征，继之发生干酪样变、液化及空洞形成。可继发胸膜炎和其他器官结核。

（1）结核球多为不均匀实质性团块，呈圆形或椭圆形，亦可呈小分叶状。

（2）结核球边界较清晰，边缘光整，周边回声较强，中心有坏死或液化，常呈弱回声。内部常可见小强回声团及声影，为钙化灶或空洞引起的气体相所致。

六、肺癌

肺癌多发生在中年以后，起源于支气管黏膜或腺体，以鳞癌最常见，其次为腺癌、小细胞未分化癌。肺癌自支气管上皮发生后，可向管内浸润性生长，或向管腔内突入形成息肉样或菜花样肿块，同时也向周围肺组织侵犯，形成局部肿块。

（一）周围型肺癌

1. 直接征象

（1）肿瘤位于肺周围近胸壁，多呈类圆形，直径＞5 cm的肿瘤多呈规则形。

（2）以弱回声多见，较大肿瘤或合并坏死，则可呈不均匀等回声或强回声，肿瘤后方回声不同程度增强。

（3）中心有坏死液化区或合并脓肿可见肿瘤内有不规则液性区，周边可见回声稍强的包膜，合并空洞常可见粗大的支气管气相呈强回声。

（4）直径＜2 cm 的肿瘤多呈无回声区，以转移癌多见，其后方回声明显增强，常易误诊为囊性病变。

2. 间接征象

肿瘤侵犯可见局部表面脏胸膜隆起或中断，亦可凹陷呈小鸟翼状。

（二）中央型肺癌

1. 直接征象

（1）在肺实变深部可见肿瘤呈结节状、团块状或位于大气管内呈形态不规则管状 3 种类型。

（2）肿瘤呈弱回声，回声质地与肺实变不同，呈更弱、均匀或更强、不均匀，合并感染或较大肿瘤时回声不均匀，合并脓肿多可见球形无回声区或不规则液化区，周围有强回声包膜或增厚囊壁。

（3）合并胸腔积液则肿瘤边界较清晰，无胸腔积液而且合并肺组织感染则肿瘤边界显示不清晰。

（4）支气管型肿瘤可见大支气管扩张，管壁回声稍厚或不清晰，内可见弱回声肿瘤。

2. 间接征象

（1）外周肺呈实变，内常可显示扩张增宽的支气管液相或气液相。

（2）肿瘤压迫肺门部可致肺内动脉支扩张，血流速度高，彩超及多普勒频谱可获得信息。

（3）超声窗较好时，可显示肺门部淋巴结、膈脚及横膈下肿大的淋巴结。

七、胸腺瘤

胸腺瘤占纵隔肿瘤的 20％～30％，占前纵隔肿瘤的第一位，多发生于青春后期，30～40 岁多见。胸腺瘤含有胸腺上皮细胞和胸腺淋巴细胞。胸腺瘤为实质性，断面多为分叶状，内部结构均一，表面光滑，边界清楚，多有纤维包膜，有时发生囊性变、出血、坏死及钙化。恶性者可发生多发性胸膜转移种植。

（一）良性胸腺瘤

1. 直接征象

（1）多呈圆形、椭圆形，有时为分叶状。

（2）边缘清晰光整，常有明显的包膜回声。

（3）肿瘤内部多呈较均匀的弱回声，有囊性变时，可有小无回声区，完全囊变呈囊肿样改变。

（4）有时呈地图状不均匀实质性回声，有钙化灶时则出现斑点状强回声。

2. 间接征象

CDFI 示肿瘤内部血流增多，多以静脉血流为主。

（二）恶性胸腺瘤

1. 直接征象

（1）肿瘤边界不规则，常呈分叶状，包膜回声消失或断续。

（2）肿瘤内部回声不均匀，强弱不一。

（3）可有胸膜及远处转移征象。

2. 间接征象

CDFI 示肿瘤内部血流增多，血流分布走向紊乱，多以高速搏动性动脉血流为主；常可探及胸腔积液。

八、纵隔淋巴瘤

多见于前纵隔和中纵隔，可发生于任何年龄，以 30～40 岁多见，淋巴瘤分为霍奇金淋巴瘤和非霍奇金淋巴瘤两大类。纵隔淋巴瘤以前者多见，纵隔霍奇金淋巴瘤大多数为结节硬化型，包括不规则的细胞区和周围的纤维组织带。非霍奇金淋巴瘤为含有分化程度不等的淋巴细胞、组织细胞和网状细胞的结节状和弥漫性增生，多为双侧发病。

（一）直接征象

肿瘤为单发或多发的圆形、椭圆形，或互相融合成分叶状不规则形病灶，轮廓清楚。肿瘤内部为较均匀弱回声或似无回声，远侧回声可稍增强。

（二）间接征象

（1）淋巴瘤并发心包或胸腔积液时，可在相应部位探测到积液的无回声区。

（2）肺门淋巴瘤压迫支气管，发生肺不张或阻塞性肺炎时，有相应的肺部回声变化。

（3）可见颈部、腹部、腋下、腹股沟淋巴结肿大，肝脾肿大及转移灶。

（4）DFI 示肿瘤内部血流丰富。

第五节 介入超声技术

一、超声引导下外周型肺占位病变穿刺活检术

（一）适应证

（1）X 线或 CT 检查发现的近胸壁各种肺部占位性病变并经超声显像证实者。

（2）发现有肺部肿块但因各种原因不能开胸检查者。

（3）肺外周型肿块，不能行纤维支气管镜活检或检查失败者。

（4）原发灶不明的肺部转移癌，为选择化疗治疗方案需组织学诊断者。

（5）肺部炎性肿块（如肺炎性假瘤、肺化脓症、结核和叶间积液等），临床治疗前需明确诊断者。

（6）需超声引导下穿刺，并在肺癌肿块内直接注射化疗药物者。

（二）禁忌证

（1）有严重出血倾向。

（2）近期内严重咯血、呼吸困难、剧烈咳嗽或患者不能合

作者。

（3）有严重肺气肿、肺淤血和肺源性心脏病患者。

（4）肺部肿块声像图显示不清晰者。

（三）操作要点

1. 器械用品及术前准备

（1）超声仪和穿刺探头：选用高分辨力实时超声仪和扇扫、凸阵或线阵穿刺探头。

（2）穿刺针和引导针。超声引导穿刺细胞学检查原则上采用细针，可选用 20～23 G，带针芯，细针长 15 cm、18 cm 和 20 cm，引导针可选用 18 G、长 7 cm 针。该针只穿刺胸壁不进入腹腔，主要作用是保证细针不偏移方向。近年来，由于穿刺活检及活检技术的不断改进，普遍认为用 18 G 针（外径 1.2 mm）做经皮穿刺活检仍然是安全的，特别弹射式自动活检枪的应用，使得操作更为简便，所取标本质量更好，已在临床普及应用。

（3）胸腔穿刺包 1 件、麻醉药物等。

（4）术前准备：①可疑有出血倾向的患者。术前查血小板计数和出凝血时间。②必要时检查心电图，禁食 8～12 h。③向患者说明穿刺步骤，解除紧张情绪。

2. 方法

选用可进行细胞学和组织学活检的细针，患者体位应充分展开肋间隙，良好地显示病灶，一般取仰卧位或根据穿刺部位取侧卧位或俯卧位，先用普通探头扫查识别病变部位，确定穿刺点，穿刺区域常规消毒，铺盖灭菌巾，换上无菌的穿刺探头，再次确定穿刺目标和皮肤进针点，测量皮肤至穿刺取样点的距离。局部麻醉后，当屏幕上病灶显示清晰时，固定穿刺探头的引导方向。将引导针经探头引导器穿刺胸壁，嘱患者屏气不动，迅速将活检细针经引导针刺入病灶，切取活检组织，拔出穿刺针，把标本置于甲醛溶液中固定送病理科。活检完毕，盖以无菌纱布，胶布固定，嘱患者卧床休息。

3. 注意事项

（1）术前准确的超声定位，选择最佳进针途径与穿刺部位是穿刺成功的关键，尤以较小的病灶更为重要。

（2）尽可能使用细针，以免发生严重并发症，原则是病变较小。距体表较远，则宜采用细针 21 G 或20 G。若病灶较大，靠近体表也可用 19 G 或 18 G 粗针。

（3）尽量减少穿刺次数，细小针一般以穿刺 4 针为限。粗针活检原则上只要获得足够的组织块则不做第 2 针活检，第 1 针不满意时亦以 2 针为限。

（4）肋间穿刺时选肋骨上缘进针，以免损伤血管。

（5）力求穿刺途径避开含气肺组织，以防气胸发生。

（6）当针尖显示不清时，切忌盲目进针，可稍调整探头角度，在针尖显示清晰后再穿刺，当针尖强回声与肺内肿块气体回声相混淆时，应稍上下提插穿刺针，有助于确认针尖。

（7）进针和拔针时嘱患者屏气不动，操作必须敏捷。

（8）对纵隔肿瘤的穿刺应注意避开心脏和周围大血管。

（9）穿刺后的患者应留下短时间观察，注意有无气胸、局部出血和咯血等并发症。

（四）临床意义

肺部肿瘤术前或化疗前的病理诊断过去主要依据痰细胞、纤维支气管活检以及 X 线透视的活检。但痰液细胞学阳性率低，外周型肺肿块纤维支气管镜不易达到要求的深度，而超声引导下穿刺活检可以发挥较好的作用。

1. 对外周型肺部肿块的诊断意义

由于肿瘤组织浸润或占位性病变呈实性改变，从而产生新的组织界面，超声可显示其外周肺组织病变范围、大小和形态学特征。

2. 超声引导下经皮肺穿刺

是在荧光屏上连续显示穿刺针的行径和针尖到达的位置，从而能严格控制穿刺深度，使针尖始终保持在肺部肿块内，一般不会损伤正常肺组织而造成气胸等严重并发症。

3. 确定有无并发症及复发灶

对于肿瘤合并大量胸腔积液，肺不张患者，胸部 X 线无法确定肺内有无占位病变。超声引导则不受胸腔积液、胸膜增厚、肺不扩张等影响，对伴有胸腔积液的周边肺部肿块，超声亦容易显示，并且同时可见穿刺针尖及针道，上述优点为 X 线引导穿刺不能解决的。

4. 有早期临床诊断的价值

超声引导下活检可以极大地缩短患者的确诊时间，对于无法手术和晚期肿瘤转移患者，免受开胸探查的痛苦而获得确切的病理诊断，为临床放疗和化疗提供重要依据。总之，超声引导下穿刺组织活检能使超过 80％外周型肺部肿块的病例获得准确的组织病理学诊断，可避免手术痛苦，其方法简便、安全，已广泛应用于临床。

二、胸膜腔穿刺抽液和液体引流

（一）适应证

（1）胸腔中少量积液，超声引导下穿刺抽液，做诊断性检查，确定胸腔积液性质。

（2）大量胸腔积液、脓胸抽吸液体或液体引流，减少对肺组织的压迫，降低胸腔内压。

（3）脓胸或恶性胸液需胸腔注入药物治疗者。

（4）外伤性血气胸抽液、减压并引流。

（二）禁忌证

（1）病情危重有严重出血倾向。

（2）胸腔极少量积液。

（3）胸膜增厚为主的包裹性积液，或积液已基本吸收。

（4）巨大的胸膜间皮细胞瘤合并极少量积液。

（三）操作要点

1. 器械及用品

（1）超声仪和穿刺探头，同前。

（2）胸腔穿刺包1件，内有12号或者16号带有乳胶管的穿刺针、小镊子、止血钳、纱布、孔巾和换药碗，无菌试管数只，麻醉药物等。

2. 方法

（1）患者反向坐于靠背椅上，双手臂平置于椅背上缘，头伏于前壁，年老病重患者可在病床上取斜坡卧位，病侧手上举，枕于头下或伸过头顶以展开肋间隙。

（2）穿刺部位宜取胸部叩诊实音处，一般在肩胛下角线第7～9肋间，或腋中线第5～6肋间穿刺，超声观察胸腔积液的范围、流动和包裹情况，穿刺点宜选择液区的低位或深层最厚部。穿刺前测量其深度，以确定进针深度。

（3）常规皮肤消毒、麻醉、铺巾。

（4）检查穿刺针是否通畅，如无阻塞将针乳胶管用止血钳夹紧。左手示指与中指固定穿刺处皮肤，右手将穿刺针于下位肋骨上缘垂直缓慢刺入，当穿过壁层胸膜时，针尖抵抗感突然消失，然后将穿刺针乳胶管的一端连接注射器，松开止血钳即可抽液。助手用止血钳协助固定穿刺针，并随时夹闭乳胶管，以防空气进入胸腔。

（5）少中量液体抽吸中应缓慢向外边退针边抽吸，以便抽净胸腔积液。

（6）肺脓肿或脓胸在尽可能抽净脓液后，用盐水反复冲洗抽吸，然后注入抗生素。尤其对于肺脓肿，穿刺、抽脓、冲洗、注药宜一次完成，以免污染胸腔。

（7）抽液完毕，拔出穿刺针，盖以无菌纱布，胶布固定，嘱患者卧床休息。

3. 注意事项

（1）术前应向患者阐明穿刺的目的和进程，以消除其顾虑，取得配合。

（2）穿刺针应于肋骨上缘垂直进针，不可斜向上方，以免损伤肋骨下缘处的神经和血管。

（3）抽液量不可过多过快，严防负压性肺水肿发生，初次抽吸一般不超过 800 mL，以后每次不超过 1 200 mL，如留置导管可在抽出 800 mL 后休息 5～10 min，在无不良反应下，继续引流 800 mL，如此重复，直至肺扩张充气或抽不出水为止。

（4）进出针应在屏气状态下进行，注意进针方向，穿刺中如出现连续咳嗽或头晕、胸闷、面色苍白、出汗等胸膜反应，应立即停止抽液，拔出穿刺针，让患者平卧。

（5）抽液中应不断用超声监视，发现胸腔积液量减少，肺扩张充气时，应适当退针，以免划伤肺表面而产生气胸。

（6）癌性胸膜炎的穿刺抽液穿刺点，宜选择胸膜平整或正常部位，避开胸膜增厚或有隆起的转移部位。

（7）置管引流者应注意引流液的性质，并保持引流管通畅。

（四）临床意义

（1）应用超声显像法探测胸膜腔疾病。特别是胸膜腔积液以及包裹性积液，可进行估计积液量，有无分隔及其流动性的诊断，具有简便、易行、准确等优点，尤其是对检测是否有少量积液存在，不受胸膜增厚的影响，优于 X 线检查。

（2）应用超声定位，确定最佳穿刺点和穿刺方向，具有较好的临床应用价值。超声引导下的胸腔积液定位穿刺成功率超过 90%，不仅用于抽液治疗，而且通过穿刺抽液，胸液的实验室有关项目的检测，可明确渗出液、漏出液、感染性胸液、良性或恶性胸液等，有助于胸腔积液性质和病因诊断，能迅速作出判断。

（3）超声引导经皮穿刺置管引流治疗脓胸或肺脓肿较其他方法简便、安全，可获得较好的治疗效果。

三、胸壁胸膜病变的穿刺活检术

（一）适应证

X 线、CT 检查发现胸壁胸膜增厚，肋骨来源的胸壁肿瘤或胸膜肿瘤；肿瘤占据肺表面及胸膜胸壁，来源判断困难者，可通过超声扫查利用肋间及胸骨上下窝，锁骨上缘能显示胸膜胸壁增厚超过 1 cm 的特点，均可行穿刺活检以助诊断。

（二）禁忌证

彩超检查胸膜内动脉血流丰富、高速，穿刺时不易避开者。

（三）操作要点

1. 器械和用品

超声仪和穿刺探头，穿刺包等。同前。

2. 方法

（1）参考 X 线及 CT 胸片，选择超声显示良好处为穿刺点，并用彩超观察病变部位及其周围组织情况以避开血管。

（2）局部麻醉后在超声引导下将穿刺针直接刺入胸壁胸膜病变中，麻醉及穿刺时均应从肋骨上缘进针，防止损伤血管。

（3）穿刺针的选择应根据病灶的大小、厚度等，胸壁骨性肿瘤宜采用 Trucut 组织活检针切割，胸膜增厚病变可用倒齿、倒钩穿刺针，较硬的组织、较小的肿瘤可采用（自动活检枪）切割组织，组织活检切割前应先测量好距离深度，可简便切取足够的组织。胸膜肿瘤可采用 18～21 G 自动或手动组织切割针；但胸壁胸膜肿瘤，更适宜采用 18 号内槽型 Trucut 活检针。

（4）取材应避开坏死区，肿瘤近周缘部分一般较易取到肿瘤组织。

3. 注意事项

（1）取材应避开血管及神经，防止出血。

（2）防止进针太深，造成气胸。

（四）临床意义

（1）X 线、CT 和 MRI 显示的胸壁增厚或占位性病变，为确定病变性质多数超声可显示并通过超声引导穿刺活检，可直接取得胸壁胸膜病变，较少出现出血及气胸等并发症，是一项安全有效的确诊方法。

（2）恶性间皮瘤及转移性胸膜肿瘤的保守治疗，常采用超声引导下注药，可达到控制胸腔积液及局部抗癌治疗的目的，可减少晚期肿瘤患者的痛苦，改善生活质量。

四、纵隔肿瘤的穿刺活检术

（一）适应证

（1）X线或CT检查发现纵隔区增大或有肿块者。

（2）胸骨旁或胸骨上窝、锁骨上缘、背部超声扫查显示上、前、后纵隔有实性肿瘤者。

（3）为了解上述实性肿瘤的病理学诊断，判断良恶性以确定治疗方案者。

（二）禁忌证

（1）肺源性心脏病，严重的肺气肿，心肺功能不全者。

（2）难以避开肿瘤内丰富、高速血流。

（3）剧烈咳嗽，不能控制者。

（三）操作要点

1. 器械和用品

超声仪和穿刺探头，穿刺包等。同前。

2. 方法

（1）超声清晰显示肿瘤，选择穿刺途径以穿刺针直接刺入肿块内。前纵隔肿瘤常采用胸骨左侧缘肋间穿刺；后纵隔肿瘤常采用右肩胛内侧缘；上纵隔肿瘤多采用胸骨上窝穿刺；下纵隔肿瘤较大时，通过肝左叶及横膈穿刺。

（2）彩超扫查，以选择避开肋间及肿块内血管丰富、高流速区域，尤其胸骨上窝穿刺时更应注意避开大血管。

（3）较小的肿瘤采用21 G手动组织切割针，较大的肿瘤可采用自动活检枪，更易取得足量的病理组织。

（4）穿刺中发现不是实性肿块时，应拔出针芯，换上注射器抽吸液体，并注意防止引导粗针进针太深，以免损伤肿瘤壁致液体外漏。

（5）进针与出针应在患者屏气状态下进行。

3. 注意事项

（1）操作应灵敏准确，尤其是较小肿瘤的穿刺应由有一定经验的医师执行。

（2）为防止发生严重并发症，应重视患者的选择，严格掌握适应证、禁忌证。

（3）穿刺点的选择应采用彩超扫查避开大血管。

（4）注意测量穿刺深度，防止进针过深。

（四）临床意义

（1）X线或CT发现的纵隔肿块，多数超声检查可以显示，但定性诊断均较困难，由于超声检查受胸骨、肋骨、肺气体等影响，常不能显示肿块全貌。近年来的研究证实囊性畸胎瘤，随体位改变时，超声可显示内部钙化，脂肪毛发等点状内容物移动，表现强回声团，液-液平面，可做出定性诊断，但其他如胸腺瘤、恶性淋巴瘤、神经源性肿瘤、恶性母细胞瘤、转移瘤等实性肿瘤的超声鉴别诊断较为困难，常须通过超声引导下活检确诊。

（2）超声引导穿刺活检对实性肿瘤术前能获得组织学诊断，观察肿瘤与周围大血管，肺的界限关系为手术方案的选择提供参考依据。

（3）超声引导纵隔穿刺活检操作简便，定位准确，加用彩超扫查可避开大血管，对纵隔肿瘤的诊断提供一种安全、可靠、诊断率较高的确认方法。

第七章

纤维支气管镜技术

20 世纪 60 年代，可曲性纤维光束支气管镜（Flexible Fiberoptic Bronchoscope，FFB）的问世，是内镜发展史上的一次革命。与硬质气管镜比较，这种可曲性纤维支气管镜具有以下优点：①可视范围大。纤维支气管镜纤细柔软，并可以弯曲，可进入全部段支气管，74％亚段支气管及 38％的亚亚段支气管。②亮度大、视野清晰、可看清微小病变，并可将图像显示于电视屏幕上。③技术操作比较简单，容易掌握。④被检查者痛苦小，易于接受。⑤细胞学和组织学阳性率高。由于可视范围的增加，扩大了细胞学和组织学诊断的范围。近年来，又相继推出了电子支气管镜，是继硬质支气管镜和纤维支气管镜出现后的第三代电子支气管镜系统。关于支气管镜检查在支气管及肺疾病如肺癌、肺结核、肺间质纤维化诊断中的价值是人们所熟知的，近 10 余年来，国内外又开展了支气管镜技术在呼吸系统疾病治疗中的应用，为呼吸系统疾病治疗增加了一种新的手段，尤其对需气管插管建立人工气道、气道异物及气管、支气管内有分泌物潴留，阻塞者的治疗有其独到之处。

一、适应证与禁忌证

（一）适应证

（1）呼吸衰竭、肺性脑病及呼吸、心脏骤停需紧急建立人工气道者。

（2）气道异物。

（3）咯血经药物治疗无效者。

（4）肺脓肿、支气管扩张、炎症所致肺不张需经纤维支气管镜吸引分泌物及加药者。

（5）危重支气管哮喘黏液栓阻塞支气管者。

（6）肺部感染经抗菌药物治疗无效者。

（7）结核、肿瘤所致气道狭窄。

（8）支气管癌腔内放射治疗。

（9）其他，如肺泡蛋白沉着症、煤工尘肺、肺间质纤维化等，可通过支气管肺泡灌洗治疗。

（二）禁忌证

（1）不稳定型心绞痛者。

（2）新近（6周内）心肌梗死者。

（3）严重心律失常者。

（4）严重心功能不全者。

（5）主动脉瘤有破裂危险者。

（6）顽固性低氧血症［吸入35％氧气15 min后，PaO_2升高不到0.13 kPa（10 mmHg）或仍低于4.7 kPa（35 mmHg）］，血氧饱和度低于90％者。

二、检查操作方法

（一）术前准备

检查前应了解患者体温、脉搏、呼吸，血压、心肺功能和血电解质，阅读胸部X线片。有假牙者取下假牙。术前禁食4～6 h，以免术中呕吐。局麻者应向患者解释检查目的，说明术中感受，以取得患者的充分合作。还应准备1％丁卡因、2％利多卡因、1∶1 000肾上腺素或稀释麻黄碱液，经纤维支气管镜气管插管者尚需准备地西泮注射液、注射器、适当内径的气管导管［女性可用6.0～7.0 mm，男性可用6.5～7.5 mm，以聚氯乙烯或硅酮低压气囊者为好，充气后气囊压应在0.47 kPa（3.5 mmHg）］。

（二）术前用药

术前30 min注射阿托品0.5 mg，以减少气管内分泌物，还可防止术中迷走神经反射引起的心脏骤停。精神紧张者可肌内注射苯巴比妥钠0.1 g，或地西泮10 mg。有频发性室性早搏者，术中和术后应给予利多卡因静脉注射。肺功能不佳者，应予吸氧或机械通气。

（三）器械准备

插镜前，对纤维支气管镜的目镜、操作部、镜体、光源、自动吸引接头、细胞刷、活检钳、冷光源等部件，均应详细检查，合格时方可使用。

（四）麻醉

一般采用局麻。常用 1%～2% 丁卡因作咽喉部喷雾麻醉，总量不宜超过 60 mg。然后经纤维支气管镜注入 2% 普鲁卡因。亦可用 2% 利多卡因，总量不宜超过 300 mg。

（五）插镜方法

患者可取仰卧位或坐位。插镜途径可经鼻或口，目前多采用经鼻插入法。此法操作简便，较易进入气管，患者痛苦小。但若镜面被污染又吸引不掉，则会使视野模糊，影响观察。

1. 经鼻腔插入法

先用 1%～2% 丁卡因或 2% 利多卡因加 1% 麻黄碱滴鼻。术者左手握纤维支气管镜操纵部，右手将镜送入鼻腔，边插镜边调节角度调节钮，使镜端沿咽后壁进入喉部，窥见会厌及声门，此时可令患者深呼吸或发出"啊"音，观察声门活动情况。对麻醉良好者，待声门开放时，即可将镜送入气管。如麻醉不足，喉部稍受刺激后声门即紧闭，可加喷少许麻药，待麻醉充分后再插入。

2. 经口插入法

钳取支气管异物时以经口插入为宜。咽喉部麻醉后，在患者口部放置咬口器，可直接将纤维支气管镜从口腔插入气管。

三、并发症及其防治

（一）并发症

纤维支气管镜检查并发症的发生率因病例选择、术者技术水平、操作措施的繁简以及确定并发症的标准不同而异。纤维支气管镜检查在治疗中应用的并发症主要有以下几个方面。

1. 局麻与术前用药所致

局麻药的严重反应有喉痉挛、抽搐、虚脱、呼吸抑制，甚至心脏骤停。丁卡因的麻醉效果虽然较好，但严重反应发生率高，因而目前多主张用利多卡因。慢性阻塞性肺疾病患者术前应用镇静剂可引起呼吸抑制。

2. 插镜检查及治疗操作所致

(1) 喉、气管或支气管痉挛：诱因多为声门及气管内麻醉不良。支气管哮喘患者的气道易受激惹，故插镜刺激后喉、支气管痉挛的发生率高。

(2) 低氧血症：约 80％ 的患者插镜后 PaO_2 下降，可下降 1.3～2.7 kPa（10～20 mmHg），操作时间越长，下降幅度越大。

(3) 心律失常：与低氧血症及潜在心脏疾病有关。心律失常主要为窦性心动过速，其他尚有房性、结性及室性早搏，亦可出现 T 波低平，ST 段下移，Q－T 间期延长，严重心律失常可致心脏骤停。

(4) 发热：约占 6％。

(5) 肺浸润性阴影：常因支气管肺泡灌洗（BAL）治疗所致，发生率低于 10％，发生于灌注液体的肺段，于灌注 24 h 内发生，持续时间不长。

(6) 肺功能损害：BAL 可致肺功能损害，主要有肺活量（VC）、一秒用力肺活量（FEV_1）下降。

(7) 损伤性出血：可由钳取异物或 BAL 治疗引起。

(二) 防治

为了避免术前用药引起的并发症，有的单位已废除术前用药。对有通气功能障碍的患者，不应使用镇静剂。甲状腺功能亢进症心动过速未控制者，可减少阿托品用量。应用胰岛素治疗的糖尿病患者，术晨暂停胰岛素，以免禁食后发生低血糖。麻醉药过敏主要表现为胸闷、面色苍白、脉快而弱、周身麻木，或呼吸困难、四肢抽搐、昏迷等，因此，初次喷药后，要严密观察并随时询问患者有无不适。一旦发生过敏，应立即吸氧、静脉注射地塞米松，抽搐者注射地西泮。咽喉、气管、支气管内均应麻醉良好，操作应轻巧，以避免喉、支气管痉挛的发生。PaO_2 低于 8.3 kPa（70 mmHg）者，应予给氧，支气管哮喘患者 BAL 前应吸入 β-受体激动剂，操作全过程要给氧，并进行心电监护和血氧饱和度监测。对于急性呼吸窘迫综合征（ARDS）者，BAL 时，应在吸入氧浓度＞或等于 0.5，以机械通气 PEEP 5 cmH_2O 支持下，进行 BAL。

四、临床应用

（一）引导气管插管

临床上，对于呼吸衰竭，肺性脑病及呼吸心脏骤停等患者，可通过纤维支气管镜引导下气管插管从而有利于建立人工气道，进行机械通气。

1. 主要适应证

（1）急性呼吸衰竭患者，经合理氧疗后，PaO_2 不能达到 8 kPa（60 mmHg）者。

（2）慢性呼吸衰竭严重低氧血症或（和）高碳酸血症，经合理氧疗后，PaO_2 不能达到6.67 kPa（50 mmHg），或肺性脑病者。

（3）患者自主呼吸突然停止，需紧急建立人工气道进行机械通气治疗者。

（4）呼吸衰竭患者不能自主清除上呼吸道分泌物、胃内反流物或出血，随时有误吸危险者。

（5）呼吸衰竭患者下呼吸道分泌物多或出血需反复吸引者。

（6）呼吸道损伤、狭窄、阻塞、气管－食管瘘影响正常通气而致呼吸衰竭者。

对意识清醒需经鼻气管插管者，鼻腔滴入麻黄碱液或1：1 000肾上腺素液，然后以 1％丁卡因或 2％利多卡因作喷雾麻醉，意识不清楚者可省去表面麻醉。

2. 插管方法

常用的有以下三种。

（1）将纤维支气管镜插入气管导管内，前端露出，将纤维支气管镜与导管一起经鼻或口腔送达咽喉部，喷麻药，待声门活动减弱后，先将纤维支气管镜插入声门，然后将导管缓慢送入气管内。导管插入深度依患者身高而定，其末端在隆突上 3～4 cm 为宜，一般插入 25～28 cm。

（2）先将导管插入鼻咽部，再将纤维支气管镜经导管内插过鼻腔入声门，最后沿纤维支气管镜送入导管。

（3）将导管套在纤维支气管镜外，置于纤维支气管镜的上端，先将纤维支气管镜插入声门，然后沿纤维支气管镜送入导管至气管。插管后仔细听诊肺部，如双肺呼吸音对称，说明插管位置在气管隆突上方，为正常位置，如一侧呼吸音低，提示插管进入另一侧主支气管，此时可将插管适当外提，至两侧呼吸音一致，即可用胶布固定，充填气囊，进行机械通气。

应该注意，纤维支气管镜与气管导管刺激咽喉与气管，可使交感－肾上腺系统活性增强，儿茶酚胺释放增加，导致心率增快，血压升高，极少数可出现心律失常，但一旦插管成功，应用机械通气后，绝大多数的心率增快、血压升高及心律失常在 1 h 内恢复。对气管插管困难的病例，如需应用全麻或肌松药及镇静药时，应在局麻下进行，待从纤维支气管镜看到声门后方可应用，以免发生意外。经鼻腔气管插管者，若因舌下坠堵住咽部，妨碍声门显露，可用钳将舌向前拉起，即能清楚观察到声门。高血压患者应用血管收缩药应避免使用肾上腺素，可用麻黄碱。插管过程中应注意防止胃内容物反流误吸。

（二）钳取气管或支气管内异物

呼吸道异物主要指喉、气管、支气管异物。按其性质可将异物分为植物性、动物性、矿物性与化学合成品等四类。一般以植物性异物最常见，化学合成品最少。呼吸道异物所在部位，常与异物的大小、形态、轻重，异物吸入时患者体位及解剖学因素有密切关系。一般以右侧支气管为最多，其次为气管或左主支气管。较大而形状不规则的异物易发生嵌顿。据报道，呼吸道异物能自行咳出的不到3%，通过硬质气管镜或纤维支气管镜钳取呼吸道异物是最好的治疗方法。对于硬质气管镜不能窥见的周围气道的异物，尤其是两上肺者，或头颅、下颌和颈椎骨折或畸形而无法进行硬质气管镜检查者，均适应于经纤维支气管镜钳取异物。

麻醉方法同一般纤维支气管镜检查，在儿童，尤其是7岁以下者，要在手术室、全麻下进行。治疗前及治疗时要吸入高浓度氧，并根据异物大小、形状及部位而选用持物钳，如普通活检钳、长颚口持物钳，鼠咬钳，或带金属蓝网的钳子等。插镜途径以口腔为妥，以便钳取大的异物不致卡在鼻腔内。进镜后，如发现异物先露部，不要急于立即取出，应该使镜端接近异物，先吸净周围的分泌物，仔细察看先露部分的形状和位置，及其与管腔之间的空隙情况。邻近黏膜如有肿胀，可用镜端将其轻轻推开，或喷入少许1：1 000的肾上腺素，使其收缩。使纤维支气管镜与气管、支气管保持在同一纵轴上。并使镜腔对准异物中心，然后确定异物钳张开的方向，趁患者吸气，气管、支气管同时扩大之际，迅速将张开的异物钳伸向异物两旁，紧夹其最大径，以免滑脱。如为易碎的异物，须用有孔杯状钳，钳夹的力量要适当，既要平稳，又不能夹碎。对于较大而又易滑脱的异物，如蚕豆等，可采用分块摘取的方法。对于尖锐异物，要防止纤维支气管镜将其挤入肺实质，如潜入气管壁或肺实质，要仔细找到其尾端，轻轻将其牵引至管腔内。如遇金属异物（如大头针、注射针头、气枪子弹等），并位于亚段以下的小支气管内时，可在X线透视下，将活检钳从相应的段或亚段支气管，进入异物处，进行钳取。此时要防止大出血，并作好出血的急救准备。对于部分不能通过支气管镜腔的异物，应将其夹紧后牵引至管口部分，然后将纤维支气管镜、异物钳、异物一并取出。有时异物在被向外钳拉时，常因碰到声带后脱落在口腔内，此时助手应用弯曲的长钳从口腔内取出异物。术后要注意观察有无继发呼吸道及肺部感染和出血，在小儿，尤应注意呼吸道是否通畅，因呼吸道分泌物过多或声带水肿可发生窒息。

（三）治疗大咯血

对于大咯血，应用其他止血措施无效者，可通过纤维支气管镜吸引残留于气管支气管内积血，然后局部给予止血药物，或气囊压迫止血，常可收到较好的止血效果。Tsukamoto 等报告经纤维支气管镜应用凝血酶或纤维蛋白原－凝血酶治疗咯血 33 例，有效率为 80%，并认为经纤维支气管镜注入止血药物是治疗咯血简单、有效，危险性小的方法。

（1）当纤维支气管镜到达出血部位后，注入 4 ℃生理盐水 5 mL，保留 30～60 s 后吸出，连续数次，因冷刺激使血管收缩而止血。

（2）注入 100 U/mL 凝血酶溶液 5～10 mL，或 1∶2 000 肾上腺素溶液 1～2 mL，或去甲肾上腺素 2～4 mg＋生理盐水 10～20 mL 局部滴入。或先给肾上腺素 2 mg（用 2% 利多卡因 1 mL 稀释），在出血明显减少后，用巴曲酶 2 000 U。

（3）Kinoshita 方法：将纤维支气管镜插入出血叶或段支气管，注入 100 U/mL 的凝血酶溶液 5～10 mL，或 2% 纤维蛋白原 5～10 mL，尔后再注入 10 U/mL 的凝血酶原 5～10 mL，保留 5 min，当证明出血停止时，再拔管观察，该法简单，安全有效。因凝血酶能直接作用于血液中的纤维蛋白原，使其转变为纤维蛋白，加速血液凝固而达到止血目的。

（4）气囊套管压迫法：在插入纤维支气管镜后，找到出血支气管，放置 Forgarty 气囊套管（外径 1 mm、顶端气囊最大直径 4～14 mm，充气 0.5～5mL），堵塞出血部位而止血。24 h 后放松气囊，观察数小时无再出血即可拔管。大咯血时经纤维支气管镜加药或气囊压迫止血要求：①术前充分麻醉；②术中操作要轻巧，以免引起咳嗽，使咯血加重；③吸引负压要求能达到 93.3 kPa（700 mmHg），以便迅速有效地清除气管、支气管内积血。

（四）吸引下呼吸道分泌物

应用纤维支气管镜吸引下呼吸道分泌物，是近年用于治疗呼吸系统疾病的一种方法。王昌惠等报道，对气管支气管有分泌物阻塞的呼吸衰竭患者进行分泌物冲洗、吸引，由于分泌物被冲洗、吸出，通气/换气功能明显改善，低氧血症、高碳酸血症得以纠正。由于分泌物引流通畅，亦有利于感染的控制，从而使病情缓解。其近期有效率为100%。对分泌物阻塞呼吸道、肺不张所致急性呼吸衰竭，应用纤维支气管镜吸引下呼吸道分泌物，对于通畅气道、促使肺复张、纠正呼吸衰竭，亦有良好效果。Stevens对重危病房经胸片证实有肺不张的118例患者，经纤维支气管镜吸引下呼吸道分泌物后，80%患者有胸片及临床表现的改善。Vijay报道8例肺不张，用纤维支气管镜吸出黏稠脓性痰，一次处理后，肺不张获得完全复张或部分复张。因此，肺脓肿、支气管扩张、炎症所致肺不张，慢性支气管炎呼吸道分泌物阻塞等患者，若抗感染、吸痰等综合治疗效果不佳，应立即应用纤维支气管镜吸引，清除气管内分泌物，使气道通畅，同时，局部可给予抗菌药物及黏液溶解剂等，可望获得良好效果，从而有利于保持气道通畅，改善通气功能。

检查前，鼻腔滴入1:1 000肾上腺素或麻黄碱使血管收缩，以1%丁卡因作鼻咽部表面麻醉，患者仰卧，将纤维支气管镜插入气管、支气管，应用负压吸引器吸引。分泌物黏稠者，可以生理盐水10~30 mL分次冲洗，使分泌物稀释后再吸引，总量不应超过100 mL。对顽固性低氧血症，血氧饱和度低于90%者，宜在供氧条件下进行吸引，必要时应在机械通气，如高频通气时进行吸引，以免缺氧加重。此外，抽吸分泌物宜在直视下进行，纤维支气管镜的前端要恰好与分泌物接触，不宜直接接触支气管黏膜，否则将引起出血，尤其是支气管黏膜充血、肿胀时更易发生。

（五）支气管局部给予抗菌或抗结核药物

肺脓肿、支气管扩张、慢性支气管炎、肺炎等，经应用抗菌药物等治疗效果不佳时，可考虑经纤维支气管镜局部给予抗菌药物。近年亦有报告经纤维支气管镜局部给予抗结核药物，治疗肺结核、支气管内膜结核，获得较好疗效。经纤维支气管镜局部给药，有利于减少全身用药，亦可作为全身用药的一种辅助手段。

但这种治疗毕竟属于有创，患者要承受一定痛苦，且有引起感染扩散及其他并发症的可能，因此应权衡利弊。仅在全身用药难以奏效，或同时具有其他治疗或诊断适应证需行纤维支气管镜检查时，方可考虑此种治疗。

插入纤维支气管镜后，一般先用生理盐水对感染的肺叶段进行冲洗，然后注入有关的抗菌药物或抗结核药物。抗菌药物的选择可参考细菌培养及药物敏感试验结果，常用药物有氨基糖苷类药物，如庆大霉素、丁胺卡那霉素、妥布霉素，硫酸依替米星等，亦可用喹诺酮类或其他药物。

（六）支气管肺泡灌洗治疗

支气管肺泡灌洗（BAL）可用于治疗肺泡蛋白沉着症，肺含铁血黄素沉着症、特发性肺纤维化及肺泡微结石等。全麻下每次灌 1.5 L，反复灌洗，总量 3～10 L，隔两天再灌对侧。无大咯血、严重心律失常、喉、支气管严重痉挛等严重并发症发生。因此认为，BAL 治疗是一项安全有效的治疗措施。

（七）治疗气道狭窄

对肿瘤、结核等所致气道狭窄，可经纤维支气管镜置放镍钛记忆支架，撑开狭窄的气道。除常规术前用药外，口服可待因 30～90 mg。插入纤维支气管镜，在 X 线监视下，根据纤维支气管镜插入深度进行体表定位，于活检孔注入巴曲酶 2 000 U、2％利多卡因 5 mL，插入导引钢丝，并越过狭窄部位，退出纤维支气管镜。选择镍钛记忆合金支架（NET），于冰水中使其变软，并装入置入器内。患者头部后仰，将置入器沿导引钢丝插入气道狭窄部位，先拔出导引钢丝，然后释放支架，退出置入器，记忆支架遇热膨胀，使狭窄部位气道撑开。再次纤维支气管镜检查支架复型、与气道贴合及气道撑开等情况。术中应进行心电图、血压及血氧饱和度监测。

（八）支气管癌治疗

1. 腔内放疗

原发性支气管癌阻塞主支气管或并发肺不张，或经综合治疗后支气管腔内仍有肿瘤残留，继发性气管腔内新生物，均可经纤维支气管镜置管后装腔内放疗。纤维支气管镜插至病灶处，拔出纤维支气管镜，在电视透视下核对位置后，利用电子计算机制订治疗计划，按计划用后装机沿施源器管传送高能同位素铱或^{137}Cs（铯），用分剂装置以均等的剂量分次传送，每周 1 次，治疗3～6 次。总有效率 80%～90%。

2. 冷冻治疗

不能手术的晚期中央型支气管癌，可经纤维支气管镜进行冷冻治疗。通过纤维支气管镜导入长 70 cm、外径 2 mm 的可曲性冷冻探头（其顶端温度－80 ℃），将冷冻探头置于肿瘤表面或插入肿瘤，以液氮或氧化亚氮作为致冷源，将肿瘤冷却至－30～－70 ℃。在同一或邻近区域作 1～3 次冷冻，持续 1 min，整个过程 10～15 min，一般治疗 2 次，间隔 1～2 周。

3. 激光治疗

支气管癌阻塞气道、手术后复发或失去手术时机者，均可经纤维支气管镜导入激光治疗，有效率可达 80%。插镜后，首先观察肿瘤大小、位置及表面情况，吸去分泌物及表面坏死物质，然后经活检孔插入光导纤维，头端伸出 1 cm，对准照射部位，一般距肿瘤 2～5 mm，脚踏起动激光源开关，每次 1～3 s，激光输出功率 25～40 W。根据肿瘤大小，单次积累照射时间 4～30 min。烧灼程度与功率大小、照射时间及光源距肿瘤距离有关。功率大、照射时间长、光源距离短，则烧灼越明显。一次治疗未成功者，间隔 5～7 d 可再次照射。

4. 纤维支气管镜－高频电刀治疗

此种治疗方法的适应证同激光治疗。除常规术前用药外，口服可待因 30～90 mg。在右侧肩胛下放置用浸泡纱布裹着的辅助电极板，插镜后，先吸去肿瘤表面的分泌物，然后插入高频电刀，使其伸出纤维支气管镜口 0.5～1 cm，以免将其烧坏，将电刀对准肿瘤，按需脚踏"电刀"或"电凝"开关，两者选择其一。小心按压开关指数达 4～5，功率为 30～50 W，直视下对肿瘤组织进行烧灼、切割，再用活检钳取出碎块。电刀烧灼时应由病灶中心向周围扩展，并从上端向下端逐步治疗，以便快速打开一个通道，解除气道梗阻。如气管支气管梗阻不甚严重，直视下可见到病灶下端病变时，电刀烧灼治疗应由下逐步向上。这样可使视野清晰，利于烧灼对于易出血病变，电刀切割烧灼时，使用"电凝"开关。如极少出血或不出血，烧灼时使用"电刀"开关。每次电刀烧灼治疗时间不超过 1 h，间隔时间以 7～10 d 为宜。可有纵隔气肿、气胸、气管支气管瘘及出血等并发症。

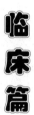

临床篇

第八章

呼吸道感染性疾病

第一节　急性咽炎

急性咽炎是咽黏膜、黏膜下组织及淋巴组织的急性炎症，常为上呼吸道感染的一部分，多由急性鼻炎向下蔓延所致，亦有始发于咽部者。一般不累及整个咽腔，亦可局限于一处。本病常见于秋冬季及冬春之交。

一、发病机制与病理改变

咽痛或咽痒的表现大约占鼻病毒所致急性鼻炎的 50%，在冠状病毒感染时占 20%～70%，副流感病毒感染时占 80%，甲型流感时占 50%。

不同病原体病理机制不同。在实验性鼻病毒感染时，几乎无病毒所致的细胞毒作用，但是实验性及天然的鼻病毒感染时，鼻腔内生成血管舒缓激肽和赖氨酸缓激肽增多，这些炎症介质能潜在性的激活疼痛神经末梢，同时有缓激肽升高的患者出现咽痛的症状，但是其他呼吸病毒如腺病毒及柯萨奇病毒感染能直接侵犯咽部黏膜。

链球菌感染所致的咽炎及扁桃体炎的病理机制尚未完全阐明。无咽炎临床表现者咽部可携带化脓性链球菌。影响局部定植及全身性感染两者平衡的因素包括先天及获得性宿主免疫与口咽腔定植细菌的相互作用。化脓性链球菌产生一些细胞外因子，包括致热的外毒素、溶血素、链激酶、脱氧核糖核酸酶、蛋白酶、透明质酸酶，均是重要致病因素。

病毒性咽炎常见的病理改变是扁桃体及咽黏膜水肿和充血，

腺病毒及 EB 病毒感染常出现炎性渗出物，后者亦有咽部淋巴结增生。黏膜囊泡形成及溃疡常见于单纯疱疹病毒感染及柯萨奇病毒A 感染。

链球菌扁桃体炎、咽炎有典型的显著的咽喉及悬雍垂红斑及水肿，并伴随扁桃体被覆灰黄色渗出物。白喉时在上皮表面形成包含坏死上皮细胞、白细胞及细菌集落的纤维性假膜。

二、临床表现

起病较急，初起时咽部干燥、灼热，继有疼痛，吞咽唾液时咽痛比进食时更为明显。全身症状一般较轻，但因年龄、免疫力以及病毒、细菌毒力之不同而程度不一，可有发热、头痛、食欲不振，四肢酸痛等。如为脓毒性咽炎，则全身及局部症状都比较严重。炎症侵及喉部，则有咳嗽及声嘶。

（一）普通感冒引起的咽炎

普通感冒常有中度至重度咽部不适，并非最主要的症状。典型表现是咽痛、咽痒，严重的咽痛及吞咽痛不是该病的主要表现，而鼻腔充血及咳嗽更为多见。全身症状如发热、畏寒、乏力等不显著。体格检查时咽部正常或仅有轻微充血、水肿。鼻溢液及鼻后分泌物增多较为常见。较少出现咽及扁桃体分泌物和痛性淋巴结肿大。咽部症状常在 3～4 日减轻，大部分患者在 1 周内恢复。

（二）人类免疫缺陷病毒感染

发热咽炎是原发性人类免疫缺陷病毒感染的典型表现，在3～5 周的潜伏期之后，出现发热、咽炎，伴随不同程度乏力、关节痛及嗜睡，一些病例出现非瘙痒性斑丘疹，大约 1 周之后出现淋巴结肿大。有时可见显著的咽充血，黏膜溃疡，但分泌物罕见。

（三）链球菌咽炎

化脓性链球菌感染相关的咽炎严重程度变异较大。较严重病例有显著咽痛、吞咽痛及高热，亦常发生头痛、寒战、腹痛及悬雍垂水肿。查体可发现颈部淋巴结肿大并有压痛。白细胞显著升高超过 $12\times10^9/L$。部分病例感染轻微不易发现。化脓性链球菌感染时产生的致热外毒素亦形成典型的猩红热样皮疹，伴随脱屑，舌质红，突出的舌乳头增大（草莓舌）。非全身性的化脓性链球菌咽炎亦可表现为链球菌中毒休克综合征。

（四）奋森咽峡炎

奋森咽峡炎（Vincent's angina）亦称溃疡膜性咽峡炎，多由口腔奋森氏疏螺旋体及梭状厌氧菌协同感染所致。常发生于口腔卫生较差人群，通常表现为口腔及牙龈的肿痛，伴吞咽困难及口腔恶臭。咽拭子涂片找到梭形杆菌及奋森氏螺旋体即可确诊。应注意口腔卫生避免复发。

（五）路德维希咽峡炎

路德维希咽峡炎（Ludwig's angina）为舌下间隙内弥漫型蜂窝织炎，多由口腔或牙周感染所致，以拔牙后多见。致病微生物包括化脓性链球菌、金黄色葡萄球菌、溶血性链球菌等及口腔厌氧菌，如产黑素拟杆菌及梭状菌属等。临床表现包括寒战、高热、头痛、吞咽困难及逐渐加重的喘鸣，进展迅速，可短期内波及颌下间隙及颈上部。由于咽峡部的水肿及渗出使舌向上、向后移位，咽部变形，有气道梗阻风险。检查可见颈部呈"牛颈"状，扪之硬如木板，局部压痛明显。张口困难，张口时可见舌上移，舌底面暴露于下颌牙上。

（六）流感咽炎

咽痛是一些流感患者的主要表现，通常伴随肌痛、头痛、咳嗽、卡他症状及声嘶等。成人及儿童体温可超过38.3℃，亦常出现咽黏膜水肿及充血，但症状不重。通常在3～4日退热，但有些无合并症者发热持续1周。

（七）咽结合膜热

腺病毒感染所致的咽炎临床表现较普通感冒的咽炎更严重，常伴随肌痛、乏力、头痛、寒战、头晕等，咽痛显著，高热常持续5～6日。体格检查发现咽部充血、炎性渗出，类似于链球菌咽炎。腺病毒感染的特征性表现为结膜炎，常为双侧滤泡性结膜炎，出现于30%～50%的病例。

（八）急性疱疹性咽炎

原发性单纯疱疹病毒感染表现为急性咽炎。轻症病例无法与其他呼吸道病毒感染相区别，重症者炎症和渗出类似于典型的链球菌性咽炎。典型的疱疹感染，上颚出现小水疱及浅溃疡，是与其他病毒感染的鉴别之处。一些病例亦出现颈部淋巴结肿大。若合并牙龈口腔炎则出现唇及颊黏膜水疱或溃疡。急性疱疹性咽炎需与口咽单纯疱疹病毒导致的慢性皮肤黏膜感染相鉴别。慢性感染者通常免疫系统受损，临床表现为小水疱较疼痛的增大、表浅溃疡，持续进展，直至免疫系统恢复正常或给予相应的抗病毒治疗，然而较小的易复发的扁桃体、上颚、舌及颊黏膜等处溃疡更可能是口疮溃疡，病因不明确。口腔较痛的溃疡亦见于白塞病（Behcet′s disease）。

（九）疱疹性咽峡炎

疱疹性咽峡炎由柯萨奇病毒感染所致，出现位于软腭、悬雍垂及扁桃体前的小水疱，皮疹破溃则形成小的白色溃疡。咽部表现较为典型，多见于儿童，伴随高热、显著咽痛及吞咽困难，部分病例出现类似于急性阑尾炎的食欲不振及腹痛。

（十）传染性单核细胞增多症

EB病毒感染者约85％出现渗出性咽炎，伴随发热、颈部淋巴结肿大，亦可出现头痛、持续乏力。颈后及颈前三角淋巴结肿大是较为主要的表现，但腋下及腹股沟淋巴结亦常肿大，约半数病例出现脾脏增大，约5％病例出现多形性皮疹。

（十一）白喉

白喉起病较缓，咽部不适常不显著，伴随低热，特征性的表现是咽及扁桃体被覆白色至深灰色的假膜，紧密黏附在扁桃体及咽部黏膜表面，不易擦拭，强行去掉可引起出血。

（十二）耶尔森菌咽炎

小肠结肠炎耶尔森菌可导致渗出性咽炎，与进食被污染的食物及水有关，成人常不伴随在儿童病例常见的小肠结肠炎。临床表现为发热、显著的颈部淋巴结肿大、腹痛，伴或不伴腹泻。耶尔森菌咽炎的急性暴发性病例病死率较高，因此早期诊断较为重要。

三、诊断

急性咽炎诊断的主要目的系将普通病毒感染（占大部分比例）与化脓性链球菌感染进行鉴别，以及确定一些少见的病原体感染。在大多数病例，病原体诊断单凭临床表现较难诊断，出现咽部及扁桃体渗出物、淋巴结肿大、皮疹、眼结膜炎，有助于鉴别诊断，但这些表现并不特异，不足以诊断多数病例。与咽部渗出物相关的病原体有 A、C、G 组链球菌、白喉棒状杆菌、小肠结肠炎耶尔森菌、腺病毒、单纯疱疹病毒、EB 病毒。皮疹提示化脓性链球菌、HIV、EB 病毒等感染的可能。结膜炎提示腺病毒及一些肠道病毒的感染。

应用咽拭子采集标本进行快速病原学检测使得链球菌咽炎的早期病原学确诊成为可能。临床应用的特异性超过 90%，然而由于培养方法不同，其敏感性差异较大。咽拭子培养及快速抗原检测 A 组链球菌阴性患者，其既往病史及流行病学因素有助特异性病原学的诊断。其他家人是否常患流感及普通感冒，发病季节及常见病原体的流行亦是诊断线索。鼻病毒感染在秋季及春季较流行，而冠状病毒在冬季较为流行。夏季患咽结合膜热的患者常在发病前有游泳史，或其家庭成员亦患结膜炎。咽部结构的检查必须彻底，当疑诊白喉时必须检查鼻咽及喉。咽部渗出物诊断在大儿童或成人链球菌感染的意义较 3 岁以下儿童更大。小水疱及溃疡提示单纯疱疹病毒感染或疱疹性咽峡炎。疱疹性咽峡炎的黏膜疹数量较少，局限于上颚，而单纯疱疹病毒感染者黏膜疹数量相对较多，可见于整个口腔黏膜。口腔炎常形成疼痛的黏膜小溃疡，有时易与疱疹病毒感染相混淆，口腔炎易复发，且黏膜疹数量较少，常分布于口腔前面部分。

四、治疗

怀疑链球菌感染时，应用 10 日青霉素，若青霉素过敏者，可选择红霉素。甲型流感感染，在起病 2 日内使用金刚烷胺或金刚烷乙胺能显著缩短症状持续时间，神经氨酸酶抑制剂扎那米韦及奥司他韦亦有类似效果。无环鸟苷及伐昔洛韦、泛昔洛韦、膦甲酸对免疫低下者的溃疡性口咽疱疹病毒感染有效。对症治疗目的是减轻咽部不适及全身症状。复方硼砂加温溶液含漱以及休息、止痛剂、补液对大部分病毒感染有效。布洛芬比对乙酰氨基酚对缓解咽痛更有效。

第二节　鼻咽炎

鼻咽部黏膜、黏膜下和淋巴组织的炎症即为鼻咽炎，分为急性鼻咽炎和慢性鼻咽炎。

一、急性鼻咽炎

急性鼻咽炎是鼻咽部黏膜、黏膜下和淋巴组织的急性炎症，好发于咽扁桃体。本病多为病毒感染，也可由细菌感染引发。在成人与较大儿童多表现为上呼吸道感染的前驱症状，也可继发于急性鼻炎或鼻窦炎。

（一）病因

致病菌主要为乙型溶血性链球菌、葡萄球菌，亦可见病毒与细菌混合感染病例。受凉、劳累等因素致使机体抵抗力下降是其诱因。

（二）临床表现

1. 症状与体征

常有发热、畏寒等上呼吸道感染症状，多呈自限性。同时可伴有鼻塞、咽痛、鼻咽部干燥和灼热感等症状。颈部淋巴结肿大并有压痛。炎症如累及咽鼓管，可并发急性中耳炎，伴有不同程度的耳痛、耳闷胀感以及听力减退。

2. 检查

电子鼻咽喉镜检查见鼻咽部黏膜弥漫性充血肿胀，黏（脓）性分泌物增多，并可流入口咽部，附着于咽后壁。儿童常伴有腺样体组织充血肿大，表面附着炎性渗出物。

（三）诊断

成人和较大儿童，由于局部症状明显，检查配合，在间接鼻咽镜及纤维鼻咽镜下较易看清鼻咽部病变情况，故诊断不难，而在婴幼儿，多表现为较重的全身症状，早期易误诊为急性传染病及其他疾病，待局部症状明显时才考虑到此病。故婴幼儿出现鼻塞、流鼻涕且伴有发热等全身症状时，应考虑到本病的可能。颈部淋巴结肿大和压痛有助于诊断。

（四）并发症

可引起上、下呼吸道的急性炎症、咽后壁脓肿及中耳炎症。在婴幼儿可并发肾脏疾病。

（五）鉴别诊断

需与流行性感冒、急性鼻窦炎、急性咽炎以及麻疹、猩红热、百日咳等呼吸道急性传染病等鉴别。

（六）治疗

全身及局部治疗。

（1）根据药敏试验结果选用相应抗生素或选用广谱抗生素全身应用，对病情严重者，须采取静脉给药途径，足程足量，适当应用糖皮质激素，以及时控制病情，防止并发症的发生。另外支持疗法的应用：如婴幼儿须卧床休息，供给新鲜果汁和温热饮料、补充维生素以及退热剂的应用等。

（2）局部治疗多用 0.5％～1％麻黄碱或 0.05％羟甲唑啉及 3％链霉素滴鼻剂或其他抗生素滴鼻剂滴鼻，以便使鼻部分泌物易于排出，使鼻塞症状改善，抗生素药液易流到鼻咽部，达到治疗目的。另外局部涂以 10％弱蛋白银软膏亦可减轻症状。如本病反复发作，在已控制炎症的基础上可考虑行腺样体切除术。

二、慢性鼻咽炎

慢性鼻咽炎是一种病程发展缓慢的慢性炎症，常与邻近器官或全身的疾病并存。急性鼻咽炎反复发作或治疗不当，鼻腔及鼻窦炎症时分泌物刺激，鼻中隔偏曲，干燥及多粉尘的环境，内分泌功能紊乱，胃肠功能失调，饮食无节制等因素，均可能为其诱因，而腺样体残留或潴留脓肿、咽囊炎等可能使鼻咽部长期受到刺激而引起炎症。慢性鼻咽炎与很多原因不明的疾病和症状有密切关系：如头痛、眩晕、咽异物感、变应性鼻炎、风湿性心脏病及关节炎、长期低热、牙槽溢脓、口臭及嗅觉消失等。当慢性鼻咽炎治愈后，这些久治不愈的疾病或症状，有时也可获得痊愈或有明显改善。

（一）临床表现

1. 症状与体征

主要症状为鼻咽部干燥、不适感，有黏稠分泌物不易咳出，表现为经常清嗓、咳嗽、吸痰，多伴有恶心和作呕，严重者有声嘶、咽痛、头痛、头晕、乏力、消化不良、低热等局部或全身症状。可伴下颌下淋巴结肿大、压痛。

2. 检查

电子鼻咽喉镜检查见鼻咽部黏膜慢性充血、增生、肥厚，覆以黏稠分泌物或干痂，并可见咽侧索红肿，咽后壁淋巴滤泡增生，有黏（脓）性分泌物自鼻咽部流下。

（二）诊断

因病程发展很慢，可长期存在而不被察觉，一般的检查方法难以确诊，而电子纤维鼻咽镜检查不难确诊。Horiguti（1966）建议用蘸有1%氯化锌液的棉签涂软腭的背面或鼻咽各壁，慢性鼻咽炎患者在涂抹时或涂抹后局部有剧烈的疼痛，并有少量出血，或可提示较固定的放射性头痛的部位，也可确诊。如软腭背面的疼痛向前额部放射；鼻咽后壁的疼痛向枕部放射；鼻咽顶部的疼痛向顶部放射；下鼻道后外侧壁的疼痛向颞部放射。

（三）鉴别诊断

可与咽囊炎（鼻咽脓肿）相鉴别，后者鼻内镜检查可见咽囊开口，部分患者可有脓性分泌物。

（四）治疗

找出致病原因，予以病因治疗，而加强锻炼，增加营养，多饮水，提高机体抵抗力更为重要。局部可用1％氯化锌液涂擦，每日1次，连续2～3周。应用5％～10％硝酸银涂抹鼻咽部，每周2～3次。还可使用3％链霉素滴鼻剂和油剂（如复方薄荷油滴鼻剂、清鱼肝油等）滴鼻，且可应用微波及超短波电疗等物理疗法，以改善其症状。

第三节　急性喉炎

急性喉炎是指以声门区为主的喉黏膜的急性弥漫性卡他性炎症，亦称急性卡他性喉炎，是成人呼吸道常见的急性感染性疾病之一。急性喉炎可单独发生，也可继发于急性鼻炎和急性咽炎，是上呼吸道感染的一部分，或继发于急性传染病。男性发病率较高，多发于冬、春季。

一、病因与病理改变

（一）病因

1. 感染

感染为其主要病因，多发于伤风感冒后，在病毒感染的基础上继发细菌感染。常见感染的细菌有金黄色葡萄球菌、溶血性链球菌、肺炎双球菌、卡他莫拉菌、流感杆菌等。Schalen（1993）报道成人急性喉炎分泌物培养卡他莫拉菌阳性率为50％～55％，嗜血流感杆菌阳性率为8％～15％。

2. 有害气体

吸入有害气体（如氯气、氨、硫酸、硝酸、二氧化硫、一氧化氮等）及过多的生产性粉尘，可引起喉部黏膜的急性炎症。有作者报道空气中灰尘、二氧化硫、一氧化氮浓度高的地区急性喉炎发病率明显升高。

3.职业因素

如使用嗓音较多的教师、演员、售货员等，发声不当或用嗓过度时，发病率常较高。

4.喉创伤

如异物或器械损伤喉部黏膜，亦可继发急性喉炎。

5.其他

烟酒过多、受凉、疲劳致机体抵抗力降低易诱发急性喉炎。空气湿度突然变化，室内干热也为诱因。

（二）病理改变

初起为喉黏膜急性弥漫性充血，有多形核白细胞及淋巴细胞浸润，组织内渗出液积聚形成水肿。炎症继续发展，渗出液可变成脓性分泌物或成假膜附着。上皮若有损伤和脱落，也可形成溃疡。炎症若未得到及时控制，则有圆形细胞浸润，逐渐形成纤维变性。有时病变范围深入，甚至可达喉内肌层，也可向气管蔓延。

二、临床表现

（一）声嘶

声嘶是急性喉炎的主要症状，多突然发病，轻者发声时音质失去圆润和清亮，音调变低、变粗。重者发声嘶哑，甚至仅能耳语或完全失声。

（二）喉痛

患者喉部及气管前有轻微疼痛，发声时喉痛加重，感觉喉部不适、干燥、异物感。

（三）喉分泌物增多

常有咳嗽，起初干咳无痰，呈痉挛性，咳嗽时喉痛，常在夜间咳嗽加剧。稍晚则有黏脓性分泌物，因较稠厚，常不易咳出，黏附于声带表面而加重声嘶。

（四）全身症状

一般成人全身症状较轻，小儿较重。重者可有畏寒、发热、疲倦、食欲不振等症状。

（五）鼻部、咽部的炎性症状

因急性喉炎多为急性鼻炎或急性咽炎的下行感染，故常有鼻部、咽部的相应症状。

三、辅助检查

喉镜检查可见喉黏膜的表现随炎症发展于不同时期而异，其特点为双侧对称，呈弥漫性。黏膜红肿常首先出现在会厌及声带，逐渐发展至室带及声门下腔，但以声带及杓会厌襞显著。早期声带表面呈淡红色，有充血的毛细血管，逐渐变成暗红色，边缘圆钝成梭形，声门下黏膜明显红肿时，托衬于声带之下，可呈双重声带样。发声时声门闭合不全，偶见喉黏膜有散在浅表性小溃疡，黏膜下瘀斑。喉黏膜早期干燥，稍晚有黏液或黏液脓性分泌物附着于声带表面时声嘶较重，分泌物咳出后声嘶减轻。鼻、咽部也常有急性炎症的相应表现。

四、鉴别诊断

根据临床表现及辅助检查，可初步诊断，但应与以下疾病鉴别。

（一）喉结核

多继发于较严重的活动性肺结核或其他器官结核。病变多发生于覆有复层鳞状上皮处的喉黏膜，如喉的后部（杓间区、杓状软骨处），以及声带、室带、会厌等处。喉结核早期，喉部有刺激、灼热、干燥感等。声嘶是其主要症状，初起时轻，逐渐加重，晚期可完全失声。常有喉痛，吞咽时加重，当喉软骨膜受累时喉痛尤为剧烈。

（二）麻疹喉炎

由麻疹病毒引起，其病情发展与麻疹病程相符。在出疹高峰伴有明显声嘶、咳嗽或犬吠样咳嗽声，随着皮疹消退迅速好转，较少发生喉梗阻。继发细菌感染引起的喉炎，往往病情较重，可能导致喉梗阻。幼儿麻疹病情较重者，大都有轻度喉炎，几乎是麻疹的症状之一。麻疹并发急性喉炎或急性喉气管支气管炎的发病率各地报道不一，约 0.88％～18.5％。麻疹喉炎以疹后期为多（55％），出疹期次之（42.5％），前驱期最少（2.5％）。男性多于女性。多见于 2 岁以下的婴幼儿（31.6％～63.3％），5 岁以内者约 77.5％～95％。麻疹喉炎出现喉梗阻者，可按急性喉炎治疗，首先控制继发性感染，同时予糖皮质激素，如病情无改善，仍表现较重的呼吸困难，可进行气管切开术。注意有无膜性喉气管支气管炎，不可忽视下呼吸道的梗阻。

五、治疗

（1）及早使用足量广谱抗生素，充血肿胀显著者加用糖皮质激素。

（2）给氧、解痉、化痰，保持呼吸道通畅：可用水氧超声雾化吸入或经鼻给氧。早期黏膜干燥时，加入薄荷、复方安息香酊等。0.04％地氯喹铵（商品名有达芬拉露）气雾剂喷雾。

（3）声带休息：不发音或少发音。

（4）护理和全身支持疗法：随时调节室内温度和湿度，保持室内空气流通，多饮热水，注意大便通畅，禁烟、酒等。

第四节　急性气管－支气管炎

急性气管－支气管炎是由生物性或非生物性致病因素引起的气管－支气管黏膜急性炎症，简称"急性支气管炎"。急性支气管炎为一独立的病症，与慢性支气管炎不存在内在联系，亦非病程上的区分。可由急性上呼吸道感染蔓延而来，是急性咳嗽最常见的病因之一。好发于寒冷季节或气候突变时，其主要临床表现为咳嗽，伴或不伴黏液痰，胸片显示无明显异常。急性支气管炎是种自限性疾病，咳嗽、咳痰不超过 3 周，持续 3 周以上者则需考虑其他疾病。

一、病因

（一）生物因素

急性支气管炎多由病毒、细菌等微生物直接感染，也可由急性上呼吸道感染的病毒、细菌蔓延所致。病毒感染是主要病因，由于病毒培养和血清学测定并不作为常规检查项目，故很难鉴别患者感染的病毒类型。常见有流感病毒（A、B）、副流感病毒、呼吸道合胞病毒、变异冠状病毒、腺病毒、柯萨奇病毒 A21、鼻病毒等。呼吸道合胞病毒是婴幼儿时期最常见的下呼吸道感染病毒，其次为细菌感染。常见细菌有肺炎链球菌、流感嗜血杆菌、卡他莫拉菌、铜绿假单胞菌、大肠杆菌、金黄色葡萄球菌、沙门菌属、百日咳杆菌和白喉杆菌等。前三种细菌可在正常成人的上呼吸道中生长而不致病，急性单纯性支气管炎患者痰培养中仅提示为菌群定居，而并无急性感染征兆，考虑其在咳嗽急性加重以及痰液分泌机制中发挥一定作用。此外，肺炎支原体、衣原体、真菌也是本病的病原体。在社区暴发流行时，有资料提示，有 36％可能为病毒和非典型病原体混合感染所致。

（二）理化因素

气温骤变、吸入冷空气、刺激性气雾（强酸、氨气、氯气、硫化氢、二氧化硫、溴化物、某些挥发性溶剂等）、矿植物粉尘、环境刺激物（臭氧、二氧化氮、香烟、烟雾等）刺激气管－支气管黏膜，并造成急性损伤。

（三）变态反应

吸入变应原（花粉、尘螨、真菌孢子等），或对细菌蛋白质过敏，可引起急性支气管炎症反应。

二、病因机制与病理变化

急性单纯性支气管炎产生的咳嗽可能是多种因素的，在急性病毒性呼吸道感染后正常个体可出现短暂的气道阻塞和气道高反应性，第一秒用力呼气容积（FEV_1）可逆性下降。M 型或 C 型肺炎链球菌感染时，FEV_1 下降更显著，可逆性程度更高。气道阻塞和高反应性症状多在 6 周内缓解。咳嗽的具体诱发机制尚未明确。以下机制与咳嗽发生有关，在急性下呼吸道感染中，其可单独或联合存在。病毒感染导致大量促炎症介质，如趋化因子、细胞因子、组胺、缓激肽、前列腺素的释放，这些炎性介质进而引起气管－支气管黏膜充血、水肿、分泌物增加，以及气道黏膜损伤、上皮细胞破坏、神经末梢暴露、咳嗽的阈值降低，这些因素最后导致黏膜下咳嗽感受器直接或间接受到刺激，咳嗽敏感性增加。另外，由于气道上皮细胞受损，神经内肽酶合成减少，神经肽类降解减少，P 物质等神经肽的生物效应进一步增强。少数患者还可出现一过性气道高反应性以及支气管痉挛。

病理改变主要表现为黏膜下层水肿，淋巴细胞和中性粒细胞浸润。病变一般仅限于气管、主支气管和肺叶支气管黏膜，严重者可蔓延至细支气管和肺泡，引起微血管坏死和出血。损伤严重者黏膜纤毛功能降低，纤毛上皮细胞损伤、脱落。炎症消退后，气管－支气管黏膜的结构和功能多能恢复正常。

三、临床表现

（一）症状

起病较急，往往先有上呼吸道感染症状，如鼻塞、流涕、咽痛、声音嘶哑等。全身症状一般较轻，可有发热，38 ℃左右，多于 3～5 天降至正常。在成人，流感病毒、腺病毒、肺炎支原体感染时低热、畏寒、乏力、头痛等全身中毒症状比较明显。炎症累及支气管黏膜时出现咳嗽、咳痰。咳嗽是急性支气管炎的主要表现，有研究显示：发病 2 天内咳嗽发生率可达 75%，14 天达

25％。中重度咳嗽占44％，极重度者占8％。初期表现为刺激性干咳或少量黏液性痰，量少，不易咳出。3～4天后，鼻咽部症状减轻，咳嗽转为突出症状，可为阵发性或持续性，剧咳时可伴恶心、呕吐、胸腹肌疼痛、胸骨后疼痛，且呼吸、咳嗽时加剧多提示气管受累。受凉、吸入冷空气、晨起入睡或体力劳动时咳嗽加剧。随病程进展，黏液痰可转为黏液脓性或脓性，偶有痰中带血。支气管痉挛时，可有程度不等气促、喘鸣伴胸骨后紧缩感。一般无合并慢性肺部疾病患者较少出现呼吸困难、发绀等。急性支气管炎为一种自限性疾病，全身症状可在4～5天内消失，但咳嗽、咳痰一般持续2～3周，如迁延不愈，可演变为慢性支气管炎。急性支气管炎的严重并发症较为少见，仅有极少患者会发生肺炎。偶尔剧烈咳嗽可造成肋骨骨折，有时会发生晕厥、呕吐、尿失禁等。

（二）体征

胸部体检时两肺可闻及散在湿啰音，部位多不固定。咳嗽后消失。支气管痉挛时可闻及哮鸣音。

四、辅助检查

（一）血常规检查

病毒感染时，白细胞计数正常或偏低，细胞分类可见淋巴细胞比例升高，异常淋巴细胞的出现常是各种病毒感染的表现。细菌感染时，白细胞总数和中性粒细胞比例升高。嗜酸性粒细胞计数增高，多提示支气管过敏性疾病。

（二）特殊检查

病原体的分离培养具有十分重要的诊断价值，细菌、支原体、衣原体培养可发现相应的致病病原体。病毒感染时，痰涂片或培养均检测不到病原体。相应的抗原、抗体检测也可作为病原体分离培养的必要补充。

（三）影像学检查

胸部X线检查大多表现正常或仅有肺纹理增粗。

（四）肺功能检查

急性病毒性呼吸道感染后可出现短暂的气道阻塞和支气管高反应性，FEV_1 可逆性下降＞15％。M 型或 C 型肺炎链球菌感染时 FEV_1 下降更显著，可逆性程度更高。气道阻塞和高反应性症状多可在 6 周内缓解。

五、诊断

急性支气管炎的诊断并不困难，根据突发咳嗽，伴或不伴咳痰等急性病史以及两肺散在湿啰音等体征，且排除了肺炎、普通感冒、急性哮喘以及慢性支气管炎的急性发作等。结合血清学检查和 X 线胸片，可作出临床诊断，痰涂片或痰培养以及相应抗原抗体检测可确定致病病原体。特殊的流行病学资料对急性气管炎的诊断也有重要意义。百日咳或严重阵发性咳嗽有典型的哮鸣音或咳后伴发剧烈呕吐多提示百日咳杆菌感染。同样，在特殊人群（如军人、学生）中出现流行性大暴发可能提示 M 型或 C 型肺炎球菌感染。

六、鉴别诊断

本病需与下列疾病相鉴别。

（一）流行性感冒

二者症状相似，但流感常有明显的流行性发病，起病急骤，存在全身中毒症状如全身酸痛、头痛、乏力、眼结膜炎症明显而呼吸道局部症状较轻，根据病毒分离、免疫血清学染色检查、补体结合试验可鉴别。

（二）急性上呼吸道感染

潜伏期 1～3 天，症状以喉部灼热感、鼻塞、流涕、打喷嚏等鼻咽部症状为主，而咳嗽、咳痰症状较轻，肺部无异常体征。

（三）肺炎

二者鉴别诊断很重要。肺炎为非自限性疾病。常见症状为咳嗽、咳痰，或原有呼吸道症状加重，并出现脓性痰或血痰，伴或不伴胸痛，大多数患者有发热症状。早期肺部体征无明显异常，肺实变时有典型的体征。胸部有固定性、局限性湿性啰音。ACCP《咳嗽的诊断与治疗指南》中指出，以下检查结果阳性者可支持肺炎的诊断：①心率＞100 次/分。②呼吸频率＞24 次/分。③体温＞38 ℃。④胸片提示有局部实变影，听诊羊鸣音、支气管呼吸音或触诊语颤增强。有无脓性痰并不是两者主要的鉴别依据。此外，尚无特异性血清标记物可作为确诊肺炎的金标准。

（四）咳嗽变异型哮喘

咳嗽变异型哮喘是一种特殊类型的哮喘，常有过敏史，呈发作性发病，咳嗽是其唯一或主要临床表现，通常咳嗽比较剧烈，以痉挛性、阵发性、刺激性干咳为主，夜间刺激性咳嗽为其特征。感冒、冷空气、灰尘、油烟等容易诱发或加重。无明显喘息、气促等症状或体征，但有气道高反应性。听诊两肺在深吸气时偶可闻及散在哮鸣音。血或痰涂片嗜酸性粒细胞比例增高，胸片正常。支气管扩张剂、糖皮质激素治疗有效。

（五）其他

许多严重的下呼吸道疾病如支气管肺炎、肺结核、肺脓肿、肺癌和多种急性感染性疾病如麻疹、百日咳等发病时也会有咳嗽咳痰等类似急性支气管炎的症状。应注意询问病史，结合从家庭、社区搜集的流行病学资料，根据每种疾病的特点详加检查，做出鉴别诊断。

七、治疗

有文献显示，许多患者并没有确诊为急性支气管炎，而根据急性咳嗽症状误诊为支气管哮喘、慢性支气管炎急性加重或普通感冒。早期治疗可有效地减少咳嗽发作，且此期患者多对治疗较为敏感。

（一）一般处理

一般患者无需住院治疗，有全身症状时，应注意休息、保暖、多饮水、补充足够能量。有慢性心肺基础疾病者，因流感病毒引起的支气管炎导致严重缺氧或通气不足时，需住院接受呼吸支持和氧疗。确诊或疑诊为百日咳患者应需从起始治疗时隔离 5 天以上。

（二）抗菌药物治疗

临床常见大多数急性支气管炎患者即使无明显抗菌药物使用指征也会给予抗生素治疗，但该病主要为病毒感染，抗生素不宜作为常规治疗。对于病原体未明确者，盲目应用会导致产生耐药菌、二重感染等严重后果。如患者出现发热、脓性痰和重症咳嗽，可依据感染的病原体及药物敏感试验选择抗菌药物。在未得到病原菌阳性结果之前，可选用大环内酯类、β-内酰胺类或喹诺酮类口服抗菌药物。百日咳杆菌、肺炎支原体、衣原体可选红霉素、多西环素等敏感抗菌药物治疗。

（三）对症治疗

主要是止咳化痰，剧烈干咳者可适当应用镇咳剂；支气管痉挛时可用平喘药；发热者可给予解热镇痛剂。

1. 止咳祛痰

咳嗽无痰，可用右美沙芬、喷托维林（咳必清）或可待因。咳嗽有痰而不易咳出，可用盐酸氨溴索、溴己新等口服或雾化吸入帮助祛痰，也还可选用中成药。

2. 支气管扩张剂

支气管痉挛时，可用氨茶碱或 β_2 受体激动剂，如沙丁胺醇、特布他林等。沙丁胺醇可有效缩短咳嗽的持续时间，尤其是伴有气道高反应性、喘息或 $FEV_1 < 80\%$ 正常预计值的患者，但无气道受限时，症状改善并不显著。β_2 受体激动剂并不作为缓解咳嗽症状的常规药。

3. 其他

全身不适及发热为主要症状者应卧床休息、注意保暖、多饮水、服用阿司匹林等解热镇痛类药物。镇咳药（神经激肽受体拮抗剂、GABA 拮抗剂、钾通道开放剂等）在延髓咳嗽中枢发生作用，可短期缓解咳嗽症状。目前尚无资料证明抗组胺剂及减充血剂对急性支气管炎有效。

第五节　慢性支气管炎

慢性支气管炎（简称慢支）是由于感染或非感染因素引起的气管、支气管黏膜及其周围组织的慢性非特异性炎症。临床上以咳嗽、咳痰或伴气喘及反复发作的慢性过程为特征。病情若缓慢进展，常并发阻塞性肺气肿，甚至肺动脉高压、肺源性心脏病，是一种严重危害人民健康的常见病，尤以老年人多见。慢性支气管炎的患病率与地区、环境卫生和吸烟等因素有密切关系。北方气候寒冷且干燥，患病率明显高于南方地区。空气污染严重，医疗卫生、住房条件差的地区患病率高。冬春季节，气候骤然变化是慢性支气管炎急性发作的重要因素。如果慢性支气管炎不能积极有效地治疗，迁延不愈或反复发作，可导致阻塞性肺气肿，甚至肺源性心脏病等并发症的发生，使患者生活质量明显下降，是一种严重危害人民健康的常见疾病。

一、临床表现

（一）症状

慢性支气管炎大多起病较慢，病程较长，反复发作，进行性加重。一般冬季加重，夏季缓解，在劳累、感冒后急性发作或加重。主要临床表现有咳嗽、咳痰、气喘三大症状。

1. 咳嗽

支气管黏膜充血、水肿或分泌物积聚于支气管腔内均可引起咳嗽。咳嗽严重程度视病情而定，发病早期多在清晨起床时咳嗽，伴少量黏痰。随着病情的发展，咳嗽以晨起和夜间临睡时较重，白天较轻。

2. 咳痰

由于夜间睡眠后管腔内蓄积痰液，加以副交感神经相对兴奋，支气管分泌物增多，因此起床后或体位变动引起刺激排痰。常以清晨排痰较多，痰液一般为白色黏液状或浆液泡沫状，有时可痰中带血，合并细菌感染时则变为黏液脓性，随着病情发展，咳嗽、咳痰逐渐加重。

3. 气喘

部分患者由于支气管痉挛而出现喘息，常伴有哮鸣音。反复发作数年，并发阻塞性肺气肿时，可伴有轻重程度不等的气喘，先有劳动或活动后气喘，随着病情加重，患者甚至在平静状态下也感到气喘。

（二）体征

早期可无任何异常体征。急性发作期可有散在的干、湿性啰音，多在背部及肺底部，咳嗽后可减少或消失。啰音的多少及部位不定。喘息型慢性支气管炎患者可以听到哮鸣音及呼气延长，而且不易完全消失。当并发肺气肿时，出现胸廓形态异常，包括胸部过度膨胀、前后径增大，即"桶状胸"，肺部叩诊呈过清音，听诊两肺呼吸音常减低。

二、辅助检查

（一）血常规检查

慢性支气管炎患者缓解期阶段，血检白细胞数一般无变化；急性发作期或并发肺部急性感染时，血白细胞数及中性粒细胞数增多，喘息型者则见嗜酸性粒细胞增多，但老年人由于免疫力降低，白细胞检查可正常；痰液检查于急性发作期阶段，中性粒细胞可增多，喘息型常见有较多的嗜酸性粒细胞；痰涂片或培养可找到引起炎症发作的致病菌。

（二）特殊检查

1. X线检查

早期常无异常改变；反复发作时可见肺纹理粗乱，严重时可呈网状、条索状、斑点状阴影；如并发肺气肿者则双肺透亮度增加，横膈低位以及肋间隙增宽等表现。

2. 支纤镜检查

慢性支气管炎患者一般可见支气管黏膜增厚、充血、水肿等炎性改变，可取分泌物送检涂片或培养检查，以确定有无细菌感染。

3. 免疫学检查

慢性支气管炎患者表现为细胞免疫功能低下，尤见于老年患者。由于支气管黏膜受损，分泌型 IgA（SIgA）水平下降，故痰中 SIgA 可明显减少。

4. 自主神经功能检查

慢性支气管炎患者往往表现自主神经功能紊乱，以副交感神经功能亢进为主。

5. 肺功能检查

慢性支气管炎患者早期多无明显异常，但也有部分患者表现为小气道阻塞征象，如频率依赖性肺顺应性降低；75％肺活量最大呼气流速（V_{75}）、50％肺活量最大呼气流速（V_{50}）、25％肺活量最大呼气流速（V_{25}）、最大呼气后期流速（$FEF_{75\sim85}$）等均见明显降低；闭合气量（CV）可增加。

6. 动脉血气分析

早期无明显变化。长期反复发作的慢性支气管炎或并发阻塞性肺气肿的患者，也可有轻度的低氧血症表现。

三、诊断

慢性支气管炎的诊断是通过疾病的临床表现，结合各种理化检查提供的医学数据进行的。根据患者具有咳嗽、咳痰或伴有喘息，每年发病持续 3 个月，连续 2 年或以上，并排除其他心、肺疾患（如肺结核、肺尘埃沉着症、哮喘、支气管扩张、肺癌、心脏病、心力衰竭等）时，可作出诊断。如每年发病持续不足 3 个月，临床表现不典型，难以与其他疾病鉴别时，建议进行胸部 X 线、肺功能等检查以明确诊断。

（一）临床分型

根据慢性支气管炎的临床表现，将其分为两种类型。

1. 单纯型慢性支气管炎

晨起反复的咳嗽、咳痰发作，多为黏液性痰，常无明显的气喘表现。

2. 喘息型慢性支气管炎

除有咳嗽、咳痰等症状外，还伴有明显的喘息，有哮鸣音，喘息在阵咳时加剧，睡眠时明显。

（二）分期

慢性支气管炎根据其病程经过可分为三期。

1. 急性发作期

急性发作期指1周内出现脓性或黏液脓性痰，痰量明显增加，或伴有发热等各种炎症表现，或1周内咳、痰或喘任何一项症状显著加剧。

2. 慢性迁延期

慢性迁延期指有不同程度的咳、痰、喘症状，迁延至1个月以上者。

3. 临床缓解期

经治疗或自然缓解，症状基本消失或偶有轻微咳嗽和少量痰液，保持2个月以上者。

四、鉴别诊断

（一）肺结核

咳嗽、咯痰无季节性，常随病灶破溃程度及病灶周围炎而加重，往往有低热、盗汗、消瘦和食欲不振等结核中毒症状，血沉增高，结核菌素试验为强阳性，X线胸片及查痰找结核菌能明确诊断。

（二）支气管肺癌

支气管肺癌多发生于40岁以上，特别是有多年吸烟史者，咳嗽常呈刺激性，或有少量痰，且痰中多带血，血清唾液酸增高，癌胚抗原（CEA）阳性，X线检查、痰脱落细胞检查、纤维支气管镜检查及CT检查等可以确诊。

（三）支气管扩张症

支气管扩张症亦有慢性反复性咳嗽，但常伴有大量脓性痰和反复咯血，胸部听诊多在肺的中下部闻及固定性湿啰音，以单侧为多，并可见杵状指，胸部 X 线检查见肺纹理粗乱或呈卷发状，支气管造影可获诊断。

（四）支气管哮喘与喘息型慢性支气管炎

临床上有时颇难鉴别，支气管哮喘常有明显的个人及家族过敏史，以发作性哮喘为特征，多有一定的季节性，以秋季发病居多，血中常有 IgE 升高，发作时两肺满布哮鸣音，应用支气管扩张剂能见效，缓解后可毫无症状和体征，这均有助于两者的鉴别。

五、治疗

（一）药物治疗

1. 治疗原则

针对疾病的病因、发病机制及发病的时间性等特点，采取预防和治疗相结合的措施。在急性发作期和慢性迁延期以控制感染和祛痰、镇咳为主，如有气喘症状，同时给予解痉平喘治疗。在缓解期，应加强锻炼，增强体质，通过增加机体的抵抗力，预防复发。要自觉戒烟，避免各种诱发因素。感染是慢性支气管炎发生、发展的重要因素。实验研究证明，凡是引起感冒的病毒都可引起慢性支气管炎的复发和急性加重。这是因为病毒感染能降低呼吸道黏膜的防御能力，从而引起细菌的继发感染。病毒和细菌的重复感染是造成慢性支气管炎病情加重的基本原因。因此，慢性支气管炎患者一定要预防感冒，减少病情急性发作，以延缓并发症的出现。

2. 急性发作期的治疗

（1）控制感染：根据痰细菌培养对抗菌药物敏感试验的结果进行抗感染药物的选择，对未能确定病原菌者可采取经验治疗。如果感染较轻，采用口服或肌内注射抗菌药物即可。可选用青霉素80 万 U肌内注射，每天 2～3 次；阿莫西林、氨苄西林或头孢氨苄每天 2～4 g，分 3～4 次口服；或环丙沙星 0.25 g，每天 3 次，氧氟沙星或左旋氧氟沙星 0.2 g，每天 2 次口服。如果感染较重，应采用静脉输液治疗。可选用青霉素每天 800 万 U，氨苄西林每天 6～8 g，环丙沙星、氧氟沙星或阿米卡星每天 0.4 g，头孢唑啉每天 4～6 g 或头孢呋辛每天 4.5 g，稀释后分次静脉滴注。抗感染药物的疗程视病情轻重而定，一般 1～2 周。临床用药应避免频繁换药或长时间使用抗菌药物，以免发生耐药或二重感染。由于慢性支气管炎患者体质差、长期大量应用激素和广谱抗菌药物，常容易合并真菌感染，目前常用的抗真菌药物主要有氟康唑、伊曲康唑等。

（2）镇咳祛痰：在有效抗菌药物治疗的同时配合祛痰、镇咳治疗有利于改善症状。临床一般以祛痰为主，以利痰液的排出。常用的药物有溴己新 16 mg，每天 3 次，氨溴索 30 mg，每天 3 次，也可选用中药制剂，如祛痰灵、鲜竹沥等治疗。痰液黏稠不易咳出者，可用0.9％氯化钠注射液、N-乙酰半胱氨酸或氨溴索溶液经雾化器雾化吸入，以湿化气道有利排痰，还可通过拍背等方法协助排痰。以干咳为主的患者可适当应用镇咳药物。

（3）解痉平喘：对伴有喘息症状的患者需选用解痉平喘药物，常用者有抗胆碱药，如异丙托溴铵，每次 40～80 μg；β 受体兴奋药，如沙丁胺醇或特布他林，每次 100～200 μg，通过定量吸入器（MDI），每天 3～4 次吸入；或以特布他林每次 2.5 mg 或丙卡特罗每次 25 μg，每天 2 次口服；茶碱类药物，如氨茶碱，每次 0.1 g，每天 3 次口服，或茶碱控释片，每次 400 mg，每天 1 次口服，或茶碱缓释片，每次 0.1 g，每天 2 次口服。严重者可用氨茶碱每次 0.25 g 稀释后静脉滴注，每天 2 次，亦可配合异丙托溴铵或沙丁胺醇溶液通过雾化器吸入治疗。病情严重的患者可考虑选用糖皮质激素如泼尼松口服或氢化可的松静脉滴注。

（4）气雾湿化治疗：可以稀释气道内的分泌物，有利于排痰。

3. 缓解期的治疗

缓解期由于患者体力已逐渐恢复，应坚持适当的身体锻炼，以提高机体的免疫力。同时避免接触诱发因素，注意天气的变化，尤其应预防感冒的发生，避免因感冒诱发急性发作。可采用气管炎疫苗或卡介苗素等增强免疫功能，一般在发作季节前开始注射。气管炎疫苗每周皮下注射 1 次，剂量自 0.1 mL 开始，每次递增 0.1～0.2 mL，直到 0.5～1 mL 为维持量。或选用卡介苗素每周肌内注射 3 次，每次 1 mL，连用 3 个月。对于慢性支气管炎病情比较重的患者，即使在缓解期，咳嗽、咳痰、气喘的症状依然存在，所以仍需继续服药治疗。

（二）非药物治疗

（1）应为患者提供整洁、舒适的环境，减少不良刺激，保持室内空气新鲜、洁净，维持舒适的室温和湿度，以充分发挥呼吸道的自然防御功能。

（2）指导患者进行有效的咳嗽、排痰咳嗽是人体为排出呼吸道内的异物和分泌物而产生的保护性动作，应指导患者掌握有效咳嗽的正确方法，对于部分咳嗽较困难的患者，嘱其做深呼吸和有效咳嗽，这样有助于气管远端分泌物的排出，并可协助拍背排痰，以利痰咳出，保持呼吸道通畅。应注意保暖，避免尘埃与烟雾等刺激，减少剧烈运动，避免进入空气污染场所。

（3）饮食护理维生素 A 与维生素 C 的缺乏，可使呼吸道防御能力下降，黏膜上皮细胞修复能力减退，加速慢性支气管炎的发生和发展。能量供应不足，使呼吸肌功能减退，易并发肺部感染。对慢性咳嗽者，应给予高蛋白、高维生素、足够热量的饮食，鼓励患者多进食蔬菜与水果，因蔬菜与水果富含维生素 A，而维生素 A 的生理功能是维持气道组织结构及功能的完整，增加气道的抵抗力。蔬菜与水果中维生素 C 的含量也很高，食用后可以增强机体对疾病的抵抗力。注意保持口腔清洁，避免油腻、辛辣等刺激性食物。适量多饮水，因为足够的水分可保证呼吸道的湿润和病变黏膜的修复，利于痰液稀释和排出。

（4）观察病情密切观察咳嗽、咳痰情况，详细记录痰液的色、量、性质等情况，以及正确收集痰标本并及时送检，为诊断治疗提供可靠的依据。

第九章

肺部感染性疾病

第一节　肺炎球菌肺炎

肺炎球菌肺炎是由肺炎球菌引起的急性肺部炎症，是社区获得性细菌性肺炎中最常见的肺炎，约占 50%，在院内感染肺炎中仅占 3%～10%，国外报道普通人群中肺炎球菌肺炎年发病率为 20/10 万，老年人群中发病率高达 280/10 万，国内尚无这方面的流行病学资料。

一、病因与发病机制

肺炎球菌亦称肺炎链球菌和肺炎双球菌，目前多被称为肺炎链球菌。肺炎链球菌为革兰阳性球菌，常寄生于正常人呼吸道，尤其是在冬春季节呼吸道疾病流行期间，带菌率可达 40%～70%。当呼吸道防御功能受到损害或全身抵抗力削弱时，大量细菌进入支气管肺泡，即可导致肺炎。本病多发生于冬春季，发病前常有上呼吸道感染、受寒、饥饿、疲劳、醉酒、吸入有害气体、外科手术、昏迷等诱因。该菌主要由其荚膜多糖致病，细菌侵入肺泡引起充血、水肿和渗出，随炎症渗液经肺泡间孔或呼吸性细支气管向邻近肺组织蔓延，可累及整个肺叶。大叶性肺炎中以肺炎链球菌肺炎最多见，但随着抗菌药物的广泛应用，肺炎链球菌肺炎呈典型的大叶性肺炎者已较少见。典型的大叶性肺炎链球菌肺炎病理改变有充血水肿期、红色肝变期、灰色肝变期和消散期。病变消散后肺组织结构多无损害，一般不遗留纤维化。极个别患者肺泡内纤维蛋白吸收不完全，甚至有成纤维细胞形成，而成为机化性肺炎，在老年人及婴幼儿可表现为支气管肺炎。5%～10%的患者可并发脓胸，细菌入血后尚可形成关节炎、心包炎、心内膜炎、腹膜炎及中耳炎等。少数可发生败血症和休克。抗生素的广泛应用使其引起的化脓性脑膜炎很少见。

二、诊断

（一）临床表现

肺炎球菌肺炎的症状和体征与大多数细菌性肺炎相似，主要表现为全身毒血症状和呼吸系统表现，严重者可有休克、呼吸衰竭等表现。在上呼吸道感染先驱症状出现时即开始使用抗菌药物者及病情非常轻者，临床表现可以不典型。

（1）约半数患者有上呼吸道感染的先驱症状。

（2）全身毒血症状：大多起病数急骤，有畏寒、寒战，继之高热，起病后数小时可达 39～40 ℃，高峰在下午或傍晚，也可呈稽留热。可有全身肌肉酸痛。

（3）呼吸系统症状：起病数小时内即可有明显呼吸道症状，早期为干咳，渐有少量黏痰或脓性黏痰，典型者咳铁锈色痰，咯血少见。大部分病例累及胸膜，有针刺样胸痛，咳嗽及深呼吸时胸痛加重，如累及膈胸膜，疼痛放射至上腹部，易误诊为急腹症。

（4）消化系统表现：少数病例出现恶心、呕吐、腹痛、腹泻等消化道症状。重症患者可出现腹胀和肠胀气。

（5）严重感染可发生周围循环衰竭，甚至起病即表现休克。

（6）急性热病容：典型病例可表现有面颊绯红，鼻翼扇动，皮肤灼热、干燥，口角及鼻周单纯性疱疹。病变广泛者可有呼吸急促、发绀等表现。伴有败血症者，可有皮肤、黏膜出血点。心率加快，累及心肌者可表现心律失常，严重者表现有休克。

（7）肺部体征：典型病例可有肺实变体征及湿性啰音，累及胸膜时可听到胸膜摩擦音，或有胸腔积液体征。

（二）实验室检查

1. 血常规

外周血细胞计数增多，通常为（10～30）×10^9/L，中性粒细胞在 80％以上，呈核左移，可见中毒性颗粒。年老体弱、有慢性基础疾病导致免疫功能低下者，白细胞计数可正常，但中性粒细胞百分比常增高。

2. 痰液检查

痰涂片可见革兰阳性成对的或呈短链排列的球菌，在白细胞内者对诊断意义大。痰中可培养出肺炎球菌，并可进行药物敏感试验，指导临床治疗。必要时可经支气管镜以防污染毛刷或支气管肺泡灌洗采样进行细菌学检查。

3. 血培养

10％～20％的患者合并菌血症，其中部分患者可在血液中培养出致病菌。

4. 血生化检验

病情较重者可出现血清谷丙转氨酶和谷草转氨酶增高，极少数严重患者可出现尿素氮和肌酐增高。

5. 血气分析

肺部病变广泛者可出现动脉血氧分压（PaO_2）降低、二氧化碳分压（$PaCO_2$）正常或降低，可有代谢性酸中毒改变。

6. 胸部 X 线检查

早期仅见纹理增多或淡薄、均匀阴影。典型表现为大叶性、肺段或亚肺段分布的均匀密度增高阴影。近年以肺段性病变多见，若病变累及胸膜时可有胸腔积液。经有效治疗，X 线征 2 周之内迅速消散，但个别病例，尤其是老年患者消散较慢，可达 3 周以上。

三、鉴别诊断

（一）干酪性肺炎

在少数进展迅速的肺结核患者，结核杆菌可导致肺部大量干酪坏死，其临床表现与肺炎链球菌导致的大叶性肺炎相似。但肺结核常有较长一段时间的低热、盗汗，痰中可找到抗酸杆菌，痰培养可有结核杆菌生长，痰结核杆菌 PCR 可扩增出特异性 DNA 片段，结核菌素试验阳性甚至强阳性，但须注意少数重症干酪性肺炎结核菌素试验可阴性。X线检查显示肺结核病灶多在双肺上叶的尖后段及下叶的背段，密度不均，病变下缘可呈"瓦盖样"征象，病灶久不消散，且可形成空洞和肺内播散，而肺炎球菌肺炎经过有效抗菌药物治疗3～5天，体温多能明显下降或恢复正常，肺内病灶也吸收较快。

（二）其他病原体引起的肺炎

葡萄球菌肺炎起病常更加急骤，肺部易形成脓肿，易并发脓胸，外周血白细胞计数多在 $20 \times 10^9/L$ 以上，可高达 $50 \times 10^9/L$。克雷伯杆菌肺炎及其他革兰阴性杆菌肺炎常见于体弱、有慢性基础疾病或免疫功能低下者，多为院内继发感染，病情常较重。痰液、血或胸腔积液中细菌培养阳性是诊断不可缺少的依据。病毒和支原体肺炎一般病情较轻，白细胞无明显增加，临床过程、痰液病原体分离和血液免疫学试验对诊断有重要意义。SARS冠状病毒引起的肺炎病情进展迅速，易发生呼吸衰竭，外周血白细胞常不增高甚至降低，其传染性极强，血清中可检测出相关抗体，结合流行病学可明确诊断。

（三）急性肺脓肿

早期表现与肺炎球菌肺炎相似，但随着病程发展，可咯出大量的脓臭痰。致病菌有金黄色葡萄球菌、克雷伯杆菌及其他革兰阴性杆菌、厌氧菌等，常为混合感染。大量脓痰排出后X线检查可显示脓腔和液平。

（四）肺癌

少数周围型肺癌X线影像颇似肺炎，摄X线胸片时远离胶片的病灶更易呈现类似肺部炎症的表现，CT检查常可显示明确的块影。这类患者无肺炎的全身毒血症状，外周血白细胞计数正常，痰中找到癌细胞可确诊。中心型肺癌可引起阻塞性肺炎，经抗菌药物治疗炎症吸收后，肿瘤病灶可逐步显示清楚。肺癌可有肺门淋巴结肿大、肺不张等表现。年龄在40岁以上，近期在同一部位反复发生肺炎者，要高度警惕中心型肺癌，及时进行痰脱落细胞、支气管镜检查，有利于鉴别诊断。

（五）其他疾病

肺炎表现有胸痛或胸腔积液时，需与肺梗死、结核性渗出性胸膜炎鉴别。肺梗死有静脉血栓形成的基础，咯血较多见，无鼻翼及口周疱疹，心电图可见肺梗死特征性表现，肺部 X 线表现可见楔形密度增高影。结核性胸膜炎血象一般不增高，结核菌素试验阳性，胸腔积液有核细胞分类以单核细胞为主，而肺炎累及胸膜腔，胸腔积液中以多核细胞为主。膈胸膜受累时，需通过 X 线、腹部 B 超及其他相关检查与膈下脓肿、胆囊炎、胰腺炎等鉴别。

五、治疗

（一）对症支持治疗

患者应卧床休息，进食易消化饮食，补充足够热量和蛋白质。高热患者宜用物理降温，必要时可口服少量阿司匹林或其他解热药，同时应注意补充水分，根据病情决定补液的量和种类。除刺激性咳嗽者可给予镇咳药如可待因外，一般不用镇咳药，宜给予祛痰镇咳药如氯化铵、棕色合剂、氨溴索、厄多司坦、鲜竹沥等，必要时生理盐水加糜蛋白酶雾化吸入。老年人或慢性阻塞性肺疾病患者应注意保持呼吸道通畅，必要时配合应用支气管扩张药，缓解支气管痉挛，以利于痰液排出。有缺氧症状者给予鼻导管吸氧。

（二）抗菌药物治疗

只要临床考虑细菌性肺炎诊断，不必等待确诊结果，也不必等待细菌培养结果，即应开始经验性抗菌药物治疗。痰涂片革兰染色查优势菌，可为经验性抗菌治疗提供一定帮助。一般采用抗菌谱主要针对革兰阳性菌的抗生素（如青霉素、林可霉素、克林霉素、红霉素、头孢唑林）与抗菌谱主要针对革兰阴性菌的抗菌药物（如哌拉西林、氨基糖苷类抗生素、第三代头孢菌素、喹诺酮类药等）联合应用。一旦确定为单纯的肺炎球菌肺炎，青霉素仍是首选药。对青霉素过敏者，克林霉素＋左氧氟沙星是非常好的选择。用药途径视病情轻重和有无并发症而定。青霉素一般剂量为 240 万 U/d，分次肌内注射，病情稍重者，可用至（1 000～1 200）万 U/d，分次静脉滴注，静脉滴注时。每次的量尽可能在 1 小时内滴完，以达到有效的血药浓度，但大剂量应用青霉素时注意惊厥的发生。对青霉素过敏者可用红霉素 1.2～1.8 g/d，分次静脉滴注，也可用林可霉素或克林霉素 1.8～2.4 g/d，分次静脉滴注。克林霉素抗菌效果较林可霉素强 4～8 倍。重症者还可用头孢菌素如头孢唑林 4～6 g/d，头孢拉定 4～6 g/d 等静脉滴注，但须注意 8%～15% 的患者对青霉素和头孢类药物有交叉过敏，故对青霉素过敏者应慎用头孢菌素。抗菌药物的疗程一般为 5～7 天，或热退后 3 天可停药。对于有慢性基础疾病者及耐药菌株引起的肺炎，抗菌药物使用时间可酌情延长。

近年来耐青霉素肺炎链球菌株的报道不断增多，且颇受关注，MIC≥0.1～1 mg/L 者为中度耐药，MIC≥2 mg/L 则为高度耐药，不同的地区或国家发生率不同，据报道，我国较低，而南非高达 56%，一般认为，中度耐霉素肺炎链球菌感染者对青霉素或氨苄西林仍有效。高度耐青霉素肺炎链球菌（PRSP）感染者可选用去甲万古霉素 1 600 mg/d，分 2 次静脉滴注，或选用万古霉素 2 000 mg/d，分 2 次静脉滴注，可同时给予利福霉素钠 1 000 mg/d，分 2 次静脉滴注。还可选用利奈唑胺 1 200 mg/d，分 2 次静脉滴注或口服。

（三）并发感染性休克的处理

病情严重，预后较差，应积极抢救治疗，其主要措施如下所述。

1. 补充血容量

一般静脉滴注右旋糖酐-40 和平衡盐液补充血容量，维持收缩压在 12～13.3 kPa（90～100 mmHg）、脉压＞4 kPa（30 mmHg）和适当尿排出量（＞30 mL/h），若有条件监测中心静脉压，维持其在 6～10 cmH_2O 为宜。

2. 血管活性药物的应用

输液中可加入适量的血管活性药物，使收缩压维持在

13.3 kPa（100 mmHg），然后逐渐减量。血管活性药物有缩血管和扩血管两类。近年来以使用血管扩张药为主，收缩压严重下降时联合应用血管收缩药物以升高血压，调节组织灌注。常用药物有多巴胺、间羟胺、酸妥拉明、去甲肾上腺素、山莨菪碱等。具体使用须根据患者病情而定。

3. 控制感染

迅速、积极地控制感染是治疗肺炎并感染性休克的重要环节。抗生素选用原则为有效、强力及联合静脉给药，尽量根据致病菌的药敏试验结果选用抗生素。

4. 糖皮质激素的应用

对病情严重、中毒症状明显或经上述处理血压仍不回升者，在应用强有力抗生素前提下，可给予氢化可的松 100～200 mg 或地塞米松 5～10 mg 静脉滴注，一般在 24 小时内可用氢化可的松 500～600 mg 或相当量的其他糖皮质激素，病情好转迅速停药。

5. 纠正水、电解质和酸碱失衡

治疗过程中应密切监测血气分析结果和电解质变化，如发现酸碱及电解质失衡，应积极纠正。

6. 支持治疗

包括给氧、保暖、保持呼吸道的湿化和通畅，同时应保护心、脑、肾功能，防止多器官功能衰竭。为了提高机体抗菌能力，可给予静脉用人血丙种球蛋白 7.5 g/d，静脉滴注，连用 3～4 天。

（四）其他发症的治疗

并发胸膜炎或脓胸时，应积极抽掉胸腔积液，必要时进行胸腔闭式引流。合并心肌损害及肝损害者可适当给予营养心肌药和保肝药，但更重要的是抗菌治疗，随着肺部感染的控制，中毒性心肌损害、肝损害可迅速恢复正常。病程中出现少量蛋白尿一般不需特殊处理，但选择抗菌药物时应尽可能避免选用有明显肾毒性的药物。

第二节　葡萄球菌肺炎

葡萄球菌肺炎主要由金黄色葡萄球菌引起的肺急性化脓性炎症。病情严重，预后多较凶险，病死率高，细菌耐药率高。发病率近年有所增加，在社区获得性肺炎中约占 2%，在院内感染肺炎中约占 5.9%。

一、病因与发病机制

葡萄球菌为革兰阳性菌，分为金黄色葡萄球菌、表皮葡萄球菌和柠檬色葡萄球菌，致人类感染的主要为金黄色葡萄球菌和凝固酶阴性的表皮葡萄球菌，腐生葡萄球菌虽可致病，但主要导致泌尿道感染。目前医院内感染金黄色葡萄球菌对青霉素 G 耐药率高达 90% 以上，抗甲氧西林金黄色葡萄球菌和抗甲氧西林凝固酶阴性葡萄球菌（MRSA 和 MRSCN）亦在增加。虽表皮葡菌球菌致病性弱，但在院内感染肺炎的致病菌中也占一定比例，不容忽视。金黄色葡萄球菌肺炎分原发（吸入）性与继发（血源）性两类。前者经呼吸道感染，多见于婴幼儿，成年人多发生于体弱、免疫缺陷、呼吸道传染病、糖尿病、肺囊性纤维化以及应用激素、抗癌药物及其他免疫抑制药治疗者。长期应用广谱抗生素所致菌群失调时，耐药金黄色葡萄球菌也可借优势繁殖而致病。血源性葡萄球菌肺炎继发于葡萄球菌菌血症或败血症，由细菌栓子经血循环至肺引起，原发感染常为皮肤疖痈、毛囊炎、骨髓炎、蜂窝织炎及伤口感染，有时非常小的皮肤伤口感染也可导致葡萄球菌肺炎。少数情况下原发灶不明。主要病理变化为化脓性炎症，有单个或多发性脓腔，易形成张力性气囊肿，累及胸膜并发脓胸或脓气胸。

二、诊断

葡萄球菌肺炎的临床表现：临床表现与肺炎球菌肺炎较为相

似。但起病更急，全身中毒症状更重，持续时间更长，更易发生休克。

（一）全身毒血症状

起病急骤，病情发展迅速。寒战、高热，体温高达 39～40 ℃，呈稽留热，大汗淋漓。全身肌肉、关节酸痛，体质衰弱，精神萎靡，重者神志模糊，呼吸和脉搏增快，常并发循环衰竭。

（二）咳嗽、咳痰

吸入性感染者咳粉红色乳样或脓性痰，痰量可较多。血源性感染者咳嗽、咳脓痰少见。

（三）胸痛

因炎症多波及胸膜，故胸痛常见且明显，呈进行性加重，重者胸壁有明显触痛。

（四）呼吸困难

易出现呼吸困难、发绀及顽固性低氧血症。

（五）并发症

易并发感染性休克，可并发心肌损害而发生心功能不全。

（六）肺部体征

早期可无特殊体征，体征较少，常与严重的毒血症状和呼吸道症状不平行。双肺可出现湿啰音，病变融合则出现肺实变体征，脓胸时呈胸腔积液的体征。

三、实验室检查

（一）血常规

白细胞计数增加，常为 $(15～25)\times10^9/L$ 可高达 $50\times10^9/L$，中性粒细胞比例增高，核左移，有中毒性颗粒。较易出现红细胞和血红蛋白下降。

（二）痰液检查

涂片革兰染色可见大量成堆的葡菌球菌和脓细胞，白细胞内发现球菌有诊断意义，痰培养有助诊断，血源性感染者血培养半数可呈阳性。

（三）血清学检查

血清胞壁酸抗体测定对金黄色葡萄球菌感染诊断有辅助意义。

（四）X线检查

早期 X 线表现与临床表现不匹配，临床表现非常明显时，肺部 X 线改变可不明显。原发性感染者早期呈大片絮状、浓淡不匀的阴影，可呈节段或大叶分布，亦有成小叶性浸润，病变短期内变化很大，可在数小时内出现空洞或蜂窝状透亮区，或在阴影周围出现大小不等气囊肿。易出现胸腔积液，并常形成包裹性胸腔积液。血源性感染者常呈两肺多发斑片状或团块状阴影及多发性小的含液气囊肿，病变大小直径为 1～3 cm，有时类似于转移性肺癌。部分病例有胸膜病变之表现。

四、鉴别诊断

（一）肺囊肿并感染

先天性肺囊肿并感染时，肺部的囊状改变可含有液平，类似于血源性金黄色葡萄球菌肺炎，但先天性肺囊肿既往多有反复肺部感染史，全身毒血症状相对较轻，不易引起脓胸，脓痰较多，而血源性葡萄球菌肺炎痰少。肺囊肿并感染血象白细胞计数及中性粒细胞只是一般增高。

（二）干酪样肺炎

干酪样肺炎在干酪物质排出后，在病变区域可形成多发"蚕蚀样"空洞，且中毒症状较重，血白细胞计数也可明显增高，甚至出现类白血病反应，需与葡萄球菌肺炎鉴别。干酪样肺炎痰多呈淡黄色或豆腐渣样，而吸入性葡萄球菌肺炎为黄色脓痰或脓血痰。干酪样肺炎以往常有长期低热、盗汗，有肺结核接触史，病变在肺上叶尖后段及下叶背段，痰中可找到抗酸杆菌，需要抗结核治疗病情才能好转。

（三）其他细菌引起的肺炎

全身毒血症状重，血象白细胞计数在 20×10^9/L 以上，中性粒细胞在 90% 以上者，首先应考虑葡萄球菌肺炎可能，其次再考虑其他细菌引起的肺炎。肺部形成空洞者，以葡萄球菌肺炎多见，其次为克雷伯杆菌等革兰阴性球菌肺炎。双肺出现多发的含液气囊肿为血源性葡萄球菌肺炎的特征性改变，化脓性链球菌肺炎虽然也偶可形成气囊肿，但化脓性链球菌肺炎目前很少见，仅偶作为流行性感冒、水痘、百日咳的合并症出现，而其他细菌引起的肺炎一般无此变化。痰、血及胸腔积液中培养出葡萄球菌是最好的鉴别诊断依据。

（四）肺结核合并感染

在空洞性肺结核基础上合并一般细菌感染，当结核诊断不明确时，需与葡萄球菌肺炎鉴别。但结核多有长期低热、盗汗及咳嗽，并可有反复咯血史，痰中可找到抗酸杆菌。感染控制后，感染病灶可吸收，但结核病变继续存在，需抗结核治疗病情才能进一步得到控制。

五、治疗

（一）抗菌药物治疗

1. 经验性治疗

根据社区感染、院内感染及当地近期药敏资料选择抗菌药物。为减少耐药菌产生，应联合用药。社区感染的葡萄球菌肺炎，可选用青霉素＋苯唑西林（新青霉素Ⅱ）或头孢唑林，对青霉素过敏者，可选用克林霉素＋左氧氟沙星，也可选择利福霉素钠和氨基糖苷类如阿米卡星 $0.4\sim0.8$ g/d 等分次给药，治疗效果不佳时，换用去甲万古霉素或万古霉素等糖肽类抗生素。对于社区感染葡萄球菌肺炎严重病例，为避免 MRSA 感染延误治疗时机，也可直接选用糖肽类抗生素。选用青霉素时，剂量往往大于常规量，（600～2000）万 U/d。

近年来，耐青霉素的菌株增多，院外感染分离的金黄色葡萄球菌株对青霉素的耐药率为 $40\%\sim85\%$，而院内感染分离的金黄色葡萄球菌株耐药率可高达 90% 左右。需要注意的是碳青霉烯类抗生素（如亚胺培南/西拉司丁）虽然具有超广谱抗菌谱和超强抗菌能力，但单独应用时对金黄色葡萄球菌作用并不强，甚至对非耐药菌株作用也不够强，因此，考虑葡萄球菌感染时，不首选此类昂贵的抗生素。

2. 针对性治疗

根据药敏试验结果选择抗菌药物。如为甲氧西林敏感菌株，可选用苯唑西林或氯唑西林，或头孢唑林、头孢噻吩等。若对青霉素和头孢菌素过敏，可选用磷霉素、利福霉素、氟喹诺酮类、氨基糖苷类。如为耐甲氧西林菌株（MRSA），则首选糖肽类抗生素，并根据药敏结果可加用磷霉素、复方磺胺甲噁唑、利福霉素及氟喹诺酮类等。

目前国内应用的糖肽类抗生素有万古霉素和去甲万古霉素，万古霉素，$1\sim2$ g/d，分 2 次静脉滴注，国产去甲万古霉素与万古霉素作用相似，常规 1.6 g/d，分 2 次静脉滴注。糖肽类抗生素可引起发热、皮疹、耳毒性及肾毒性等不良反应，使用应密切注意，有条件者可进行治疗药物监测，安全浓度范围为 20 pg/mL 以下。目前国内应用的万古霉素和去甲万古霉素纯度均较高，不良反应并不多见。亦可选用利奈唑胺 1200 mg/d，分 2 次静脉滴注或口服。抗菌治疗的疗程视病情而定，无并发症者，疗程一般为 $2\sim4$ 周，严重感染或有并发症如脓胸、心内膜炎者需 $4\sim8$ 周或更长，中途往往需要更换抗菌药物，并应注意预防真菌感染。

（二）并发症治疗

并发脓胸时应彻底引流，并且胸膜腔内注射抗菌药物。并发气胸，肺被压缩 $>30\%$ 时需抽气，必要时行闭式引流。并发脑膜炎时需加大苯唑西林或氯唑西林用量，为 12 g/d；由于这两种抗生素透过血-脑屏障较差，严重病例宜选用万古霉素和利福平等。

（三）对症支持治疗

包括给氧、保暖、保持呼吸道的湿化和通畅，同时应保护心、脑、肾功能，防止多器官功能衰竭。对重症患者可给予静脉用人血丙种球蛋白，$200\sim300$ mg/（kg·d），连用 $2\sim3$ 天。对于消耗性贫血者，可输新鲜全血或成分输血。

第三节　流感嗜血杆菌肺炎

一、定义

流感嗜血杆菌肺炎（haemophilus influenzal pneumonia）是由流感嗜血杆菌引起的肺炎，易发生于3岁以下婴幼儿，近年成人发病逐渐增多，发病率仅次于肺炎链球菌肺炎，位居第二位。

二、病因

人群中流感嗜血杆菌的带菌率很高，多寄生于上呼吸道（鼻咽部），为条件致病菌，通常并不致病，在6个月至5岁的婴幼儿和慢性肺部疾病患者中易诱发肺炎，秋冬季节为发病高峰季节，常发生于上呼吸道感染之后。

流感嗜血杆菌肺炎的传染源为本病患者、恢复期患者及带菌者，主要通过呼吸道在人与人之间进行传播。

三、诊断

流感嗜血杆菌肺炎的临床表现及胸部 X 线征象与其他病原体引起的肺炎相似。因此，本病的诊断主要依据流感嗜血杆菌的分离。

（一）病史

（1）常见有慢性肺部疾病的患者或者有基础免疫缺陷的患者。

（2）有上呼吸道感染史。

（二）临床表现

（1）起病前多有上呼吸道感染，有高热、咳嗽、咳脓痰，伴气急、胸痛，偶有肌肉疼痛、关节痛。原有慢性阻塞性肺疾病的患者通常起病较为缓慢，表现为咳嗽、咳痰加重，可出现呼吸困难和发绀。严重患者有呼吸衰竭的临床表现。在免疫功能低下患者多数起病急，临床表现与肺炎链球菌肺炎相似。但本病并发脓胸较肺炎链球菌肺炎多见。75％可出现胸腔积液，少数患者并发脑膜炎、败血症。

（2）体征与一般肺炎相似，有实变时可有轻度叩诊浊音，听诊呼吸音减低，可闻及支气管呼吸音、散在或局限的干湿啰音，偶有胸膜摩擦音。

（3）胸部 X 线检查：3/4 的患者可呈斑片状支气管肺炎表现，1/4 的患者显示肺段或肺叶实变，很少形成脓肿，但可伴有类肺炎样胸腔积液，肺炎吸收后形成肺气囊。

（三）实验室检查

1. 血液检查

白细胞总数大多增高，重症患者白细胞计数可减低。

2. 病原学检查

用痰液或胸腔积液做细菌培养，分离出流感嗜血杆菌可确诊。近年来应用 DNA 探针与外膜蛋白特异性单克隆抗体技术检测流感嗜血杆菌，阳性率与特异性均较高。

四、鉴别诊断

（一）肺炎链球菌肺炎

（1）起病急骤，寒战、高热、咳嗽、咳铁锈色痰。

（2）胸部 X 线表现大叶性，肺段或亚段分布的均匀密度增高阴影。

（3）病原菌检查：痰直接涂片染色，发现典型的革兰染色阳性、带荚膜的双球菌即可初步诊断。痰培养分离出典型的菌落是确诊的主要依据。

（二）军团菌肺炎

（1）典型症状有高热、相对缓脉、肌肉痛、乏力。

（2）肺外表现：恶心、呕吐、腹痛、腹泻、头痛、嗜睡等神经系统症状及肾功能损害。

（3）胸部 X 线表现肺外周的斑片状实质浸润阴影，可多叶受累，少数可有空洞形成。

（4）实验室检查：低钠血症，可有血肌酐、转氨酶及乳酸脱氢酶升高。

（5）抗体测定：血清军团菌抗体滴度升高达 4 倍或 4 倍以上。

（6）病原菌检查：痰培养，分离出军团杆菌，对本病诊断有决定意义。

五、治疗

（一）抗生素治疗

（1）首选头孢噻肟、头孢曲松或其他第二、三代头孢菌素。

（2）次选大环内酯类、环丙沙星、氧氟沙星、左氧氟沙星、亚胺培南或美罗培南。

（3）对青霉素一般不敏感，非产 β-内酰胺酶者经典用药为氨苄西林 6～12 g/d，分 2～3 次静脉滴注；或用阿莫西林 1.5～3 g，分 3 次静脉滴注。

（4）β-内酰胺类药物与 β-内酰胺酶抑制剂的复合制剂，如替卡西林－克拉维酸复合制剂（每次 3.2 g，每日 3～4 次静脉滴注），对 β-内酰胺酶稳定，目前可作为优先选用的药物。

（二）对症治疗

严重患者应卧床休息，高热者给予退热治疗，气急者给予吸氧，加强营养，维持水、电解质平衡。

第四节 铜绿假单胞菌肺炎

铜绿假单胞菌是自然界普遍存在的革兰阴性需氧菌，分布广泛，几乎在任何有水的环境中均可生长，包括土壤、水的表面、植物、食物等。铜绿假单胞菌无芽孢，菌体一端单毛或多毛，有动力，能产生蓝绿色水溶性色素而形成绿色脓液。通过黏附和定植于宿主细胞，局部侵入及全身扩散而感染机体。其感染途径为皮肤、消化道、呼吸道、泌尿生殖道、骨关节、各种检查等。

一、易感因素

由于铜绿假单胞菌是人体的正常菌群之一，很少引起健康人的感染，而多发生于有基础疾病的患儿，包括严重心肺疾病、早产儿、烧伤、中性粒细胞缺乏、原发性免疫缺陷病、支气管扩张症、恶性肿瘤等。接受免疫抑制和长期（至少 7 日以上）广谱抗生素治疗、外科手术和机械通气后的儿童患铜绿假单胞杆菌肺炎的概率增加。故铜绿假单胞菌是院内获得性感染的重要病原菌。最近的研究表明在院内获得性肺炎中铜绿假单胞菌占 21%，是继金黄色葡萄球菌之后的第二位常见病原菌。沙特阿拉伯在 PICU 的一项研究表明，呼吸机相关肺炎中铜绿假单胞菌感染占 56.8%。虽然铜绿假单胞菌是院内获得性感染的常见病原菌，但 1.5% ~ 5% 社区获得性肺炎是铜绿假单胞菌感染引起的。

二、发病机制

铜绿假单胞菌的主要致病物质为铜绿假单胞菌外毒素 A (pseudomonas exotoxin A，PEA) 及内毒素，后者包括脂多糖及原内毒素蛋白 (original endotoxin protein，OEP)，OEP 具有神经毒作用。PEA 对巨噬细胞吞噬功能有抑制作用。铜绿假单胞菌肺炎的发病机制较复杂，引起感染的原因包括微生物及宿主两方面。而宿主的局部和全身免疫功能低下为主要因素。当人体细胞损伤或出现病毒感染时有利于铜绿假单胞菌的黏附。感染的严重程度依赖于细菌致病因子和宿主的反应。铜绿假单胞菌可以仅仅是定植，存在于碳水化合物的生物被膜中，偶尔有少数具有免疫刺激作用的基因表达。但也可以出现侵袭性感染，附着并损害上皮细胞，注射毒素，快速触发编程性细胞死亡和上皮细胞的完整性。上皮细胞在防御铜绿假单胞菌感染中起重要作用，中性粒细胞是清除细菌的主要吞噬细胞，肺泡巨噬细胞通过激活细胞表面受体产生细胞因子而参与宿主的炎症应答。许多细胞因子在铜绿假单胞菌感染宿主的免疫应答中起重要作用，包括 TNF-α、IL-4 和

IL-10。

由于抗生素的广泛应用可以引起铜绿假单胞菌定植，由于机械通气、肿瘤、前驱病毒感染，使患者气道受损，引起定植在气道的铜绿假单胞菌感染，出现肺炎、脓毒症甚至死亡。囊性纤维化（cystic fibrosis，CF）患者存在气道上皮和黏液下腺跨膜传导调节蛋白功能缺陷，因此 CF 患者对铜绿假单胞菌易感，而且可以引起逐渐加重的肺部疾病。美国对 CF 患者的研究数据表明 58.7% 患者存在铜绿假单胞菌感染。反复铜绿假单胞菌感染引起的慢性气道炎症是 CF 患者死亡的主要原因。在一项对儿童 CF 患者的纵列研究中表明，到 3 岁时 97% CF 儿童气道存在铜绿假单胞菌定植。接受免疫抑制剂治疗、中性粒细胞缺乏和 HIV 患者，由于丧失黏膜屏障、减少细菌的清除而感染。

当健康人暴露于严重污染的烟雾、水源时也可以感染，引起重症社区获得性肺炎。

三、病理

一些动物实验的研究表明，铜绿假单胞菌感染的家兔肺部早期病理改变为出血、渗出、中性粒细胞浸润、肺小脓肿形成等急性炎症反应。随着细菌反复吸入，逐渐出现较多的慢性炎症及在慢性炎症基础上急性发作的病理改变，如细支气管纤毛倒伏、部分脱落，管腔有脓栓形成，肺泡间隔增宽，炎细胞浸润以淋巴细胞为主。当停止吸入菌液后，这种慢性炎症改变持续存在，长时间不消失。

四、临床表现

铜绿假单胞杆菌肺炎是一种坏死性支气管肺炎。表现为寒战、中等度发热，早晨比下午高，感染中毒症状重、咳嗽、胸痛、呼吸困难和发绀；咳出大量绿色脓痰，可有咯血；脉搏与体温相对缓慢；肺部无明显大片实变的体征，有弥漫性细湿啰音及喘鸣音；如合并胸腔积液可出现病变侧肺部叩浊音，呼吸音减低或出现胸膜摩擦音；可有低血压、意识障碍、多系统损害表现，出现坏疽性深脓疱病、败血症、感染中毒性休克、DIC。一半患者有吸入病史。

在北京儿童医院收治的铜绿假单胞菌肺炎患儿中部分是社区获得性感染，往往为败血症的一部分。部分患儿存在基础疾病。是否存在感染性休克与肺出血对预测铜绿假单胞菌感染的预后至关重要。根据北京儿童医院对 8 例社区获得性铜绿假单胞菌败血症的研究发现，5 例死亡患儿均死于感染性休克，或合并肺出血。

五、实验室检查

多数患者白细胞轻－中度增高，但 1/3 患者白细胞可减少，并可见贫血、血小板减少及黄疸。根据北京儿童医院临床观察铜绿假单胞菌感染患儿外周血白细胞最高可达 $71.9 \times 10^9 / L$，最低 $1.0 \times 10^9 / L$，血小板最低 $24 \times 10^9 / L$。CRP 显著增高，大部分患儿大于 100 mg/L；痰或胸腔积液中可找到大量革兰阴性杆菌，培养阳性。部分患儿血培养阳性。

六、影像学表现

胸部 X 线和 CT 可见结节状浸润阴影及许多细小脓肿，后可融合成大脓肿；一侧或双侧出现，但以双侧或多叶病变为多，多伴有胸腔积液或脓胸。

七、鉴别诊断

（1）其他细菌性肺炎：临床和影像学表现与其他细菌性肺炎相似。但如果在高危人群中出现上述表现，应考虑到铜绿假单胞菌肺炎，确诊需要依靠痰、胸腔积液或血培养。

（2）小叶性干酪性肺炎。

八、治疗

提倡早期、及时应用敏感抗生素联合治疗，保护重要脏器功能和加强支持治疗。

美国胸科学会（ATS）于 2005 年发表的关于成人医院获得性肺炎经验性治疗指南，推荐对于有铜绿假单胞菌感染可能的患者使用氨基糖苷类（阿米卡星、庆大霉素或妥布霉素）或氟喹诺酮类（环丙沙星或左氧氟沙星），联合以下药物中的一种：抗假单胞菌的头孢菌素（头孢吡肟或头孢他啶）或抗假单胞菌的碳青酶烯类（亚胺培南或美罗培南）或 β-内酰胺类加酶抑制剂（哌拉西林/他唑巴坦），作为经验性治疗的抗生素选择。但由于喹诺酮类和氨基糖苷类抗生素不良反应严重或可以引起未成熟动物的软骨发育不良，在儿童患者中慎用或禁用。

由于铜绿假单胞菌在自然界普遍存在，具有天然和获得性耐药性，目前耐药菌株有随抗生素使用频率的增加而逐年增多的趋势，存在较严重的交叉耐药现象，因此常给治疗带来困难。有研究表明静脉使用多黏菌素 E 治疗多重耐药铜绿假单胞菌感染效果良好（有效率 61％）。对铜绿假单胞菌无抗菌活性的罗红霉素与 β-内酰胺类药物联合治疗后疗效明显增强。阿奇霉素也可以在治疗铜绿假单胞菌生物被膜感染中对亚胺培南起到协同作用。

在成人患者中有雾化吸入妥布霉素和多黏菌素 E 预防和治疗多重耐药铜绿假单胞菌感染的研究，但缺乏儿童中安全性和有效性的研究。

对铜绿假单胞菌感染的免疫治疗越来越被重视，静脉注射丙种球蛋白可提高重症患者的治愈率。

九、预后

本病的预后与机体的免疫状态、是否存在基础疾病、细菌的接种量、对抗生素的敏感性及是否早期使用有效抗生素治疗有关。社区获得性铜绿假单胞菌肺炎病死率相对较低，约 8％，院内获得性感染死亡率较高，铜绿假单胞菌引起的呼吸机相关肺炎的病死率高达 50%～70%。免疫缺陷患者中铜绿假单胞菌肺炎的死亡率高达 40%。

第五节 军团菌肺炎

一、定义

军团菌肺炎是由革兰染色阴性的嗜肺军团杆菌引起的一种以肺炎为主的全身感染性疾病，是军团菌病（LD）的一种临床类型。

二、病因

军团菌是一种无荚膜、不产气、对热耐力强的胞内寄生革兰阴性杆菌，广泛存在于人工和天然水环境中。菌株有 50 个种、70 个血清型，其中 50% 对人有致病性。其中 90% 军团菌肺炎由嗜肺军团杆菌引起。嗜肺军团菌包括 16 个血清型，其中血清 I 型是引起军团菌肺炎最常见的致病菌。

三、流行病学

在蒸馏水、河水和自来水的存活时间分别为 3～12 个月、3 个月、1 年。静止水源或沉积物浓度高的水源为军团菌生长繁殖的理想场地。可经供水系统、空调或雾化吸入进入呼吸道引起感染。

易感人群包括年老体弱，慢性心、肺、肾病，糖尿病、恶性肿瘤、血液病、艾滋病或接受免疫抑制剂治疗者。

军团菌流行高峰为每年夏秋，全年均可发病，传染途径有两种：呼吸道吸入及误饮含军团菌的水。潜伏期 2～10 d。

军团菌肺炎的危险因素包括：近期旅游、接触不洁水流、肝肾衰竭、糖尿病、恶性肿瘤，其他的有高龄、免疫功能下降，特别是 AIDS、血液系统肿瘤，以及终末期肾脏病患者中发病率明显增高。

四、发病机制、病理

军团菌进入呼吸道后可被单核细胞吞噬，在细胞内增生逃脱宿主免疫。军团菌与宿主的相互作用结果决定是否致病。病理改变为急性纤维蛋白化脓性肺炎。病变多实变或呈小叶分布，严重者形成小脓肿。显微镜下可见肺泡上皮、内皮弥漫急性损伤，透明膜形成。病灶内可见中性粒细胞、巨噬细胞、红细胞和纤维素样渗出。直接免疫荧光或银染可见军团菌，病变可侵犯血管和淋巴管。肺外病变可见间质性肾炎、血管炎、心肌炎、化脓性心包炎、肌溶解等。

五、临床表现

临床表现差异很大，可无症状至多器官损伤。潜伏期 $2\sim10\ d$。典型患者常为亚急性起病，发热（大于 39 ℃，弛张热）、畏寒、寒战、头痛、无力、肌肉疼痛。

（一）肺部表现

90％的患者有咳嗽，非刺激性干咳，可有少量非脓性痰；40％的患者胸痛，多呈胸膜样胸痛，较为剧烈；17％的患者可出现咯血，痰中带血丝为主；94％的患者有不同程度的呼吸困难。

（二）肺外表现

1. 神经系统

发生率为 50％，常见神经状态改变，意识模糊、额部头痛、嗜睡、定向力障碍，偶见谵妄。神经系统异常严重程度与发热、低氧、代谢紊乱无明显相关性。脑脊液检查多正常，可有淋巴细胞或蛋白轻度增高。脑电图可呈典型弥漫慢波，偶见颈项强直。

2. 消化系统

多在病初发生，25％有恶心、呕吐，30％有腹泻或稀便。多为糊状或水样便，无脓血和黏液便。可有肝功能异常。肝大、腹膜炎、胰腺炎、直肠周围脓肿等和阑尾脓肿罕见。

3. 肾脏

25％～30％的患者可出现镜下血尿和蛋白尿，极少数可偶见肌红蛋白尿、急性间质性肾炎、肾盂肾炎、肾脓肿、肾小球肾炎，近10％可发生急性肾衰竭。

4. 心脏、血液系统

可出现相对缓脉，偶可出现心肌炎、心包炎、白细胞和血小板减少。

（三）体征

查体可见呼吸加快，相对性缓脉，可出现低血压。肺部听诊可闻及湿啰音，部分可闻及哮鸣音；随着疾病的进展出现肺部实变体征；1/3的患者有少量胸腔积液。严重患者有明显呼吸困难和发绀。

（四）肺外表现

军团菌病常有明显的肺外症状。早期出现的消化道症状，约半数有腹痛、呕吐、腹泻，多为水样便，无脓血便。神经症状亦较常见，如焦虑、神志迟钝、谵妄。患者可有肌肉疼痛及关节疼痛。部分患者有心包炎、心肌炎和心内膜炎，偶可合并急性肾衰竭、休克和DIC。

六、实验室检查

（一）非特异性检查

白细胞中度升高、血沉增快、低钠血症常见，可有碱性磷酸酶升高、高氮质血症；部分重症患者有肝功能和肾功能损害的表现，出现蛋白尿、显微镜下血尿或转氨酶异常。

（二）胸部X线

无特异性，常表现为进展迅速的非对称、边缘不清的肺实质性浸润阴影。呈肺叶或肺段分布，下叶多见，部分患者出现心包积液、胸腔积液，免疫低下人群可出现空洞，甚至肺脓肿。胸部病灶吸收缓慢，可达1～2个月，有时临床治疗有效的情况下胸部X线仍然呈进展表现。

（三）特异性检查

1. 分离和培养

痰液、血液、胸腔积液、气管抽取物、肺活检材料均可作为军团菌培养标本。军团菌在普通培养基上不能生长。需要在活性炭酵母浸液琼脂（BCYE）在 2.5％～5％ CO_2 环境下培养 1 周。大多数嗜肺军团菌出现阳性结果需 3～7 d，非嗜肺军团菌阳性需要 10 d 以上。培养是军团菌诊断的"金标准"。敏感性可达 60％，特异性可达 100％。

2. 直接免疫荧光抗体（DFA）

敏感性为 50％～70％，特异性为 96％～99％。该方法与其他细菌包括脆弱杆菌、假单胞菌、产黄杆菌属等有交叉反应。

3. 尿抗原测定

尿抗原主要检测的抗原是军团菌细胞壁脂多糖成分。具有热稳定性及抗胰蛋白酶活性。最早可在出现症状后 1 天内检测到，可持续到有效抗生素治疗后数天或数周。尿抗原敏感性与疾病严重程度相关。因采用的俘获抗体是嗜肺军团菌血清 Ⅰ 型特异的，因此对于检测 Ⅰ 型军团菌敏感性为 70％～100％，特异性接近 100％。对于非 Ⅰ 型军团菌阳性率较低，为 14％～69％。

4. 血清抗体测定

特异性 IgM 抗体在感染后 1 周左右出现。IgG 在发病 2 周开始升高，1 个月左右达峰。

（1）间接免疫荧光试验（IFA）：双份血清测定，急性期与恢复期血清抗体滴度呈 4 倍或 4 倍以上增高，且效价≥1∶128，可作为军团菌诊断依据；单份血清测定：抗体滴度≥1∶256，提示军团菌感染。

（2）微量凝集试验（MAA）与试管凝集试验（TAT）：军团菌全菌为抗原，检测患者血中抗体。起病 4 周和 8 周分别采血 1 次，抗体滴度 4 倍以上升高为阳性。

（3）酶联免疫吸附试验（ELISA）：常用于流行病学调查。

七、诊断

军团菌肺炎的诊断应结合患者状况综合判断。典型病例有持续高热、寒战、刺激性干咳、胸痛、相对缓脉。胸片表现为下肺为主的非对称性浸润影。病程早期出现腹泻、ALT升高、低磷血症、尿蛋白阳性、少量红细胞，提示军团菌肺炎的诊断。

诊断标准：①临床表现有发热、寒战、咳嗽、胸痛症状。②胸部X线具有浸润性阴影伴胸腔积液。③呼吸道分泌物、痰、血液、胸腔积液BCYE培养基上有军团菌生长。④呼吸道分泌物荧光抗体检查军团菌抗体阳性。⑤血间接免疫荧光法检查急性期和恢复期两次军团菌抗体4倍或4倍以上增高。⑥尿Ⅰ型军团菌抗原阳性。凡是具有1～2条加3～6条任何一项可诊断。

八、鉴别诊断

（一）肺炎支原体肺炎

儿童及青年人居多，冷凝集试验阳性。血清支原体IgM抗体阳性。

（二）肺炎球菌肺炎

冬季与初春季发病，不引起原发组织坏死或形成空洞，早期抗生素治疗效果好。

（三）肺部真菌感染

特有生态史，如潮湿发霉环境。广泛使用抗生素、糖皮质激素、细胞毒药物，痰、咽拭子、胸腔积液涂片发现真菌菌丝或孢子，培养有真菌生长。

（四）病毒性肺炎

冬季多见，前驱症状如上呼吸道感染、皮疹。白细胞降低多见，特定病毒抗体有助于诊断，抗生素治疗无效。

九、治疗

（一）针对军团菌治疗

首选大环内酯类抗生素和喹诺酮类。疗程依据临床表现不同而有所不同，大多数患者为 7～14 d，对于有肺脓肿、脓胸和肺外感染的患者需要适当延长疗程至 3 周以上。对于合并细菌感染的患者可同时应用覆盖球菌的药物并根据病原学调整用药（表 9-1）。

表 9-1 针对军团菌治疗

抗生素	用量	用法
大环内酯类		
红霉素	2～4 g/d	静脉滴注或口服
阿奇霉素	500 mg/d	静脉滴注或口服
氟喹诺酮类		
环丙沙星	400 mg/8～12 h	静脉滴注
加替沙星	200～400 mg/d	静脉滴注或口服
左氧氟沙星	500～750 mg/d	静脉滴注或口服
莫西沙星	400 mg/d	静脉滴注或口服

（二）对症支持治疗

止咳、化痰、退热、纠正水电解质紊乱等对症治疗。

十、预后

对于呼吸衰竭、需要气管插管及高龄、合并恶性肿瘤、合并其他细菌感染的患者预后差。肾脏受累患者预后更差。

第六节 肺脓肿

肺脓肿是由多种病原菌引起的肺组织化脓性坏死性炎症，早期为肺组织化脓性感染，继而坏死、液化形成脓肿。临床特点为高热、胸痛、咳嗽、咳大量脓臭痰，X 线显示肺部空洞伴液平面。本病多见于青壮年，男性多于女性。自抗生素广泛应用以来，发病率已明显下降，治愈率显著提高。

一、病因和发病机制

病原体常为上呼吸道、口腔的定植菌，包括需氧、厌氧和兼性厌氧菌。90％的患者合并有厌氧菌感染，毒力较强的厌氧菌在部分患者可单独致病。常见的其他病原体包括金黄色葡萄球菌、化脓性链球菌、肺炎克雷白杆菌和铜绿假单胞菌。大肠埃希菌和流感嗜血杆菌也可引起坏死性肺炎。根据途径，肺脓肿可分为以下类型。

（一）吸入性肺脓肿

吸入性肺脓肿又称原发性或支气管源性肺脓肿，最多见。致病菌主要为数种厌氧菌的混合感染，但上呼吸道存在的病原体如葡萄球菌、链球菌、肺炎球菌、梭形菌、螺旋体等均可致病。正常呼吸道的黏液纤毛系统及咳嗽反射能防止误吸，但在上呼吸道感染、患龋齿、扁桃体炎、鼻旁窦炎、过度疲劳或在熟睡、醉酒、全身麻醉及昏迷时，上述保护机制被削弱或丧失，带菌分泌物自口、鼻、咽部吸入下呼吸道而阻塞支气管，病原菌即可繁殖致病。

（二）继发性肺脓肿

某些细菌性肺炎、支气管扩张症、肺囊肿、支气管肺癌、肺结核空洞等继发化脓感染等可导致继发性肺脓肿；支气管异物造成管腔阻塞，其远端也会形成肺脓肿；肺邻近器官的化脓性病变如肝脓肿、膈下脓肿、肾周脓肿等也可以直接蔓延或穿破至肺形成脓肿。

（三）血源性肺脓肿

原发病灶常为皮肤或组织器官的化脓性感染，如创伤、疖、痈、骨髓炎等引起的败血症或脓毒血症，细菌或脓毒栓子经血流进入肺循环，造成肺小血管的栓塞及肺组织的炎症、坏死而形成脓肿。致病菌多为金黄色葡萄球菌、表皮葡萄球菌及链球菌，其特点为两肺多发性病变，常发生于肺的边缘。

二、病理

以吸入性肺脓肿为例,早期致病菌进入下呼吸道,阻塞细支气管,使其远端肺小叶不张,肺泡充血,大量中性粒细胞浸润伴有周围小血管栓塞,肺组织缺血坏死。1周左右由于细菌与死亡的细胞释放出蛋白溶解酶,使坏死组织液化形成脓肿,如脓腔与支气管相通则会咳出大量脓痰,并形成空洞,同时空气进入脓腔而出现液平面。此时如经有效的治疗则可排净坏死组织,其周围炎症逐渐消退,脓腔缩小,病变愈合仅留少许纤维组织。如引流不畅或治疗不利则会使病变扩大至一个肺段甚至可超越叶间裂,侵犯邻近的肺段或全肺。肺脓肿靠近肺表面,可发生局限性纤维蛋白性胸膜炎;脓肿破溃入胸膜腔则会形成脓胸、脓气胸和支气管胸膜漏。急性期感染未能及时控制,迁延3个月以上者为慢性肺脓肿,病变部位坏死组织残存于脓腔中,炎症持续不退,脓腔周围被纤维组织包绕使腔壁变厚,周围支气管扩张,空洞长期不能闭合。

由于右主支气管陡直、管径粗,吸入性肺脓肿好发于右肺。段叶分布与吸入时的体位有关,若仰卧深睡时吸入,多位于上叶后段及下叶背段;坐位吸入则易发生于下叶后基底段。血源性肺脓肿因肺小动脉的菌栓或脓栓而多发生于两肺,并常位于肺的边缘。继发性肺脓肿多发生于原发病变处。

三、临床表现

(一) 症状

1. 全身中毒症状

多数患者急性起病,吸入性肺脓肿发病前大多有口咽部感染性疾病,或手术、劳累、受凉等病史。患者感畏寒、发热,体温可高达39～40 ℃,呈弛张热,伴精神不振、乏力、食欲减退,还可有头痛、谵妄、意识障碍等神经系统症状。血源性肺脓肿中毒症状更为严重。

2. 呼吸系统症状

咳嗽、咳痰，初期为黏液痰或黏液脓性痰，7～10 d后咳嗽加重，因脓肿破溃于支气管而咳出大量脓性痰，每日可达300～500 mL，脓臭痰为厌氧菌感染的特征。之后体温下降，全身中毒症状减轻。部分可有痰中带血或中等量咯血。病变累及胸膜者伴胸痛，脓肿破溃至胸膜腔时并发脓气胸，患者突感胸痛、呼吸困难。慢性肺脓肿患者表现为反复咳嗽、咳脓臭痰及咯血、不规则发热、贫血等。血源性肺脓肿先有原发病引起的脓毒血症的表现，经数日至2周才出现呼吸系统症状，咳嗽，痰量不多，很少咯血。

（二）体征

肺脓肿较小且位置深者及血源性肺脓肿肺部体征均不明显。病变范围大，位置贴近胸壁时叩诊呈浊音，局部闻及湿啰音或病理性支气管呼吸音，形成大脓腔可有空瓮音。慢性肺脓肿常有杵状指（趾）、消瘦和贫血。

四、实验室检查及其他辅助检查

（一）血常规

急性期白细胞计数明显增高，可达（20～30）×10⁹/L，中性粒细胞在80%～90%以上，可伴有核左移。慢性肺脓肿可有红细胞及血红蛋白减低。

（二）细菌学检查

有助于确定致病菌及选择有效抗生素，可行痰涂片革兰染色、痰细菌培养及药敏试验，有条件行厌氧菌培养。留痰宜在应用抗生素之前，应防止口咽部寄生菌污染标本，采集痰液后立即送检。血源性肺脓肿血培养可发现致病菌。

（三）X线检查

根据肺脓肿的不同类型、病期、支气管引流是否通畅及有无并发症，胸部X线表现各异。

吸入性肺脓肿早期炎症阶段，胸片表现为好发部位的大片浓密模糊的阴影，边界不清，与细菌性肺炎易混淆；脓肿形成后上述浓密阴影中出现圆形透亮区及液平面；在消散期，脓腔逐渐变小，周围炎症逐渐吸收，最后遗留少许索条状阴影。

慢性肺脓肿因其周围纤维增生而形成厚壁空洞，内壁不规则，有时呈多房性，周围有纤维组织增生及邻近胸膜增厚，不同程度的肺叶膨胀不全或不张，纵隔移向患侧，健侧代偿性肺气肿。结合侧位胸片或胸部 CT 可明确脓肿的具体部位、范围，有助于体位引流或外科治疗。

血源性肺脓肿在单侧或双侧肺边缘呈现多发的小片状阴影或球形病灶，常可见到多发性含气液平面的张力性薄壁小空腔，短期内阴影变化大，发展迅速，炎症吸收后可出现局部纤维化或小气囊样改变。并发脓胸者，患侧可见大片密度增高阴影，伴有气胸者可见到气液平面。

（四）纤维支气管镜检查

可明确异物或肿瘤阻塞性肺脓肿。在支气管引流不畅或炎症长期不能愈合者，可通过纤支镜吸痰，并在病变部位注入抗生素，促进支气管引流和脓腔愈合。

五、诊断

（1）发病前可有诱因，如口腔手术、昏迷呕吐、异物吸入等，或有皮肤创伤感染、疖、痈等化脓性病灶。

（2）起病急骤、畏寒、高热、咳嗽、咳大量脓臭痰。

（3）白细胞计数及中性粒细胞比例增高。

（4）胸部 X 线显示大片浓密炎性阴影，其中可见脓腔及气液平面，或多发性小片状、结节状阴影及张力性含气囊肿。

（5）痰、血培养包括厌氧菌培养，对确定病因、指导用药有重要价值。

（6）除外其他疾病。

六、鉴别诊断

(一) 细菌性肺炎

早期肺脓肿在症状、X线表现上与细菌性肺炎很相似,但随着病程变化鉴别不难。肺脓肿约在7～10 d后咳出大量脓臭痰,胸部X线显示空洞和液平面,经治疗不会短期吸收。细菌性肺炎多伴有口周疱疹、铁锈色痰而无大量脓臭痰,胸部X线示肺叶或段性实变或成片状淡薄炎症病变,边缘模糊不清,没有空洞形成。

(二) 肺结核空洞继发感染

本病也会有发热、咳嗽、咳黄脓痰,X线表现好发部位与肺脓肿相似。但肺结核起病缓慢、病程长,继发感染之前常有结核中毒症状如午后低热、乏力、盗汗、长期咳嗽、咯血等,痰量较少无臭味。胸部X线显示厚壁空洞,空洞内一般无液平面,其周围可见到结核卫星病灶。反复查痰可找到抗酸杆菌。

(三) 肺囊肿继发感染

肺囊肿继发感染时可有发热、咳脓痰等需与肺脓肿鉴别。但其感染中毒症状及病灶周围炎症较肺脓肿轻,感染控制后胸片可见边缘光滑、薄壁的囊腔,如有既往胸片相比较则更容易鉴别。

(四) 支气管肺癌

支气管肺癌阻塞支气管导致远端肺化脓性感染形成脓肿,或癌性空洞继发感染均应与肺脓肿鉴别。肺癌一般起病缓慢,脓痰量较少,中毒症状轻,经抗生素治疗,症状、体征及胸片均不能完全改善。胸片示肺癌空洞呈偏心空洞,内壁凹凸不平,周围炎性反应少,纤支镜检及痰脱落细胞检查查到肿瘤细胞可确诊。

七、治疗

急性肺脓肿的治疗原则是积极抗菌和充分脓液引流。

(一) 抗菌治疗

吸入性肺脓肿病原菌中的大多数厌氧菌对青霉素敏感,仅脆弱类杆菌对青霉素不敏感,而对林可霉素、克林霉素和甲硝唑敏感。故可首选青霉素 160 万～240 万 U/d，重症应给 800 万～1 200 万 U/d，分 2～4 次静脉滴注，以使药物在坏死组织中达到较高浓度。一般用药后 3～10 d 体温下降，中毒症状明显减轻，体温降至正常可改为肌内注射。对青霉素过敏者，可用林可霉素 1.8～3.0 g/d，静脉滴注或分 3 次肌内注射；亦可用克林霉素 0.6～1.8 g/d。甲硝唑多对厌氧菌敏感，可与上述药物联用，常用 0.4 g，每日 3 次，口服或静脉滴注。如疗效不佳应参考细菌培养及药物敏感试验结果，选择有效抗生素。如耐甲氧西林的金黄色葡萄球菌感染，可选用万古霉素 0.5 g，每日 3～4 次；革兰阴性杆菌应选用二、三代头孢菌素类、氟喹诺酮类，必要时联合氨基糖苷类。抗生素应用疗程宜长，一般需 8～12 周，停药指征为临床症状完全消失，X 线显示脓腔及炎性病变完全消散，仅残留条索状纤维阴影。

全身应用抗生素的同时也可局部治疗，如环甲膜穿刺、气管导管内滴药、经纤支镜支气管内滴药等，均可提高疗效，缩短疗程。

（二）引流排脓

对于支气管通畅咳痰顺利者，可按脓肿位置采用体位引流，让患者采取病变位于高位，支气管近端开口处于低位的体位，如上叶后段、下叶背段肺脓肿可取健侧俯卧头低位，基底段病变采取头低脚高俯卧位，轻轻拍击患部，利用重力的作用使脓液排出，一般每日 2～3 次，每次 15～20 min。病情较重，衰竭或有大咯血者暂不宜行体位引流，避免窒息经纤支镜冲洗吸痰为有效的引流方法。痰液黏稠者可选用祛痰药物如沐舒坦或吸入生理盐水等均有利于排痰。血源性肺脓肿要及时处理原发病灶。

（三）一般治疗

急性期中毒症状明显者应卧床休息，加强支持疗法，供给足够热量和维生素、必需氨基酸和血浆等，注意补充水分，维持电解质平衡，必要时吸氧。对症治疗包括解热、止咳祛痰等。

（四）外科治疗

下列情况可行外科手术治疗：①肺脓肿内科规律治疗3个月脓腔不缩小，感染不能控制者。②并发支气管扩张反复感染及大量咯血者。③伴支气管胸膜瘘或脓胸经引流冲洗疗效不佳者。④支气管阻塞疑为支气管肺癌者。

八、预后

急性肺脓肿经积极有效的治疗，治愈率可达86%。少数因治疗不彻底可使病程延长或成为慢性肺脓肿，并发支气管扩张易反复感染和发生大咯血，急性期引流不畅而发生肺坏疽者预后较差。

九、预防

要重视口腔、上呼吸道慢性感染病如龋齿、化脓性扁桃体炎、鼻窦炎、牙槽脓肿等的治疗。口腔和胸腹手术前应注意保持口腔清洁，手术中注意清除口腔和上呼吸道血块和分泌物，鼓励患者咳嗽，及时取出呼吸道异物，保持呼吸道引流通畅，昏迷患者更要注意口腔清洁。

第七节 支原体肺炎

肺炎支原体肺炎是由肺炎支原体所引起的呼吸道和肺部急性炎症改变，常同时有咽炎、支气管炎和肺炎。本病约占非细菌性肺炎的1/3以上，或各种原因引的肺炎的10%。常于秋冬季发病，但季节性差异并不显著。

一、病因和发病机制

病原菌为肺炎支原体，是一种介于细菌和病毒之间的微生物，无细胞壁结构，兼性厌氧，能独立生活的最小微生物。主要通过呼吸道传播，健康人吸入患者咳嗽、打喷嚏时喷出的口、鼻分泌物而感染。病原体通常存在于呼吸道纤毛上皮之间，不侵入肺实质，通过细胞膜上的神经氨酸受体位点，吸附于宿主呼吸道上皮细胞表面，抑制纤毛活动并破坏上皮细胞。肺炎支原体的致病性可能与患者对病原体或其代谢产物的变态反应有关。

二、临床表现

起病缓慢，潜伏期约2～3周，症状主要有乏力、头痛、咳嗽、发热、食欲不振、腹泻、肌肉疼痛、耳痛等。咳嗽多为阵发性刺激性呛咳，咳少量黏痰。发热可持续2～3周，体温正常后可能仍有咳嗽。偶有胸骨后疼痛。肺外表现更为常见，如皮疹（斑丘疹和多形红斑）等。体格检查可见咽部充血，儿童可并发鼓膜炎或中耳炎，颈部淋巴结肿大。胸部体格检查与肺部病变程度常不相称，可无明显体征。

三、实验室和其他检查

（一）实验室检查

周围血白细胞总数正常或稍增多，以中性粒细胞为主；起病后2周，约2/3患者冷凝集试验阳性，滴定效价大于1：32，特别是当滴度逐步升高时，有诊断价值；血清中支原体IgM抗体的测定可进一步确诊。直接测标本中肺炎支原体抗原可用于快速诊断。

（二）胸部X线

多样化，无特异性。早期多呈间质性肺炎改变。发生肺实质病变后多种形态的浸润影，呈节段性分布，以肺下野为多见。有的从肺门附近向外伸展，部分患者出现少量胸腔积液，病变常经3～4周后自行消散。

四、诊断

借助流行病学史，呼吸道症状伴明显头痛、鼻咽部炎症及缺乏细菌性肺炎证据，胸部X线表现早期以肺间质肺炎为主可初步做出诊断，进一步做特异性抗体检查和痰培养分离到支原体而确诊。

五、治疗原则

早期使用适当抗生素可减轻症状及缩短病程。本病有自限性，多数病例不经治疗可自愈。大环内酯类抗生素为首选，如红霉素、罗红霉素和阿奇霉素。氟喹诺酮类如左氧氟沙星、加替沙星和莫西沙星等，四环素类也用于肺炎支原体肺炎的治疗。疗程一般2~3周。因肺炎支原体无细胞壁，青霉素或头孢菌素类等抗生素无效。对剧烈呛咳者，应适当给予镇咳药。若继发细菌感染，可根据痰病原学检查，选用针对性的抗生素治疗。

第八节 衣原体肺炎

一、定义

衣原体肺炎是由衣原体引起的肺部炎症。衣原体作为一类细胞内微生物，主要包括沙眼衣原体、肺炎衣原体、鹦鹉热衣原体和家畜衣原体四种。

二、病原

衣原体是一种革兰染色阴性的胞内寄生病原体。与病毒不同的是，它同时具有 DNA、RNA 以及革兰阴性菌类似的细胞壁。衣原体包括两层细胞膜，外膜和内膜，其外膜蛋白成分丰富且由一种单一主要外膜蛋白（MOMP）和两种次要外膜构成。MOMP 的多态性决定了衣原体的血清型。

三、病因和发病机制

肺炎衣原体引起人类感染的发病机制具体不详。

衣原体可同时诱发细胞免疫和体液免疫，因主要为胞内感染，因此 T 细胞介导的免疫反应是永久的。同时发生的还有 HLA 限制性 CD4$^+$ 及 CD8$^+$ 细胞免疫反应、CD4$^+$ Th 细胞激活、γ 干扰素分泌以及 CD4$^+$ T 细胞分泌白介素-10。但上述反应在免疫病理损伤中的作用目前还不明确。衣原体感染在适应性免疫发生后仍可持续存在。未经抗感染治疗沙眼衣原体感染在感染后的 1 年及 3 年持续感染率分别为 50％和 10％。衣原体引起宿主细胞损伤主要由于感染细胞释放的炎症介质和细胞因子导致组织损伤和持续感染。

四、流行病学

血清流行病学调查显示人类衣原体感染是普遍性的，在美国及世界其他地区，一半以上的成年人感染过衣原体。大多数人为隐性感染，之后出现血清学转化。

沙眼衣原体主要通过性接触或产道传播，可引起沙眼、性病淋巴肉芽肿、包涵体结膜炎、非淋病性尿道炎、宫颈炎、输卵管炎、直肠炎、附睾炎及新生儿肺炎。鹦鹉热衣原体主要来自鸟类，通过吸入气溶胶传播，可引起非典型性肺炎及培养阴性的感染性心内膜炎。肺炎衣原体主要通过飞沫传播，可引起急性呼吸道感染，如咽炎、鼻窦炎、支气管炎、非典型性肺炎等。

衣原体肺炎包括上述三种衣原体感染引起的肺部炎症。其中肺炎衣原体是目前临床上最常引起呼吸道感染的衣原体。其发病率可达1.2‰。衣原体肺炎占所有社区获得性肺炎的 5％～10％，其中在门诊非典型肺炎（包括军团菌肺炎、支原体肺炎、衣原体肺炎）患者中，衣原体肺炎占 10.7％，同时合并支原体及衣原体感染占3.4％。支原体感染以青少年好发，四季均可发病，有 70％～75％的人群为易感人群，但衣原体肺炎以成年人及老年人多见。传染源为患者及无症状感染者，通过呼吸道飞沫在人与人之间传播。

五、诊断

（一）临床表现

1. 沙眼衣原体肺炎

沙眼衣原体肺炎主要见于 2～12 周新生儿和婴儿，常见症状有气急、阵发性咳嗽、咳嗽后发绀，甚至窒息。通常不发热，肺部可闻及啰音及少量哮鸣音。

2. 鹦鹉热肺炎

鹦鹉热肺炎为累及单核－吞噬细胞系统的系统性感染。潜伏期 7～14 d，可出现突发寒战、发热（可高达 40 ℃）、头痛、肌肉疼痛、剧烈关节痛。患者可有咳嗽，多以干咳为主，疾病早期即可出现。可出现与军团菌肺炎类似的表现，如谵妄、嗜睡、木僵、抽搐等神经精神症状。体征不明显，部分患者可出现双下肺湿啰音，严重者有实变体征。与肺炎衣原体感染相比，发热更加严重，而上呼吸道症状少见。肺外症状常见，可出现肌肉痛。

暴发性鹦鹉热可出现脑脊髓膜炎、肝炎、类似伤寒的游走性斑疹，也可出现类似伤寒的腹痛、腹泻、便秘、脾大。少数伴有基础瓣膜病变的患者可出现感染性心内膜炎。自然病程 10～21 d。

血清学可见补体结合抗体滴度升高，急性期血液及呼吸道分泌物可分离出致病菌。

3. 肺炎衣原体肺炎

尽管急性感染多见于儿童时期，但是大多数支原体肺炎发生于成人，特别是老年人。可出现无发热的相对轻微的肺炎。临床症状无特异性，潜伏期 15～23 d。较为特征性的症状为干咳伴有咽痛、声音嘶哑。肺外表现不显著，可有发热、肌肉疼痛等。查体肺部可闻及湿啰音。

肺炎衣原体也可导致支气管炎和鼻窦炎。支气管炎多为亚急性起病，可持续数周。一些支气管炎起病的患者胸片也可发现肺炎表现。鼻窦炎常表现为鼻窦区压痛。单纯咽峡炎很少是由于肺炎衣原体感染所致。但如肺炎患者同时出现鼻窦炎、支气管炎和咽峡炎则肺炎衣原体感染可能是病因。

（二）X 线表现

1. 沙眼衣原体肺炎

胸部 X 线显示间质浸润或网状、结节阴影，肺充气过度。

2.鹦鹉热肺炎

两肺可见自肺门向外放射的浸润病灶，下叶较多，有时可见粟粒样结节或明显实变阴影，如弥漫性支气管肺炎或间质性肺炎，但无特异性。肺内病变吸收缓慢。

3.肺炎衣原体肺炎

主要表现为单个肺段以下的浸润性阴影，下叶多见，重症患者可出现双侧间质和肺泡浸润。

（三）实验室检查

衣原体患者常规检查外周血白细胞多正常；但有 80% 的患者血沉增快。特异性实验室检查方法如下。

1.细胞培养

HL 细胞系对于肺炎衣原体的生长最为敏感，也有报道 Hep-2 细胞对于衣原体的生长敏感。鼻咽部或者咽后壁拭子是最常用的标本，气管和支气管吸取物、支气管肺泡灌洗液标本最理想。留取标本时应尽量擦下更多细胞。拭子不宜采用木质或竹棉签，因其可能含有支原体抑制物。标本应 4 ℃ 保存，如 24 小时内不能接种则需 -70 ℃ 保存。标本接种离心培养管或培养板。阳性标本在接种 72～96 h 时可出现包涵体。培养液中分离出鹦鹉热衣原体（革兰阴性）可确诊，但肺炎衣原体培养要求高，一般实验室难以实现。

2.直接微量免疫荧光试验（MIF）

直接微量免疫荧光试验是国际上最常用的肺炎衣原体血清学检测方法，是目前诊断衣原体感染的首选措施。通过 MIF 测定衣原体抗体滴度诊断是否存在衣原体感染。诊断标准如下：①IgG ≥1：16 但<1：512，且 IgM 抗体阴性提示肺炎衣原体既往感染。②IgG≥1：512 和（或）Ig M≥1：32，在排除 RF 所致假阳性之后可诊断为近期感染。③双份血清抗体效价 4 倍或 4 倍以上升高诊断为近期感染。

3.PCR 技术

支原体 DNA 的 PCR 比培养的敏感性高 25%，也可作为一种诊断方法。但目前尚未常规应用于临床，其项目本身有待于国家药物监管部门批准。

六、鉴别诊断

（一）病毒性肺炎

病毒性肺炎多发生于冬春季节，可散发流行或暴发；儿童多见，临床表现一般较轻，体征往往阙如；X线呈斑点状、片状或均匀的阴影。病毒的分离、血清学检查及抗体的检测都有助于诊断。

（二）真菌性肺炎

真菌性肺炎多见于年老体弱、机体抵抗力低下及长期使用抗生素、激素、免疫抑制剂的人群。多种抗生素治疗无效；痰病原学检测有助于鉴别。

（三）肺结核

可有结核病接触史，一般抗感染治疗无效，肺内病灶形态不规则、密度不均匀，可出现空洞；血清结核抗体、皮肤 PPD 试验、痰抗酸菌检查及诊断性抗结核治疗等有助于诊断。

七、治疗

（一）抗生素治疗

肺炎衣原体对于四环素类抗生素或大环内酯类抗生素敏感，但临床疗效往往不显著。推荐剂量为四环素（不用于孕妇和儿童）每次 0.25～0.5 g，每日 4 次，或红霉素每次 0.5 g，每日 4 次。口服，疗程均为 10～14 d。沙眼衣原体肺炎的治疗与肺炎衣原体相似。

鹦鹉热衣原体是疗效最显著的衣原体感染。对四环素和大环内酯类抗生素敏感。应用最广泛的为四环素。剂量为四环素 500 mg，每日 4 次，或多西环素 100 mg，每日 2 次。用药 24～48 h 后患者开始退热并出现明显的症状缓解。总疗程为 10～21 d。

治疗失败的患者，特别是应用红霉素治疗者，更换多西环素仍可有效。阿奇霉素因其半衰期更长，且胃肠道不良反应更小，目前越来越多应用于肺炎衣原体治疗。预防性服用阿奇霉素对于暂时性高危人群有预防作用。

（二）一般治疗

注意隔离，对症支持。

（三）并发症治疗

如出现呼吸衰竭可行机械通气等处理。

八、预后

本病在健康人群预后良好。基础慢性病的老年患者及同时合并其他细菌性肺部感染的患者预后不佳。

第九节　病毒性肺炎

病毒性肺炎是由不同种类病毒侵犯肺脏引起的肺部炎症，通常是由于上呼吸道病毒感染向下呼吸道蔓延所致。临床主要表现为发热、头痛、全身酸痛、干咳等。本病一年四季均可发生，但冬春季更为多见。肺炎的发生除与病毒的毒力、感染途径及感染数量有关外，还与宿主年龄、呼吸道局部和全身免疫功能状态有关。通常小儿发病率高于成人，婴幼儿发病率高于年长儿童。据报道在非细菌性肺炎中病毒性肺炎约占 25%～50%，婴幼儿肺炎中约 60% 为病毒性肺炎。

一、流行病学

罹患各种病毒感染的患者为主要传染源，通常以空气飞沫传播为主，患者和隐性感染者说话、咳嗽、打喷嚏时可将病毒播散到空气中，易感者吸入后即可被感染。其次通过被污染的食具、玩具及与患者直接接触也可引起传播。粪—口传播仅见于肠道病毒。此外，也可以通过输血和器官移植途径传播，在新生儿和婴幼儿中母婴间的垂直传播也是一条重要途径。

病毒性肺炎以婴幼儿和老年人多见，流感病毒性肺炎则好发于原有心肺疾病和慢性消耗性疾病患者。某些免疫功能低下者，如艾滋病患者、器官移植者，肿瘤患者接受大剂量免疫抑制剂、细胞毒药物及放射治疗时，病毒性肺炎的发生率明显升高。据报道骨髓移植患者中约50%可发生弥漫性间质性肺炎，其中约半数为巨细胞病毒（CMV）所致。肾移植患者中约30%发生CMV感染，其中40%为CMV肺炎。

病毒性肺炎一年四季均可发生，但以冬春季节为多，流行方式多表现为散发或暴发。一般认为，在引起肺炎的病毒中以流感病毒最多见。根据近年来我国北京、上海、广州、河北、新疆等地区病原学监测，小儿下呼吸道感染中腺病毒和呼吸道合胞病毒引起者分别占第一、二位。北方地区发病率普遍高于南方，病情也比较严重。此外，近年来随着器官移植的广泛开展，CMV肺炎的发生率有明显增高趋势。

二、病因

（一）流感病毒

流感病毒属正黏液病毒科，系单股RNA类病毒，有甲、乙、丙三型，流感病毒性肺炎多由甲型流感病毒引起，由乙型和丙型引起者较少。甲型流感病毒抗原变异比较常见，主要是血凝素和神经氨酸酶的变异。当抗原转变产生新的亚型时可引起大流行。

（二）腺病毒

腺病毒为无包膜的双链DNA病毒，主要在细胞核内繁殖，耐湿、耐酸、耐脂溶剂能力较强。现已分离出41个与人类有关的血清型，其中容易引起肺炎的有3、4、7、11、14和21型。我国以3、7型最为多见。

（三）呼吸道合胞病毒（RSV）

RSV系具有包膜的单股RNA病毒，属副黏液病毒科肺病毒属，仅 1 个血清型。RSV 极不稳定，室温中两天内效价下降 100 倍，为下呼吸道感染的重要病原体。

（四）副流感病毒

副流感病毒属副黏液病毒科，与流感病毒一样表面有血凝素和神经氨酸酶。与人类相关的副流感病毒分为 1、2、3、4 四型，其中 4 型又分为 A、B 两个亚型。在原代猴肾细胞或原代人胚肾细胞培养中可分离出本病毒。近年来在我国北京和南方一些地区调查结果表明引起婴幼儿病毒性肺炎的病原体排序中副流感病毒仅次于合胞病毒和腺病毒，居第 3 位。

（五）麻疹病毒

麻疹病毒属副黏液病毒科，仅有 1 个血清型。电镜下呈球形或多形性。外壳小突起中含血凝素，但无神经氨酸酶，故与其他副黏液病毒不同。该病毒在人胚和猴肾细胞中培养 5～10 d 后可出现多核巨细胞和核内包涵体。本病毒经上呼吸道和眼结膜侵入人体引起麻疹。肺炎是麻疹最常见的并发症，也是引起麻疹患儿死亡的主要原因。

（六）水痘带状疱疹病毒（VZV）

VZV 为双链 DNA 病毒，属疱疹病毒科，仅对人有传染性。其在外界环境中生存力很弱，可被乙醚灭活。该病毒在被感染的细胞核内增生，存在于患者疱疹的疱浆、血液及口腔分泌物中。接种人胚羊膜等组织内可产生特异性细胞病变，在细胞核内形成包涵体。成人水痘患者发生水痘肺炎的较多。

（七）鼻病毒

鼻病毒属微小核糖核酸病毒群，为无包膜单股 RNA 病毒，已发现 100 多个血清型。鼻病毒是人类普通感冒的主要病原，亦可引起下呼吸道感染。

（八）巨细胞病毒（CMV）

CMV 属疱疹病毒科，系在宿主细胞核内复制的 DNA 病毒。CMV 具有很强的种族特异性。人的 CMV 只感染人。CMV 通常是条件致病原。除可引起肺炎外还可引起全身其他脏器感染。

此外，EB 病毒、冠状病毒及柯萨奇病毒、埃可病毒等也可引起肺炎，只是较少见。

三、发病机制与病理

病毒性肺炎通常是由于上呼吸道病毒感染向下蔓延累及肺脏的结果。正常人群感染病毒后并不一定发生肺炎，只有在呼吸道局部或全身免疫功能低下时才会发病。上呼吸道发生病毒感染时常损伤上呼吸道黏膜，屏障和防御功能下降，造成下呼吸道感染，甚至引起细菌性肺炎。

单纯病毒性肺炎的主要病理改变为细支气管及其周围炎和间质性肺炎。细支气管病变包括上皮破坏、黏膜下水肿，管壁和管周可见以淋巴细胞为主的炎性细胞浸润，在肺泡壁和肺泡间隔的结缔组织中有单核细胞浸润，肺泡水肿，被覆着含有蛋白和纤维蛋白的透明膜，使肺泡内气体弥散距离增大。严重时出现以细支气管为中心的肺泡组织片状坏死，在坏死组织周边可见包涵体。在由合胞病毒、麻疹病毒、CMV 引起的肺炎患者的肺泡腔内还可见到散在的多核巨细胞。腺病毒性肺炎患者常可出现肺实变，以左下叶最多见，实质以外的肺组织可有明显过度充气。

继发细菌性肺炎时肺泡腔可见大量的以中性粒细胞为主的炎性细胞浸润。严重者可形成小脓肿，或形成纤维条索性、化脓性胸膜炎及广泛性出血。

四、临床表现

病毒性肺炎通常起病缓慢，绝大部分患者开始时均有咽干、咽痛，其后打喷嚏、鼻塞、流涕、发热、头痛、食欲减退、全身酸痛等上呼吸道感染症状，病变进一步向下发展累及肺脏发生肺炎时则表现为咳嗽，多为阵发性干咳，并有气急、胸痛、持续高热。此时体征尚不明显，有时可在下肺区闻及细湿啰音。病程多为2周左右，病情较轻。婴幼儿及免疫缺陷者罹患病毒性肺炎时病情多比较严重，除肺炎的一般表现外，还多有持续高热、剧烈咳嗽、血痰、气促、呼吸困难，发绀、心悸等。体检可见三凹征和鼻翼翕动。在肺部可闻及广泛的干、湿性啰音和哮鸣音，也可出现急性呼吸窘迫综合征（ARDS）、心力衰竭、急性肾衰竭、休克。胸部 X 线检查主要为间质性肺炎，两肺呈网状阴影，肺纹理增粗、模糊。严重者两肺中下野可见弥漫性结节性浸润，但大叶性实变少见。胸部 X 线改变多在 2 周后逐渐消退，有时可遗留散在的结节状钙化影。

流感病毒性肺炎多见于流感流行时，慢性心肺疾病患者及孕妇为易感人群。起病前流感症状明显，多有高热，呼吸道症状突出，病情多比较严重，病程达 3～4 周，病死率较高。

腺病毒感染所致肺炎表现突然高热，体温达 39～40 ℃，呈稽留热，热程较长。约半数以上患者出现呕吐、腹胀、腹泻，可能与腺病毒在肠道内繁殖有关。合胞病毒性肺炎绝大部分为 2 岁以内儿童，多有一过性高热，喘憋症状明显。

麻疹病毒性肺炎为麻疹并发症，起病初期多有上呼吸道感染症状，典型者表现为起病 2～3 d 后，首先在口腔黏膜出现麻疹斑，大约 1～2 d 后从耳后发际开始出皮疹，以后迅速扩展到颜面、颈部、躯干、四肢。麻疹肺炎可发生于麻疹的各个病期，但以出疹后一周内最多见。因此在患儿发疹期，尤其是疹后期发热持续不退，或退热后又发热，同时呼吸道症状加重，肺部出现干湿性啰音，提示继发肺炎。

水痘是由水痘带状疱疹病毒引起的一种以全身皮肤水疱疹为主要表现的急性传染病。成人水痘并发肺炎较为常见。原有慢性疾病和（或）免疫功能低下者水痘并发肺炎的机会多。水痘肺炎多发生于水痘出疹后 1～6 d，高热、咳嗽、血痰，两肺可闻及湿啰音和哮鸣音，很少有肺实变。

五、实验室检查

（一）血液及痰液检查

病毒性肺炎患者白细胞总数一般多正常，也可降低，血沉往往正常。继发细菌感染时白细胞总数增多和中性粒细胞增高。痰涂片所见的白细胞以单核细胞为主，痰培养多无致病细菌生长。

（二）病原学检查

1. 病毒分离

由于合胞病毒、流感病毒、单纯疱疹病毒等对外界温度特别敏感，故发病后应尽早用鼻咽拭子取材，或收集鼻咽部冲洗液、下呼吸道分泌物，取材后放置冰壶内尽快送到实验室。如有可能最好床边接种标本，通过鸡胚接种、人胚气管培养等方法分离病毒。上述方法可靠、重复性好、特异性强，但操作繁琐费时，对急性期诊断意义不大。但对流行病学具有重要作用。

2. 血清学检查

血清学诊断技术包括补体结合试验、中和试验和血凝抑制试验等。比较急性期和恢复期双份血清抗体滴度，效价升高 4 倍或 4 倍以上即可确诊。本法主要为回顾性诊断，不适合早期诊断。采用急性期单份血清检测合胞病毒、副流感病毒的特异性 IgM 抗体，其敏感性和特异性比较高，可作为早期诊断指标。

3. 特异性快速诊断

（1）电镜技术：用于合胞病毒、副流感病毒、单纯疱疹病毒及腺病毒之诊断。由于检查耗时、技术复杂、费用昂贵，难以推广使用。

（2）免疫荧光技术：其敏感性和特异性均与组织培养相近。其合胞病毒抗原检测的诊断准确率达 70%～98.9%，具有快速、简便、敏感、特异性高等特点。

（3）酶联免疫吸附试验及酶标组化法：广泛用于检测呼吸道病毒抗原，既快速又简便。

4. 包涵体检测

CMV 感染时可在呼吸道分泌物，包括支气管肺泡灌洗液和经支气管肺活检标本中发现嗜酸粒细胞核内和胞质内含包涵体的巨细胞，可确诊。

六、诊断

病毒性肺炎的诊断主要依据是其临床表现及相关实验室检查。由于各型病毒性肺炎缺乏明显的特征，因而最后确诊往往需要借助于病原学检查结果。当然某些病毒原发感染的典型表现，如麻疹早期颊黏膜上的麻疹斑、水痘时典型皮疹均可为诊断提供重要依据。

七、鉴别诊断

主要需与细菌性肺炎进行鉴别。病毒性肺炎多见于小儿，常有流行，发病前多有上呼吸道感染和全身不适等前驱表现，外周血白细胞总数正常或偏低，分类中性粒细胞不高。而细菌性肺炎以成人多见，无流行性，白细胞总数及中性粒细胞明显增高。X 线检查时病毒性肺炎以间质性肺炎为主，肺纹理增粗，而细菌性肺炎多以某一肺叶或肺段病变为主，显示密度均匀的片状阴影。中性粒细胞碱性磷酸酶试验、四唑氮盐还原试验、C 反应蛋白水平测定以及疫苗培养和病毒学检查均有助于两种肺炎的鉴别。需要注意的是呼吸道病毒感染基础上容易继发肺部细菌感染，其中以肺炎链球菌、金黄色葡萄球菌、流感嗜血杆菌及溶血性链球菌为多见，通常多发生于原有病毒感染热退 1~4 d 后患者再度畏寒、发热，呼吸道症状加剧，咳嗽、咳黄痰、全身中毒症状明显。

此外病毒性肺炎尚需与病毒性上呼吸道感染、急性支气管炎、支原体肺炎、衣原体肺炎和某些传染病的早期进行鉴别。

八、治疗

目前缺少特效抗病毒药物，因而仍以对症治疗为主。

（一）一般治疗

退热、止咳、祛痰、维持呼吸道通畅、给氧，纠正水和电解质、酸碱失衡。

（二）抗病毒药物

金刚烷胺，成人 0.1 g，每日 2 次；小儿酌减，连服 3～5 d。早期应用对防治甲型流感有一定效果。病毒唑对合胞病毒、腺病毒及流感病毒性肺炎均有一定疗效，每日用量为 10 mg/kg，口服或肌内注射。近来提倡气道内给药。小于 2 岁者每次 10 mg，2 岁以上的每次 20～30 mg，溶于 30 mL 蒸馏水内雾化吸入，每日 2 次，连续5～7 d。由 CMV、疱疹病毒引起的肺炎患者可用阿昔洛韦、阿糖腺苷等治疗。

（三）中草药

板蓝根、黄芪、金银花、大青叶、连翘、贯仲、菊花等可能有一定效果。

（四）生物制剂

有报道肌内注射 γ-干扰素治疗小儿呼吸道病毒感染，退热快、体征恢复迅速、缩短疗程、无明显不良反应。雾化吸入从初乳中提取的 SIgA 治疗婴幼儿 RSV 感染也取得良好效果。此外还可试用胸腺肽、转移因子等制剂。继发细菌性肺炎时应给予敏感的抗生素。

九、预后

大多数病毒性肺炎预后良好，无后遗症。但是如系流感后发生重症肺炎，或年老体弱、原有慢性病者感染病毒性肺炎后易继发细菌性肺炎，预后较差。另外 CMV 感染者治疗也颇为棘手。

十、预防

接种流感疫苗、水痘疫苗和麻疹疫苗对于预防相应病毒感染有一定效果，但免疫功能低下者禁用麻疹减毒活疫苗。口服 3、4、7 型腺病毒减毒活疫苗对预防腺病毒性肺炎有一定效果。早期较大剂量注射丙种球蛋白对于麻疹和水痘的发病有一定预防作用。应用含高滴度 CMV 抗体免疫球蛋白被动免疫对预防 CMV 肺炎也有一定作用。对于流感病毒性肺炎、CMV 肺炎、水痘疱疹病毒性肺炎患者应予隔离，减少交叉感染。

第十节 严重急性呼吸综合征

严重急性呼吸综合征（severe acute respiratory syndrome，SARS）曾被称为传染性非典型肺炎。非典型肺炎系指一组具有类似肺炎临床表现及胸部 X 线特征，且对 β-内酰胺类抗生素治疗无效的肺炎。该概念于 1938 年由 Reimann 首次提出，主要是为了与细菌性肺炎或支气管肺炎等典型肺炎相区别，亦曾泛指所有细菌以外病原体所致的肺炎。临床特点为隐匿起病，多为发热、干咳及偶见咯血，肺部较少阳性体征；X 线胸片主要表现为间质性浸润；病情通常较轻，患者很少因此而死亡。病原体主要包括肺炎支原体、肺炎衣原体、鹦鹉热衣原体、嗜肺军团杆菌及贝纳（伯氏）立克次体，尤以肺炎支原体及肺炎衣原体多见，几乎占每年成人社区获得性肺炎住院患者的 1/4。此类病原体多为细胞内寄生且无细胞壁，对 β-内酰胺类抗生素治疗无效，但对大环内酯类及四环素类抗生素治疗有效。

2002 年 11 月起，从我国广东省开始流行一种新型非典型肺炎，传染性强、发病急骤且病死率较高，抗生素治疗无效，故称为传染性非典型肺炎（简称非典）。研究显示该病可能由一种新型冠状病毒（coronavirus）所致，该病毒可能来源于禽类或啮齿类动物。2003 年 2 月世界卫生组织（WHO）将这种新型传染性疾病命名为严重急性呼吸综合征（SARS），从此 SARS 变成了专用疾病名称。SARS 以发热、干咳、呼吸困难、头痛及低氧血症为主要临床表现；传染性强，发病者具有显著的家庭或医院聚集现象；实验室检查表现为淋巴细胞减少症及轻度转氨酶升高；严重病例可因肺泡损伤导致呼吸衰竭而死亡。2003 年本病曾导致全球范围的流行，33 个国家或地区出现过 SARS 病例，平均病死率近 10%。

一、病理

现有部分 SARS 死亡病例尸检报告显示该病以肺和免疫系统的病变最为突出，心、肝、肾、肾上腺等实质性器官也不同程度受累。

(一) 肺部病变

肉眼观双肺呈斑块状实变，严重者双肺完全性实变；表面暗红色，切面可见肺出血灶及出血性梗死灶。镜下，以弥漫性肺泡损伤为主，肺组织重度充血、出血和肺水肿，肺泡腔内充满大量脱落和增生的肺泡上皮细胞及渗出的单核细胞、淋巴细胞和浆细胞。部分肺泡上皮细胞胞质内可见典型的病毒包涵体，电镜证实为病毒颗粒。肺泡腔内可见广泛透明膜形成，部分病例肺泡腔内渗出物出现机化，呈肾小球样机化性肺炎改变。肺小血管呈血管炎改变，部分管壁可见纤维素样坏死伴血栓形成，微血管内可见纤维素性血栓。

(二) 脾和淋巴结病变

脾体积略缩小，质软。镜下见脾小体高度萎缩，脾动脉周围淋巴鞘内淋巴细胞减少，红髓内淋巴细胞稀疏。白髓和被膜下淋巴组织大片灶状出血坏死。肺门淋巴结及腹腔淋巴结固有结构消失，皮髓质分界不清，皮质区淋巴细胞数量明显减少，常见淋巴组织呈灶状坏死。心、肝、肾、肾上腺等器官除小血管炎症性病变外，均有不同程度变性、坏死和出血等改变。本病若能及时发现并有效治疗大多可治愈；不足 5% 的严重病例可因呼吸衰竭而亡。其中并发症及后遗症有待进一步观察确定。

二、临床表现

大部分 SARS 患者为成人，平均年龄 38 岁左右，有流行病学史，常有密切接触史或有明确的传染过程。临床潜伏期为 2~14 天。前驱症状不明显，起病急骤、发热、寒战，伴全身和呼吸系统症状。抗菌药物治疗无明显效果。

（一）症状和体征

1. 发热

发热为多数 SARS 患者的首发而最为常见的症状，少数门诊患者体温可正常，多为持续性高热，体温常在 38 ℃以上，最高可达 40 ℃，部分表现为低热（＜38 ℃），少数患者发热为其仅有的症状。部分患者有密切接触史，白细胞减少，胸部 X 线片示肺内片状阴影，但不发热，大多为体质弱、病情重和合并基础疾病者。

2. 全身症状

通常为流感样症状，常见症状为全身肌肉疼痛、关节酸痛、疲乏、乏力、多汗、头痛、眩晕，不常见症状为咳痰、咽痛、鼻炎、恶心、呕吐和腹泻。病情严重时可出现神志模糊、烦躁。

3. 呼吸道症状

多无上呼吸道卡他症状，可有咳嗽，多为干咳、少痰，偶有血丝痰，可有胸闷、胸痛，严重时出现呼吸加速、气促或呼吸窘迫，部分出现呼吸功能不全（低氧血症），少数重症患者可迅速进展为急性呼吸衰竭。虽然干咳憋气常见，但在半数患者不为主要症状。早期咳嗽等呼吸系统症状并不明显，与发热间隔时间中位数为 5 天（3～7 天），和胸部 X 线片病变同步出现。

4. 体征

主要为肺部体征，常与胸部 X 线片病变表现不平行。大部分患者体温升高、气促、呼吸音粗、呼吸频率快、双肺底可闻及吸气期湿啰音。肺实变时叩诊为浊音，触觉语颤增强。未见皮疹、淋巴结肿大和紫癜。

（二）临床分期

1. 前驱期

多以发热起病，为持续性发热（＞38 ℃），超过半数出现畏寒、寒战。多伴有全身非特异性症状，如肌痛、头痛、头晕、全身不适。上呼吸道表现，如咽痛、流涕等仅见于约 25％的患者。通常无皮疹或神经系统表现，但部分患者可伴有恶心、呕吐或腹泻。

2. 极期

以呼吸系统症状为主，起病 3～7 天后出现下呼吸道症状，如干咳，可伴有胸痛、胸闷、气促、呼吸困难，咳痰少见，低氧血症常见。症状重、体征轻是本病的特点之一，仅在部分患者可闻及肺底吸气相啰音，无皮疹、紫癜或淋巴结肿大表现。起病第 3～12 天（平均 6.5 天）可出现病情的急剧加重，以低氧血症为突出。约 20% 的患者因呼吸衰竭需要进入 ICU 治疗，需要呼吸机支持。呼吸衰竭为 SARS 患者的主要死因。但部分患者仅有发热等全身表现，无呼吸系统症状，极期不明显即可进入恢复期。

3. 恢复期

经皮质激素等药物的有效治疗，病情稳定，并逐渐恢复，体温下降，呼吸道症状缓解，胸部影像学肺内病变完全吸收，少数患者因病情重或延误治疗可形成纤维条索影。病情危重者，由于临床恢复缓慢，病程较长，免疫力下降，在呼吸道黏膜已损伤的基础上可继发其他病原体感染。

三、诊断

（一）血常规

早期白细胞总数不升高，或降低，中性粒细胞可增多。晚期合并细菌性感染时，白细胞总数可升高。部分患者血小板可减少，多数重症患者白细胞总数减少，常有淋巴细胞减少。

（二）血生化及电解质

多数患者出现肝功能异常，丙氨酸氨基转移酶（ALT）、乳酸脱氢酶（LDH）、肌酸激酶（CK）升高。少数患者血清白蛋白降低。肾功能及血清电解质大都正常。

（三）血气分析

部分患者出现低氧血症和呼吸性碱中毒改变，重者出现 I 型呼吸衰竭。

（四）病原学检查

采集患者呼吸道分泌物、排泄物、血液等标本，进行相关病原学检查，继发细菌感染时痰及血培养可呈现阳性。

（五）血清病毒抗体测定

采集患者血清检测 RNA 病毒 SARS-CoV 抗体 IgG、IgM、IgA 或总抗体检测。

（六）影像学检查

胸部 X 线检查早期可无异常，一般 1 周内逐渐出现肺纹理粗乱的间质性改变、斑片状或片状渗出阴影，典型的改变为磨玻璃影及肺实变影。可在 2～3 天内波及一侧肺野或两肺，约半数波及双肺，病灶多在中下叶并呈外周分布，少数出现气胸和纵隔气肿。CT 还可见小叶内间隔和小叶间隔增厚（碎石路样改变）、细支气管扩张和少量胸腔积液。病变后期部分患者肺部有纤维化改变。

四、鉴别诊断

（1）因冬春是呼吸道疾病多发季节，首先应与一般感冒、流感或其他细菌性呼吸道疾病鉴别。

（2）临床上要注意排除上呼吸道感染、流感、细菌性或真菌性肺炎、AIDS 合并肺部感染、军团病、肺结核、肾综合征出血热、肺部肿瘤、非感染性间质性疾病、肺水肿、肺不张、肺栓塞、肺嗜酸性粒细胞浸润症、肺血管炎等临床表现类似的呼吸系统疾患。

（3）儿童应与腺病毒、呼吸道合胞病毒、流感嗜血杆菌及其他肺部感染鉴别。

五、治疗

本病治疗原则为：在尚无特效治疗药物的情况下，发病早期应进行综合治疗，争取控制病情发展。对接触后发病早者（潜伏期短者）及老、幼、弱患者，或伴随有其他疾病者，更要特别重视。

（一）一般治疗

卧床休息，适当补充液体及维生素，避免用力及剧烈咳嗽。

密切观察病情变化（多数患者在发病后 14 日内都可能属于进展期）。定期复查胸片（早期复查间隔时间不超过 3 日）、心、肝、肾功能、血气分析等。每日检测体表血氧饱和度。减轻患者心理恐慌及精神压力。

（二）对症治疗

发热超过 38.5 ℃，全身酸痛明显者，可使用解热镇痛药。高热者给予冰敷、酒精擦浴等物理降温措施。咳嗽、咳痰者给予镇咳、祛痰药。有研究发现醋酸锌可减轻感染的咳嗽、头疼、肌痛、流涕及鼻塞等呼吸道症状，故可用于减轻 SARS 症状。有心、肝、肾等器官功能损害，应该做相应处理。气促明显、轻度低氧血症者应早给予持续鼻导管吸氧。

（三）抗生素治疗

针对其他引起非典型肺炎的病原，早期选用大环内酯类、氟喹诺酮类、β-内酰胺类及四环素类等，如果痰培养或临床上提示有耐药球菌感染，可选用（去甲）万古霉素等治疗继发感染。

（四）抗病毒治疗

目前尚无特效抗病毒药物，可经验性应用抗病毒药物，如利巴韦林、达菲（磷酸奥司他韦）等或给予 IFN 滴鼻，但疗效还有待评价。

（五）肾上腺皮质激素的应用

肾上腺皮质激素有抗炎、抗渗出、抗高热及抗纤维化作用。对高热或有发展成重型趋向（包括 ARDS）的患者可采用。建议应用肾上腺皮质激素的指征为：①有严重中毒症状。②达到重症病例标准者。应有规律使用，一般不作长时间应用，以防继发感染。具体剂量根据病情来调整，儿童慎用。过早使用肾上腺皮质激素使机体处于免疫抑制状态，导致机体免疫系统不能有效清除病毒，延长排毒期。轻至中度患者可试用具有类皮质激素功能的药物如甘草酸制剂类药品。

（六）重症患者的处理和治疗

重症患者有明显呼吸困难或达到重症病例诊断标准要进行监

护。可使用无创正压通气首选鼻罩 CPAP 的方法。常用压力水平为 4～10 cmH$_2$O。应选择适当的罩，并应持续应用（包括睡眠时间），暂停时间不超过 30 min，直到病情缓解。推荐使用无创正压通气的标准：呼吸次数＞30 次/分；吸氧 3～5 L/min 条件下，SaO$_2$＜93％。严重呼吸困难及低氧血症患者，吸氧 5 升/分钟条件下 SaO$_2$＜90％或氧合指数＜26.7 kPa（200 mmHg），经过无创正压通气治疗后无改善，或不能耐受无创正压通气治疗者，应及时考虑进行有创的正压通气治疗。一旦出现休克或 MODS，应及时作相应处理。

第十章

气流阻塞性疾病

第一节 支气管哮喘

支气管哮喘是全球范围内最常见的慢性呼吸道疾病，它是由多种细胞（如嗜酸性粒细胞、肥大细胞、T淋巴细胞、中性粒细胞、气道上皮细胞等）和细胞组分参与的气道慢性炎症性疾患。这种慢性炎症导致气道高反应性的产生，通常出现广泛多变的可逆性气流受限，并引起反复发作的喘息、气急、胸闷或咳嗽等症状，常在夜间和（或）清晨发作、加剧，多数患者可自行缓解或经治疗缓解。哮喘的发病率在世界范围内呈上升趋势。据统计，全世界约有3亿人患有哮喘，全球患病率为1%～18%。我国约有1 000万～3 000万哮喘患者。2000年我国0～14岁儿童哮喘患病率为0.12%～3.34%，较10年前平均上升了64.84%。

一、病因

目前认为支气管哮喘是一种有明显家族聚集倾向的多基因遗传性疾病，它的发生既受遗传因素又受环境因素的影响。

（一）遗传

近年来随着分子生物学技术的发展，哮喘相关基因的研究也取得了一定的进展，第5、6、11、12、13、14、17、19、21号染色体可能与哮喘有关，但具体关系尚未搞清楚，哮喘的多基因遗传特征为：①外显不全。②遗传异质化。③多基因遗传。④协同作用。这就导致在一个群体中发现的遗传连锁有相关性，而在另一个不同群体中则不能发现这种相关。

（二）变应原

1. 变应原

尘螨是最常见的变应原，是哮喘在世界范围内重要的发病因素。常见的有 4 种，即屋尘螨、粉尘螨、宇尘螨和多毛螨。屋尘螨是持续潮湿气候中最主要的螨虫。真菌亦是存在于室内空气中的变应原之一，常见为青霉、曲霉、交链孢霉等。花粉与草粉是最常见的引起哮喘发作的室外变应原，木本植物（树花粉）常引起春季哮喘，而禾本植物的草类花粉常引起秋季哮喘。

2. 职业性变应原

常见的变应原有谷物粉、面粉、动物皮毛、木材、丝、麻、木棉、饲料、蘑菇、松香、活性染料、乙二胺等。低分子量致敏物质的作用机制尚不明确，高分子量的致敏物质可能是通过与变应原相同的变态反应机制致敏患者并引起哮喘发作。

3. 药物及食物添加剂

药物引起哮喘发作有特异性过敏和非特异性过敏两种，前者以生物制品过敏最常见，而后者发生于交感神经阻滞剂和增强副交感神经作用剂，如普萘洛尔、新斯的明。食物过敏大多属于Ⅰ型变态反应，如牛奶，鸡蛋、鱼、虾、蟹等海鲜及调味类食品等可作为变应原，常可诱发哮喘患者发作。

（三）促发因素

1. 感染

哮喘的形成和发作与反复呼吸道感染有关，尤其是呼吸道病毒感染，最常见的是鼻病毒，其次是流感病毒、副流感病毒、呼吸道合胞病毒及冠状病毒等。病毒感染引起气道上皮细胞产生多种炎症介质，使随后吸入的过敏原的炎症反应和气道收缩反应增强，亦可诱导速激肽和组胺失活减少，提高迷走神经介导的反射性支气管收缩。细菌感染在急性哮喘中的作用还未确定。近年，衣原体和支原体感染报道有所增多，部分哮喘病例治疗衣原体感染可改善症状。

2. 气候改变

当气温、湿度、气压和空气中离子等发生改变时可诱发哮喘，故在寒冷季节或秋冬气候转变时较多发病。

3. 环境污染

与哮喘发病关系密切。诱发哮喘的有害刺激物中，最常见的是煤气（尤其是 SO_2）、油烟、被动吸烟、杀虫喷雾剂等。烟雾可刺激处于高反应状态的哮喘患者的气道，使支气管收缩，甚至痉挛，致哮喘发作。

4. 精神因素

患者紧张不安、情绪激动等，也会促使哮喘发作，一般认为是通过大脑皮层和迷走神经反射或过度换气所致。

5. 运动

约有 70%～80% 的哮喘患者在剧烈运动后诱发哮喘发作，称为运动性哮喘。典型病例是运动 6～10 分钟，在停止运动后1～10 分钟内出现支气管痉挛，临床表现为咳嗽、胸闷、喘鸣，听诊可闻及哮鸣音，多数患者在 30～60 分钟内可自行缓解。运动后约有 1 小时的不应期，40%～50% 的患者在此期间再进行运动则不发生支气管痉挛。有些患者虽无哮喘症状，但是运动前后的肺功能测定能发现存在支气管痉挛，可能机制为剧烈运动后过度呼吸，使气道黏膜的水分和热量丢失，呼吸道上皮暂时出现渗透压过高，诱发支气管平滑肌痉挛。

6. 药物

有些药物可引起哮喘发作，主要有包括阿司匹林在内的非甾体类抗炎药物（NSAID）和含碘造影剂，或交感神经阻断剂等，如误服普萘洛尔等 β_2 受体阻断剂可引发哮喘。约 2.3%～20% 的哮喘患者因服用阿司匹林等非甾体类抗炎药物而诱发哮喘，称为阿司匹林哮喘（aspirin induced asthma，ASA）。在 ASA 中部分患者合并有鼻息肉，被称为阿司匹林过敏－哮喘－鼻息肉三联症（samter's syndrome），其临床特点为：①服用阿司匹林类解热镇痛药诱发剧烈哮喘，多在摄入后 30 分钟到 3 小时内发生。②儿童多在 2 岁之前发病，但大多为 30～40 岁的中年患者。③女性多于男性，男女之比约为 2：3。④发病无明显季节性。⑤病情较重，大多对糖皮质激素有依赖性。⑥半数以上有鼻息肉，常伴有过敏性鼻炎和（或）鼻窦炎，鼻息肉切除后有时哮喘症状加重或促发。⑦变应原皮试多呈阴性反应。⑧血清总 IgE 多正常。⑨其家族中较少有过敏性疾病的患者。

7. 月经、妊娠等生理因素

不少女性哮喘患者在月经前 3～4 天有哮喘加重的现象，可能与经前期黄体酮的突然下降有关。如果患者每月必发，且经量不多，适时地注射黄体酮，有时可阻止严重的经前期哮喘。妊娠对哮喘的影响并无规律性，大多病情未见明显变化，妊娠对哮喘的作用主要表现为机械性的影响及哮喘有关的激素变化，如果处理得当，则不会对妊娠和分娩产生不良后果。

8. 围生期胎儿的环境

妊娠 9 周的胎儿胸腺已可产生 T 淋巴细胞，且在整个妊娠期胎盘主要产生辅助性Ⅱ型 T 细胞因子，因而在肺的微环境中，Th_2 的反应是占优势的，若母亲已有特异性体质，又在妊娠期接触大量的变应原或受到呼吸道病毒特别是合胞病毒的反复感染，即可能加重其调控的变态反应，以致出生后存在变态反应和哮喘发病的可能性。

二、发病机制

哮喘是多种炎症细胞和炎症介质参与的气道慢性炎症，该炎症过程与气道高反应性和哮喘症状密切相关；气道结构细胞特别是气道上皮细胞和上皮下基质、免疫细胞的相互作用以及气道神经调节的异常均加重气道高反应性，且直接或间接加重了气道炎症。

（一）变态反应性炎症

目前研究认为哮喘是由 Th_2 细胞驱导的对变应原的一种高反应。由其产生的气道炎症可分为以下几类。

1. IgE 介导的、T 淋巴细胞依赖的炎症途径

可分为以下三个阶段：IgE 激活和 FcR 启动；炎症介质和细胞因子的释放；黏附分子表达促使白细胞跨膜移动。Th_2 细胞分泌 IL-4 调控 B 淋巴细胞生成 IgE，后者结合到肥大细胞、嗜碱性粒细胞和嗜酸性粒细胞上的特异性受体，使之呈现致敏状态；当再次接触同种抗原时，抗原与特异性 IgE 交联结合，从而导致炎症介质链式释放。根据效应发生时间和持续时间，可分为早期相反应（引起速发性哮喘反应）和晚期相反应（引起迟发性哮喘反应），前者在接触变应原后数秒内发生，可持续数小时，与哮喘的急性发作有关；后者在变应原刺激后 6～12 小时发生，可持续数天，引起气道的慢性炎症。有多种炎症细胞包括肥大细胞、嗜酸性粒细胞、嗜碱性粒细胞、T 淋巴细胞、肺泡巨噬细胞、中性粒细胞和气道上皮细胞参与气道炎症的形成，其中肥大细胞是气道炎症的主要原发效应细胞。炎症细胞、炎症介质和细胞因子的相互作用是维持气道炎症反应的基础。

2. 非 IgE 介导、T 淋巴细胞依赖的炎症途径

Th_2 细胞还可通过释放的多种细胞因子（IL-4、IL-13、IL-3、IL-5 等）直接引起各种炎症细胞的聚集和激活，以这种方式直接促发炎症反应，主要是迟发型变态反应。如嗜酸性粒细胞聚集活化（IL-5 起主要作用）分泌的主要碱基蛋白、嗜酸性粒细胞阳离子蛋白、嗜酸性粒细胞衍生的神经毒素、过氧化物酶和胶原酶等均可引起气道损伤；中性粒细胞分泌的蛋白水解酶等可进一步加重炎症反应。此外，上述炎症及其炎症介质可促使气道固有细胞活化，如肺泡巨噬细胞可释放 TX、PG、PAF 等加重哮喘反应；气道上皮细胞和血管内皮细胞产生内皮素（ETs），是所知的最强的支气管平滑肌收缩剂，且还具有促进黏膜腺体分泌和促平滑肌及成纤维细胞增殖的效应，参与气道重构。

（二）气道重塑

除了气道炎症反应外，哮喘患者气道发生重塑，可导致相对不可逆的气道狭窄。研究证实，非正常愈合的损伤上皮细胞可能

主动参与了哮喘气道炎症的发生发展以及气道重塑形成过程。Holgate 在上皮－间质营养单位（EMTU）学说中，提出哮喘气道上皮细胞正常修复机制受损，促纤维细胞生长因子－转化生长因子（TGF-β_1）与促上皮生长因子-EGF 分泌失衡，继而导致气道重塑，是难治性哮喘的重要发病机制。哮喘患者损伤的气道上皮呈现以持续高表达表皮生长因子受体（EGFR）为特征的修复延迟，可能通过内皮素-1（ET-1）和（或）转化生长因子 β_1（TGF-β_1）介导早期丝裂原活化蛋白激酶（MAPK）家族（ERK1/2 和 p38MAPK）信号网络通路而实现，诱导上皮下成纤维细胞表达 α-平滑肌肌动蛋白（α-SMA），实现成纤维细胞向肌纤维母细胞转化。上皮下成纤维细胞被活化使过量基质沉积，活化的上皮细胞与上皮下成纤维细胞还可生成释放大量的炎症介质，包括成纤维细胞生长因子（FGF-2）、胰岛素样生长因子（IGF-1）、血小板衍化生长因子（PDGF）、内皮素-1（ET-1）、转化生长因子 β_1（TGF-β_1）和 β_2（TGF-β_2），导致气道重建。由此推测，保护气道黏膜，恢复正常上皮细胞表型，可能在未来哮喘治疗中占有重要地位。

气道组织和结构细胞的重塑与 T 细胞依赖的炎症通过信号转导相互作用，屏蔽变应原诱导的机体正常的 T 细胞免疫耐受机制，可能是慢性哮喘持续发展，气道高反应性存在的根本原因。延迟愈合的重塑气道上皮高表达 ET-1 可能是诱导 Th$_2$ 细胞在气道聚集，引起哮喘特征性嗜酸性粒细胞气道炎症的一个重要原因。因此，气道上皮细胞"重塑"有可能激活特异性的炎症信号转导通路，加速 CD4$^+$ T 细胞亚群的活化，从而使变应原诱导的局部黏膜免疫炎症持续发展。

（三）气道高反应性

气道反应性是指气道对各种化学、物理或药物刺激的收缩反应。气道高反应性（AHR）是指气道对正常不引起或仅引起轻度应答反应的刺激物出现过度的气道收缩反应。气道高反应性是哮喘的重要特征之一。气道炎症是导致气道高反应性最重要的机制，当气道受到变应原或其他刺激后，由于多种炎症细胞、炎症介质和细胞因子的参与、气道上皮和上皮内神经的损害等而导致AHR。有人认为，气道基质细胞内皮素（ET）的自分泌及旁分泌，以及细胞因子（尤其是肿瘤坏死因子 TNF-α）与内皮素相互作用在 AHR 的形成上有重要作用。此外，AHR 与 β 肾上腺素能受体功能低下、胆碱能神经兴奋性增强和非肾上腺素能非胆碱能（NANC）神经的抑制功能缺陷有关。在病毒性呼吸道感染、冷空气、SO_2、干燥空气、低渗和高渗溶液等理化因素刺激下均可使气道反应性增高。气道高反应性程度与气道炎症密切相关，但二者并非等同。气道高反应性目前已公认是支气管哮喘患者的共同病理生理特征，然而出现气道高反应者并非都是支气管哮喘，如长期吸烟、接触臭氧、病毒性上呼吸道感染、慢性阻塞性肺疾病、过敏性鼻炎、支气管扩张、热带肺嗜酸性粒细胞增多症和过敏性肺泡炎等患者也可出现，所以应该全面地理解 AHR 的临床意义。

（四）神经因素

支气管的自主神经支配很复杂，除以前所了解的胆碱能神经、肾上腺素能神经外，还存在非肾上腺素能非胆碱能（NANC）神经系统。支气管哮喘与 β 肾上腺素能受体功能低下和迷走神经张力亢进有关，并可能存在有 α 肾上腺素能神经的反应性增加。NANC神经系统又分为抑制性 NANC 神经系统（i-NANC）和兴奋性NANC 神经系统（e-NANC）。i-NANC 是产生气道平滑肌松弛的主要神经系统，其神经递质尚未完全阐明，可能是血管活性肠肽（VIP）和（或）组胺酸甲硫胺。VIP 具有扩张支气管、扩张血管、调节支气管腺体分泌的作用，是最强烈的内源性支气管扩张物质，而气道平滑肌的收缩可能与该系统的功能受损有关。e-NANC 是一种无髓鞘感觉神经系统，其神经递质是 P 物质，而该物质存在于气道迷走神经化学敏感性的 C 纤维传入神经中。当气道上皮损伤后暴露出 C 纤维传入神经末梢，受炎症介质的刺激，引起局部轴突反射，沿传入神经侧索逆向传导，并释放感觉神经肽，如P物质、神经激肽、降钙素基因相关肽，结果引起支气管平滑肌收缩、血管通透性增强、黏液分泌增多等。近年研究证明，一氧化氮（NO）是人类 NANC 的主要神经递质，在正常情况下主要产生构建型 NO（eNO）。在哮喘发病过程中，细胞因子刺激气道上皮细胞产生的诱导型 NO（iNO）则可使血管扩张，加重炎症过程。

三、病理

支气管哮喘气道的基本病理改变为气道炎症和重塑。炎症包括肥大细胞、肺巨噬细胞、嗜酸性粒细胞、淋巴细胞与中性粒细胞浸润；气道黏膜下水肿，微血管通透性增加，支气管内分泌物潴留，支气管平滑肌痉挛，纤毛上皮剥离，基底膜漏出，杯状细胞增殖及支气管分泌物增加等病理改变，称之为慢性剥脱性嗜酸性粒细胞性支气管炎。

早期表现为支气管黏膜肿胀、充血，分泌物增多，气道内炎症细胞浸润，气道平滑肌痉挛等可逆性的病理改变。上述的改变可随气道炎症的程度而变化。若哮喘长期反复发作，支气管呈现慢性炎症改变，表现为柱状上皮细胞纤毛倒伏、脱落，上皮细胞坏死，黏膜上皮层杯状细胞增多，黏液蛋白产生增多，支气管黏膜层大量炎症细胞浸润、黏液腺增生、基底膜增厚，支气管平滑肌增生，则进入气道重塑阶段，主要表现为上皮下肌纤维母细胞增多导致胶原的合成增加，形成增厚的上皮下基底膜层，可累及全部支气管树，主要发生在膜性和小的软管性气道，即中央气道，是哮喘气道重塑不同于 COPD 的特征性病理改变。具有收缩性的上皮下肌纤维母细胞增加，可能是哮喘气道高反应性形成的重要病理生理基础。气道炎症和重塑并行，与 AHR 密切相关。后者如气道壁的厚度与气道开始收缩的阈值成反比关系，平滑肌增生使支气管对刺激的收缩反应更强烈，血管容量增加可使气道阻力增高，同时这些因素具有协同/累加效应。肉眼可见肺膨胀及肺气肿较为突出，肺柔软疏松有弹性，支气管及细支气管内含有黏稠痰液及黏液栓。支气管壁增厚，黏膜充血肿胀形成皱襞，黏液栓塞局部可发生肺不张。

四、临床表现

典型的支气管哮喘出现反复发作的胸闷、气喘、呼吸困难、咳嗽等症状，在发作前常有鼻塞、打喷嚏、眼痒等先兆症状，发作严重者可短时内出现严重呼吸困难，低氧血症。有时咳嗽为唯一症状（咳嗽变异型哮喘）。在夜间或凌晨发作和加重是哮喘的特征之一。哮喘症状可在数分钟内发作，有些症状轻者可自行缓解，但大部分需积极处理。发作时可出现两肺散在、弥漫分布的呼气相哮鸣音，呼气相延长，有时吸气、呼气相均有干啰音。严重发作时可出现呼吸音低下，哮鸣音消失，临床上称为"静止肺"，预示着病情危重，随时会出现呼吸骤停。哮喘患者在不发作时可无任何症状和体征。

五、诊断

（一）诊断标准

（1）反复发作喘息、气急、胸闷或咳嗽，多与接触变应原，冷空气，物理、化学性刺激以及病毒性上呼吸道感染、运动等有关。

（2）发作时在双肺可闻及散在或弥漫性，以呼气相为主的哮鸣音，呼气相延长。

（3）上述症状和体征可经治疗缓解或自行缓解。

（4）除外其他疾病所引起的喘息、气急、胸闷和咳嗽。

（5）临床表现不典型者，应至少具备以下一项试验阳性：①支气管激发试验或运动激发试验阳性。②支气管舒张试验阳性[一秒钟用力呼气容积（FEV_1）增加$\geqslant 12\%$，且 FEV_1 增加绝对值$\geqslant 200$ mL]。③最大呼气流量（PEF）日内变异率$\geqslant 20\%$。

符合 1~4 条或 4、5 条者，可以诊断为支气管哮喘。

（二）相关诊断试验

1. 变应原检测

有体内的变应原皮肤点刺试验和体外的特异性 IgE 检测，可明确患者的过敏症状，指导患者尽量避免接触变应原及进行特异性免疫治疗。

2. 肺功能测定

肺功能测定有助于确诊支气管哮喘，也是评估哮喘控制程度的重要依据之一。主要有通气功能检测、支气管舒张试验、支气管激发试验和峰流速（PEF）及其日变异率测定。哮喘发作时呈阻塞性通气改变，呼气流速指标显著下降。第 1 秒用力呼气量（FEV_1）、FEV_1占用力肺活量比值（$EFV_1/FVC\%$）、最大呼气中期流速（MMEF）以及最大呼气流速（PEF）均下降。肺容量指标见用力肺活量（FVC）减少、残气量增高、功能残气量和肺容量增高，残气占肺总量百分比增高。缓解期上述指标可正常。对于有气道阻塞的患者，可行支气管舒张试验，常用药物为吸入型支气管扩张药（沙丁胺醇、特布他林），如 FEV_1 较用药前增加 $>12\%$，且绝对值增加 >200 mL，为支气管舒张试验阳性，对诊断支气管哮喘有帮助。对于有哮喘症状但肺功能正常的患者，可行支气管激发试验，常用吸入激发剂为醋甲胆碱、组胺。吸入激发剂后其通气功能下降、气道阻力增加。在设定的激发剂量范围内，如 FEV_1 下降 $>20\%$，为支气管激发试验阳性，使 FEV_1 下降 20% 的累积剂量（Pd_{20}-FEV_1）或累积浓度（Pc_{20}-FEV_1）可对气道反应性增高的程度作出定量判断。PEF 及其日变异率可反映通气功能的变化，哮喘发作时 PEF 下降，并且哮喘患者常有通气功能昼夜变化，夜间或凌晨通气功能下降，如果昼夜 PEF 变异率 $\geq20\%$ 有助于诊断为哮喘。

3. 胸部 X 线检查

胸部 X 线摄片多无明显异常，但哮喘严重发作者应常规行胸部 X 线检查，注意有无肺部感染、肺不张、气胸、纵隔气肿等并发症的存在。

4. 其他

痰液中嗜酸性粒细胞或中性粒细胞计数、呼出气 NO（FeNO）可评估与哮喘相关的气道炎症。

六、鉴别诊断

（一）上气道肿瘤、喉水肿和声带功能障碍

这些疾病可出现气喘，但主要表现为吸气性呼吸困难，肺功能测定流速－容量曲线可见吸气相流速减低。纤维喉镜或支气管镜检查可明确诊断。

（二）各种原因所致的支气管内占位

支气管内良恶性肿瘤、支气管内膜结核等导致的固定的、局限性哮鸣音，需与哮喘鉴别。胸部 CT 检查、纤维支气管检查可明确诊断。

（三）急性左心衰竭

急性左心衰发作时症状与哮喘相似，阵发性咳嗽、气喘，两肺可闻及广泛的湿啰音和哮鸣音，需与哮喘鉴别。但急性左心衰患者常有高心病、风心病、冠心病等心脏疾病史，胸片可见心影增大、肺淤血征，有助于鉴别。

（四）嗜酸性粒细胞性肺炎、变态反应肉芽肿性血管炎、结节性多动脉炎、过敏性肉芽肿（Churg-strauss 综合征）

这类患者除有喘息外，胸部 X 线或 CT 检查提示肺内有浸润阴影，并可自行消失或复发。常有肺外的其他表现，血清免疫学检查可发现相应的异常。

（五）慢性阻塞性肺疾病（COPD）

COPD 患者亦出现呼吸困难，常与哮喘症状相似，大部分 COPD 患者对支气管扩张剂和抗炎药疗效不如哮喘，对气道阻塞的可逆性不如哮喘。但临床上有大约 10％的 COPD 患者对激素和支气管扩张剂反应很好，这部分患者往往同时合并有哮喘，而支气管哮喘患者晚期出现气道重塑亦可以合并 COPD。

七、治疗

哮喘的治疗药物根据其作用机制可分为具有扩张支气管作用和抗炎作用两大类，某些药物兼有扩张支气管和抗炎作用。

（一）扩张支气管药物

1. β_2 受体激动剂

通过对气道平滑肌和肥大细胞膜表面的 β_2 受体的兴奋，舒张气道平滑肌、减少肥大细胞和嗜碱性粒细胞脱颗粒和介质的释放、降低微血管的通透性、增加气道上皮纤毛的摆动等，从而缓解哮喘症状。此类药物较多，可分为短效（作用维持 4～6 小时）和长效（作用维持 12 小时）β_2 受体激动剂。后者又可分为速效（数分钟起效）和缓慢起效（30 分钟起效）两种。

（1）短效 β_2 受体激动剂（简称 SABA）：常用的药物如沙丁胺醇（salbutamol）和特布他林（terbutaline）等，有吸入、口服、注射给药途径。

吸入：可供吸入的短效 β_2 受体激动剂有气雾剂、干粉剂和溶液。这类药物舒张气道平滑肌作用强，通常在数分钟内起效，疗效可维持数小时，是缓解轻中度急性哮喘症状的首选药物，也可用于运动性哮喘的预防。如沙丁胺醇每次吸入 100～200 μg 或特布他林 250～500 μg，必要时每 20 分钟重复 1 次。这类药物应按需间歇使用，不宜长期、单一使用，也不宜过量应用，否则可引起骨骼肌震颤、低血钾、心律失常等不良反应。压力型定量手控气雾剂（PMDI）和干粉吸入装置吸入短效 β_2 受体激动剂不适用于重度哮喘发作，其溶液（如沙丁胺醇、特布他林）经雾化吸入适用于轻至重度哮喘发作。

口服：如沙丁胺醇、特布他林等，通常在服药后15～30 分钟起效，疗效维持 4～6 小时。如沙丁胺醇 2～4 mg，特布他林 1.25～2.5 mg，每天 3 次。使用虽较方便，但心悸、骨骼肌震颤等不良反应比吸入给药时明显。缓释剂型和控释剂型的平喘作用维持时间可达 8～12 小时，适用于夜间哮喘患者的预防和治疗。长期、单一应用 β_2 受体激动剂可造成细胞膜 β_2 受体的下调，表现为临床耐药现象，应予以避免。

注射：虽然平喘作用较为迅速，但因全身不良反应的发生率较高，较少使用。

（2）长效 β_2 受体激动剂（简称 LABA）：这类 β_2 受体激动剂的分子结构中具有较长的侧链，舒张支气管平滑肌的作用可维持 12 小时以上。有吸入、口服和透皮给药等途径。

目前在我国临床使用的吸入型 LABA 有两种。①沙美特罗（salmeterol）：经气雾剂或碟剂装置给药，给药后 30 分钟起效，平喘作用维持 12 小时以上，推荐剂量 50 μg，每天 2 次吸入。②福莫特罗（formoterol）：经都保装置给药，给药后 3~5 分钟起效，平喘作用维持 8~12 小时以上。平喘作用具有一定的剂量依赖性，推荐剂量 4.5~9 μg，每天 2 次吸入。福莫特罗因起效迅速，可按需用于哮喘急性发作时的治疗。

近年来推荐联合 ICS 和 LABA 治疗哮喘，这两者具有协同的抗炎和平喘作用，并可增加患者的依从性、减少大剂量 ICS 引起的不良反应，尤其适合于中重度持续哮喘患者的长期治疗。

口服 LABA 有丙卡特罗、班布特罗，作用时间可维持 12~24 小时，适用于中重度哮喘的控制治疗，尤其适用于缓解夜间症状。

透皮吸收剂型现有妥洛特罗（tulobuterol）贴剂，妥洛特罗本身为中效 β_2 受体激动剂，由于采用结晶储存系统来控制药物的释放，药物经过皮肤吸收，疗效可维持 24 小时，并减轻了全身不良反应，每天只需贴附 1 次，使用方法简单，对预防夜间症状有较好疗效。

LABA 不推荐长期单独使用，应该在医生指导下与 ICS 联合使用。

2. 茶碱类

茶碱类具有舒张支气管平滑肌作用，并具有强心、利尿、扩张冠状动脉、兴奋呼吸中枢和呼吸肌等作用，低浓度茶碱还具有抗炎和免疫调节作用。

（1）口服给药：包括氨茶碱和控（缓）释型茶碱。短效氨茶碱用于轻中度哮喘急性发作的治疗，控（缓）释型茶碱用于慢性哮喘的长期控制治疗。一般剂量为每天 6~10 mg/kg。控（缓）释型茶碱口服后昼夜血药浓度平稳，平喘作用可维持 12～24 小时，尤适用于夜间哮喘症状的控制。茶碱与糖皮质激素和抗胆碱能药物联合应用具有协同作用。但本品与 β_2 受体激动剂联合应用时，易出现心率增快和心律失常，应慎用并适当减少剂量。

（2）静脉给药：氨茶碱加入葡萄糖溶液中，缓慢静脉注射［注射速度不宜超过 0.25 mg/（kg·min）］或静脉滴注，适用于中重度哮喘的急性发作。负荷剂量为 4～6 mg/kg，维持剂量为 0.6～0.8 mg/（kg·h）。由于茶碱的"治疗窗"窄，茶碱代谢存在较大的个体差异，药物不良反应较多，可引起心律失常、血压下降，甚至死亡，在有条件的情况下应监测其血药浓度，及时调整浓度和滴速。对于以往长期口服茶碱的患者，更应注意其血药浓度，尽量避免静脉注射，防止茶碱中毒。茶碱的有效、安全的血药浓度范围为 6～15 mg/L。影响茶碱代谢的因素较多，如发热性疾病、妊娠、抗结核治疗可以降低茶碱的血药浓度，而肝脏疾患、充血性心力衰竭以及合用西咪替丁或喹诺酮类、大环内酯类等药物均可影响茶碱代谢而使其排泄减慢，导致茶碱的毒性增加，应引起临床医师们的重视，并酌情调整剂量。多索茶碱的作用与氨茶碱相同，但不良反应较轻。二羟丙茶碱（喘定）的作用较茶碱弱，不良反应也较少。

（3）抗胆碱能药物：吸入型抗胆碱能药物如溴化异丙托品和噻托溴铵可阻断节后迷走神经传出支，通过降低迷走神经张力而舒张支气管。本品吸入给药，有气雾剂、干粉剂和雾化溶液三种剂型。经 PMDI 吸入溴化异丙托品气雾剂，常用剂量为 40～80 μg，每天 3～4 次；经雾化泵吸入溴化异丙托品溶液的常用剂量为 50～125 μg，每天 3～4 次。噻托溴铵为新近上市的长效抗胆碱能药物，对 M1 和 M3 受体具有选择性抑制作用，每天 1 次吸入给药。本品与 β_2 受体激动剂联合应用具有协同、互补作用。

（二）抗炎药物

1. 糖皮质激素

糖皮质激素是最有效的抗变态反应性炎症的药物，其药理作用机制有：①抑制各种炎症细胞包括巨噬细胞、嗜酸性粒细胞、T 淋巴细胞、肥大细胞、树突状细胞和气道上皮细胞等的生成、活化及其功能。②抑制 IL-2、IL-4、IL-5、IL-13、GM-CSF 等各种细胞因子的产生。③抑制磷脂酶 A_2、一氧化氮合成酶、白三烯、血小板活化因子等炎症介质的产生和释放。④增加抗炎产物的合成。⑤抑制黏液分泌。⑥活化和提高气道平滑肌 β_2 受体的反应性，增加细胞膜上 β_2 受体的合成。⑦降低气道高反应性。糖皮质激素通过与细胞内糖皮质激素受体（GR）结合，形成 GR-激素复合体转运至核内，从而调节基因的转录，抑制各种细胞因子和炎症介质的基因转录和合成，增加各种抗炎蛋白的合成，从而发挥其强大的抗炎作用。激素的给药途径有吸入、口服和静脉给药。

（1）吸入给药：吸入给药是哮喘治疗的主要给药途径，药物直接作用于呼吸道，起效快，所需剂量小，不良反应少。吸入糖皮质激素（ICS）的局部抗炎作用强，通过吸气过程给药，药物直接作用于呼吸道，通过消化道和呼吸道进入血液的药物大部分被肝脏灭活，因此全身不良反应少。研究证明 ICS 可以有效改善哮喘症状，提高生活质量，改善肺功能，降低气道高反应性，控制气道炎症，减少哮喘发作的频率，减轻发作的严重程度，降低病死率。ICS 的局部不良反应包括声音嘶哑、咽部不适和念珠菌感染。吸药后及时漱口、选用干粉吸入剂或加用储雾器可减少上述不良反应。ICS 全身不良反应的大小与药物剂量、药物的生物利用度、肝脏首过代谢率及全身吸收药物的半衰期等因素有关。目前有证据表明，成人哮喘患者每天吸入低中剂量激素，不会出现明显的全身不良反应。长期高剂量吸入糖皮质激素可能出现的全身不良反应包括皮肤瘀斑、肾上腺功能的抑制和骨质疏松等。

目前，ICS 主要有三类。①定量气雾剂（MDI）：临床上常用的 ICS 有 4 种，包括二丙酸倍氯米松、布地奈德、丙酸氟替卡松、环索奈德。②干粉吸入剂：主要有布地奈德都保、丙酸氟替卡松碟剂及含布地奈德、丙酸氟替卡松的联合制剂。干粉吸入装置比普通定量气雾剂使用方便，配合容易，吸入下呼吸道的药物量较多，局部不良反应较轻，是目前较好的剂型。③雾化溶液：目前仅有布地奈德溶液，经射流装置雾化吸入，对患者吸气的配合要求不高，起效较快，适用于哮喘急性发作时的治疗。ICS是长期治疗哮喘的首选药物。

（2）口服给药：适用于中度哮喘发作、慢性持续哮喘吸入大剂量 ICS 治疗无效的患者和作为静脉应用激素治疗后的序贯治疗。一般使用半衰期较短的糖皮质激素，如泼尼松、泼尼松龙或甲基泼尼松龙等。对于糖皮质激素依赖型哮喘，可采用每天或隔天清晨顿服给药的方式，以减少外源性激素对脑－垂体－肾上腺轴的抑制作用。泼尼松的维持剂量最好每天≤10 mg。长期口服糖皮质激素可能会引起骨质疏松症、高血压、糖尿病、下丘脑－垂体－肾上腺轴的抑制、肥胖症、白内障、青光眼、皮肤菲薄导致皮纹和瘀斑、肌无力等不良反应。对于伴有结核病、寄生虫感染、骨质疏松、青光眼、糖尿病、严重忧郁或消化性溃疡的哮喘患者，全身给予糖皮质激素治疗时应慎重，并应密切随访。全身使用激素对于中度以上的哮喘急性发作是必需的，可以预防哮喘的恶化、减少因哮喘而急诊或住院的机会、降低病死率。建议早期、足量、短程使用。推荐剂量：泼尼松龙40～50 mg/d，3～10 天。具体使用要根据病情的严重程度，当症状缓解时应及时停药或减量。

（3）静脉给药：哮喘重度急性发作时，应及时静脉给予琥珀酸氢化可的松（400～1000 mg/d）或甲基泼尼松龙（80～160 mg/d）。无糖皮质激素依赖倾向者，可在短期（3～5 天）内停药；有激素依赖倾向者应延长给药时间，控制哮喘症状后改为口服给药，并逐步减少激素用量。

2. 白三烯调节剂

白三烯调节剂包括半胱氨酰白三烯受体拮抗剂和5-脂氧化酶抑制剂，半胱氨酰白三烯受体拮抗剂通过对气道平滑肌和其他细胞表面白三烯（CysLT1）受体的拮抗，抑制肥大细胞和嗜酸性粒细胞释放的半胱氨酰白三烯的致喘和致炎作并具有较强的抗炎作用。本品可减轻哮喘症状、改善肺功能、减少哮喘的恶化。但其抗炎作用不如 ICS，不能取代 ICS。作为联合治疗中的一种药物，可减少中重度哮喘患者每天吸入 ICS 的剂量，并可提高吸入 ICS 的临床疗效，本品与 ICS 联用的疗效比吸入 LABA 与 ICS 联用的疗效稍差。但本品服用方便，尤适用于阿司匹林哮喘、运动性哮喘和伴有过敏性鼻炎哮喘患者的治疗。口服给药，扎鲁司特 20 mg，每天 2 次；孟鲁司特 10 mg，每天 1 次。

3. 色甘酸钠和尼多酸钠

色甘酸钠和尼多酸钠是一种非皮质激素类抗炎药，可抑制 IgE 介导的肥大细胞释放介质，并可选择性抑制巨噬细胞、嗜酸性粒细胞和单核细胞等炎症细胞介质的释放。能预防变应原引起的速发和迟发反应，以及运动和过度通气引起的气道收缩。吸入给药，不良反应较少。

4. 抗 IgE 单克隆抗体

抗 IgE 单克隆抗体可以阻断肥大细胞的脱颗粒，减少炎症介质的释放，可应用于血清 IgE 水平增高的哮喘的治疗。主要用于经过 ICS 和 LABA 联合治疗后症状仍未控制的严重过敏性哮喘患者。该药临床使用的时间尚短，其远期疗效与安全性有待进一步观察。

5. 抗组胺药物

酮替芬和新一代组胺 H_1 受体拮抗剂氯雷他定、阿司咪唑、曲尼司特等具有抗变态反应作用，其在哮喘治疗中作用较弱，可用于伴有变应性鼻炎的哮喘患者的治疗。

第二节 支气管扩张症

一、病因和发病机制

引起支气管扩张的主要发病因素为支气管感染和阻塞，两者相互影响，导致支气管扩张的发生和发展。此外，支气管外部纤维组织的牵拉也可引起支气管扩张。先天性发育缺损及遗传因素引起者较少见。

（一）支气管感染

婴幼儿时期患有严重的支气管炎，肺脏感染性疾病是引起支气管扩张的主要原因。麻疹、百日咳、流行性感冒等，可并发细菌感染而引起细支气管炎和严重的支气管肺炎，从而造成支气管管壁的破坏和附近组织纤维收缩，逐渐形成支气管扩张。此外，支气管和肺部的慢性感染，如肺结核、慢性肺脓肿等，使支气管管壁的弹性纤维和平滑肌组织破坏、断裂，支气管管壁变薄，弹性降低，加上病变部位纤维瘢痕组织的牵拉，均可导致受累部位的支气管扩张。

（二）支气管阻塞

肿瘤或管外肿大的淋巴结（如支气管淋巴结结核）压迫支气管，异物或黏稠的分泌物造成支气管部分阻塞时，在支气管内形成活瓣样作用，即空气吸入容易而呼出难，使阻塞部位以下的支气管内压逐渐增高，这样就促使管腔扩张。同时支气管的部分阻塞，亦使引流不畅，故易引起继发感染而破坏管壁。支气管管壁破坏和管内压力增高，也是形成支气管扩张的主要因素。

（三）遗传性缺陷

黏液－纤毛功能障碍，α_1-抗胰蛋白酶缺乏，囊性纤维化（CF）等均可导致支气管腔阻塞或扩张。纤毛不动综合征为常染色体隐性遗传疾病，该病患者的支气管纤毛存在动力臂缺失或变异等结构异常，使支气管黏液分泌、排除障碍，导致支气管反复感染，进而出现扩张。卡塔格内综合征是纤毛不动综合征的一个亚型，此类患者同时常伴有慢性鼻窦炎和内脏转位。

（四）先天性解剖学缺陷和免疫缺陷

肺隔离症为先天性发育异常，其隔离肺组织与正常肺组织相连，隔离肺一般没有支气管与正常肺组织相通，出现感染时则可与之相通而发生支气管扩张。此外，支气管软化，支气管囊肿、软骨缺陷、支气管内畸胎瘤、巨大气管－支气管、异位支气管、气管－食管瘘等疾病，由于先天性支气管壁组织发育异常，常导致支气管扩张。低丙种球蛋白血症患者因全身和气道分泌物中缺乏免疫球蛋白易致复发性感染，常见反复的鼻窦和支气管肺感染，其患支气管扩张的危险也明显增加。

二、病理

一般炎症性支气管扩张由于下叶支气管下垂，其分泌物引流较差，故多见于下叶。左下叶支气管较细长，且受心脏的压迫，引流不畅，尤易招致继发感染，故左下叶支气管扩张较右下叶为多见。左舌叶支气管开口接近下叶背支，容易受到下叶感染的影响，故左下叶支气管扩张同时可累及舌叶支气管。右中叶支气管较细长，周围有内、外、前3组淋巴结围绕，易引起肺不张及继发感染，反复发作可使右中叶支气管发生扩张。上叶尖支和后支及下叶尖支的支气管扩张，多数为肺结核的并发症。

支气管扩张的形态有柱状或囊状，幼年发生的支气管扩张多为囊状，成年后炎症继发的扩张则多为柱状。有时两者常混合存在。病变的支气管壁弹力纤维、平滑肌及软骨等相继遭到破坏，为纤维组织所代替，形成管腔扩张。支气管黏膜上皮细胞脱落形成多数小溃疡，溃疡基底部为肉芽组织，小血管比较丰富，破裂时可引起咯血。支气管动脉和肺动脉的终末支常有扩张与吻合，有的形成血管瘤，破裂时可引起较大量的咯血。

三、临床表现

(一) 症状

本病大多数于儿童和青年时期起病，早期可无症状，以后由于反复的呼吸道感染，乃出现慢性咳嗽、咳大量脓性痰和反复咯血。

(1) 慢性咳嗽和大量脓痰一般为阵发性，多在体位改变时发生，如起床时或就寝后最多。咳嗽和痰量与感染程度一致，每日可达100～400 mL。痰多呈黏液脓性、黄色或黄绿色；静置后可分3层，上层为泡沫液，中层为浆液，下层为脓性物和坏死组织；混合厌氧菌感染时，则有臭味。

（2）多数患者反复咯血，血量可有痰中带血或小量、中量及大量咯血。有一类所谓干性支气管扩张，仅表现为反复咯血，平时咳嗽但咳痰不明显，甚至完全没有。一般状况良好，无毒血症状。

（3）肺部感染支气管继发感染，甚至炎症扩展至病变支气管周围的肺组织而引起肺炎时，可引起周身中毒症状，如发热、盗汗、食欲减退、消瘦、咳嗽亦加剧，痰量明显增多。常于同一肺段或肺叶反复发生肺炎，为本病的特征之一。

疾病后期可并发代偿性及阻塞性肺气肿，可有气急及发绀等呼吸功能不全的表现。

（二）体征

早期支气管扩张可无异常体征。病情进展后可在肺下部闻及固定而持久的局限性湿啰音。随着并发症如支气管肺炎、肺纤维化或肺气肿的发生，可有相应的体征。慢性化脓性支气管扩张可有杵状指（趾）。

（三）胸部X线检查

早期患者，胸部平片可正常或仅有肺纹理增多及增粗征象。病变明显时，可见肺纹理粗乱，其中可有多个不规则的环状透亮阴影或沿支气管的蜂窝状或卷发样阴影，合并感染时在阴影内可见液平面。感染严重时可见支气管周围炎及肺炎。胸部CT检查是诊断支气管扩张尤其是囊状扩张的一项较敏感的检查方法，亦可明确病变的部位和范围。

（四）支气管镜检查

部分患者用支气管镜检查可明确支气管扩张病因，尤其是结核性支气管扩张。咯血者特别是中、大量咯血时，支气管镜检查可发现出血部位，进行止血治疗。

（五）实验室检查

继发细菌感染时，血白细胞可升高。痰涂片可发现革兰阳性球菌和革兰阴性杆菌，痰培养可检出致病菌。

四、诊断

主要根据慢性咳嗽、大量脓痰、反复咯血及肺部感染等典型病史，肺部闻及固定而持久的局限性湿啰音及胸部 X 线检查等，可初步作出临床诊断。目前的高分辨率 CT 已经可以取代既往的碘油造影作为诊断和术前确定病变部位。

五、鉴别诊断

（一）慢性支气管炎

慢性支气管炎支气管扩张与慢性支气管炎有时不易区别，但后者多发生于 40 岁以上的患者，咳嗽、咳痰症状常于冬春季节明显，痰呈白色黏液状，感染时为黏液脓性，痰量一般较少，无反复咯血史。肺部干、湿性啰音多呈散在性，以两肺底明显。

（二）肺结核

常有结核性全身中毒症状，如午后低热、盗汗、消瘦等。病变多在上叶。X 线检查可发现结核病变，痰内可找到结核杆菌。

（三）肺脓肿

亦有大量咳脓痰症状，但起病急骤，可有寒战、高热等明显中毒症状。X 线检查可发现脓肿阴影或脓腔。慢性肺脓肿常并发支气管扩张，支气管扩张患者亦易发生肺脓肿。对此类患者，在化脓性炎症基本控制后，应作支气管碘油造影，以明确诊断，并决定有否手术治疗指征。

（四）先天性肺囊肿

全身中毒症状可不明显。X 线检查可见多个边缘清晰光滑、呈圆形或椭圆形的阴影，其壁较薄，周围肺组织无明显炎症病变。药物治疗空洞不易闭合。CT 检查可作为诊断和鉴别诊断的依据。

六、治疗

支气管扩张症的治疗原则是控制感染、促进痰液引流及手术治疗。

（一）内科治疗

1. 抗生素治疗

有发热、咳脓痰等化脓性感染时，应给予抗生素治疗。由于支气管扩张的患者一般多有反复应用抗生素史，因此呼吸道感染的耐药致病菌较多。对急性感染发作者，应根据痰培养及药敏试验结果选择抗生素。急性感染发作期，应积极应用抗生素控制感染，抗生素治疗应该持续1～3周，以达到理想效果。

2. 清除痰液

（1）体位引流：其目的是促进脓痰的排出，减轻全身中毒症状，以利早日康复。其作用有时较抗生素治疗更易见效。根据病变部位采取不同体位，使病肺处于高位，其引流支气管的开口向下，以利痰液顺流咳出。如中叶或下叶支气管扩张，可将床脚垫高30 cm左右，取头低足高位；病变在中叶取仰卧位，在下叶取卧位，在上叶时取坐位。体位引流中，仍鼓励患者将痰咳出，医护人员应依据支气管扩张部位拍身，以利于痰液引流。年老体弱者应慎用，咯血时应暂缓治疗。

（2）祛痰剂：使痰液稀薄便于咳出，可用溴己新每次8～16 mg，3次/天，或氨溴索30～60 mg，3次/天等，也可给予乙酰半胱氨酸等。

（3）吸引冲洗：近年来，采用纤维支气管镜吸引及注入生理盐水冲洗方法清除痰液，取得了较好疗效。其具体方法是：①按纤维支气管镜操作常规进行；②纤维支气管镜进入气管及支气管后先在直视下吸净痰液，吸力应适当，一般为13.3～26.6 kPa（100～200 mmHg）；③在支气管扩张部位注入37 ℃无菌生理盐水，每次10～20 mL，并反复吸引，以3～5次为宜。

3. 咯血的治疗

（1）一般治疗：令患者安静卧床休息，病侧卧位，予以易消化半流食，注意大便通畅。

（2）止血药物的应用：根据咯血量不同选择止血药物。一般少量咯血给予口服止血药物，中、大量咯血者应给予酚磺乙胺 250～750 mg、氨甲苯酸 100～200 mg、氨甲环酸 250～500 mg 等静脉滴注，每日数次。上述药物大多通过不同机制促进凝血过程，达到止血目的。垂体后叶素可有效降低肺动脉压力，有利于肺血管破裂处止血，是目前治疗咯血的有效药物。一般 10 U 加入生理盐水 40 mL，静脉缓慢注射；反复咯血者可 6～8 h 静注一次，咯血减少后可用 10～20 U 加入 5% 葡萄糖溶液 500 mL，静滴，24 h 总量为 40～60 U。高血压、冠心病、肺心病及妊娠者慎用。

（3）顽固性大咯血的介入治疗：可通过纤维支气管镜将 4 ℃ 冰盐水 5 mL 或 1∶2 000 肾上腺素 3～5 mL 或凝血酶溶液（100 U/mL）3～5 mL 等注入支气管出血部位，可使局部血管收缩并促进凝血作用。亦可经纤维支气管镜将 Fogarty 气囊送至支气管出血部位，注气堵塞达到止血目的。选择性支气管动脉栓塞术治疗大咯血的有效率可达 80% 左右，尤其是对心、肺功能差不能耐受手术的顽固性大咯血者，是一种较好的替代手术的治疗方法。

（二）外科手术治疗

随着抗生素的不断发展，呼吸道感染多能控制，外科手术已很少采用。手术治疗的适应证有：①反复急性呼吸道感染或大量咯血者；②病灶局限于一个肺段或肺叶而症状明显者；③一个肺叶和相邻一两个肺段（如左下叶加舌段，右下叶加中叶）有明显病变者；④年龄小于 40 岁，心、肺功能良好者。

一般需先经内科治疗，症状不能控制者才考虑手术治疗。大咯血患者有时需急症外科治疗。病变范围广泛及心、肺功能不全者，应为手术禁忌。

七、预防

防治麻疹、百日咳、支气管炎及肺结核等。有慢性鼻旁窦炎、肺脓肿及肺不张者，应积极治疗。已明确支气管扩张症诊断者，只要有痰，就应做体位引流。

第三节　慢性阻塞性肺疾病

慢性阻塞性肺疾病（chronic obstructive pulmonary disease，COPD）由于其患病人数多、病死率高、社会经济负担重，已成为一个重要的公共卫生问题。目前 COPD 已成为世界范围内第四位导致患者死亡的原因。在我国 COPD 同样是严重危害人民健康的重要疾病之一，据流行病学资料湿示，我国北方及部分中部地区 15 岁以上人群中 COPD 的发病率约为 3%，说明 COPD 在我国的患病率之高是十分惊人的。近年来，随着吸烟人数的增加，在西方女性及中国、埃及、印度、古巴、墨西哥及南非等国 COPD 的发病率有逐年增加的趋势。

一、定义

COPD 是一种常见的可以预防和可以治疗的疾病，其特征是持续存在的不可逆气流受限。气流受限呈进行性发展，伴有气道和肺对有害颗粒或气体所致慢性炎症反应的增强。急性加重和合并症影响患者整体疾病的严重程度。

二、COPD 与慢性支气管炎、肺气肿、哮喘的关系

COPD 与慢性支气管炎、肺气肿的关系密切。慢性支气管炎是指除外其他引起慢性咳嗽的原因后，患者每年咳嗽、咳痰 3 个月以上并连续 2 年以上。肺气肿是指终末细支气管远端气腔的异常持久地扩张，并伴有细支气管和肺泡壁的破坏。当患者只有慢性支气管炎和（或）肺气肿，但无气流受限时，则不能诊断为 COPD；一旦患者出现不可逆气流受限，则 COPD 诊断成立；无气流受限的慢性支气管炎可视为 COPD 的高危期。哮喘也具有气流阻塞，但其气流受限具有可逆性，而且哮喘的气道炎症不同于 COPD。部分患者可能出现 COPD 合并哮喘，可表现为不完全气流受限，临床上难以区分。

三、危险因素与发病机制

（一）危险因素

COPD 的危险因素包括宿主因素和环境因素，COPD 的发生通常是这两种因素相互作用的结果。宿主因素研究最多的是 α-1 抗胰蛋白酶缺乏，但在我国尚无由 α_1 抗胰蛋白酶缺乏引起肺气肿的正式报道。目前其他参与 COPD 发病的基因尚未确定。环境因素包括吸烟、职业性粉尘、化学物质、空气污染、感染等。其中，吸烟是 COPD 重要的发病因素，吸烟导致支气管上皮纤毛变短、不规则及运动障碍，不能有效清除有害颗粒，降低局部抵抗力，削弱吞噬细胞功能；吸烟者 FEV_1 年下降率快。

（二）发病机制

目前认为，COPD 以气道、肺实质和肺血管的慢性炎症为特征，其中肺泡巨噬细胞、$CD8^+$ T 细胞和中性粒细胞为主要的炎性细胞，这些细胞活化后释放多种炎性介质如白三烯 B4、IL-8、TNF-α 等，破坏肺结构并进一步促进中性粒细胞的炎症反应。另外，肺部的氧化/抗氧化及蛋白酶/抗蛋白酶失衡在 COPD 的发病中也起重要作用。

四、病理与病理生理

（一）病理

COPD 的主要病理改变包括：①中央气道上皮炎性细胞浸润、腺体增大和杯状细胞增多致黏液分泌增加。②外周气道壁炎症损伤和炎症修复反复发生，导致气道重构、胶原沉积和瘢痕形成，进而致气道狭窄。③肺实质破坏、呼吸性支气管扩张和破坏、小叶中央型肺气肿，肺血管床破坏。④肺血管内膜增厚、平滑肌细胞增生、血管壁炎性细胞浸润，导致血管壁增厚。

（二）病理生理

COPD 病理生理改变包括黏液分泌增加、纤毛功能失调、肺过度充气、气体交换异常、气流受限、肺动脉高压和肺源性心脏病。随着 COPD 的进展，气道阻塞、肺实质破坏及肺血管床减少等因素，导致肺气体交换容量减少，产生低氧血症，后期伴有高碳酸血症。长期低氧血症导致肺血管收缩、血管内膜增生、纤维化甚至闭塞，导致肺动脉高压。

五、临床表现

（一）症状

COPD 的症状好发于冬春寒冷季节，常有呼吸道反复感染史及急性加重史。首发症状为咳嗽，初期咳嗽呈间歇性，晨起重，以后早晚均有咳嗽，但夜间咳嗽并不显著，通常伴有咳少量黏液痰，清晨较多，合并感染时痰量增多、咳脓性痰，有时出现咳血痰或咯血，但少数患者仅为干咳，部分患者可无明显咳嗽症状。呼吸困难或气短是 COPD 的标志性症状，早期为活动后出现，后逐渐加重，以致日常活动甚至休息时也出现。部分患者可出现喘息和胸闷，晚期患者常有体重下降、食欲缺乏、精神抑郁或焦虑等。

（二）体征

早期可无明显体征。主要体征为：胸廓过度膨胀、前后径增大、剑突下胸骨下角增宽；呼吸变浅、频率增快、辅助呼吸肌参加呼吸运动，重症患者可出现胸腹矛盾运动；患者常采取缩唇呼吸以增加呼出气量、喜前倾坐位；严重低氧血症患者可出现皮肤黏膜发绀；伴右侧心力衰竭患者出现下肢水肿、肝大。肺部叩诊呈过清音、心浊音界缩小、肝上界下移。听诊双肺呼吸音低，呼气延长，双肺底可闻及湿性啰音，双肺可闻及干啰音；心音遥远，剑突下心音较清晰响亮。

（三）肺功能检查

肺功能检查是判断气流受限的客观指标，且重复性好。事实上，气流受限是以 FEV_1 和 FEV_1/FVC 降低来确定的。吸入支气管扩张药后 $FEV_1 < 80\%$ 预计值，且 $FEV_1/FVC < 70\%$ 者，可判断为不完全可逆的气流受限。另外，由于气流受限导致肺过度充气，

使 TLC、FRC 和 RV 增高，VC 减低，RV/TLC 增加。肺毛细血管及肺泡隔破坏导致弥散功能降低。

（四）胸部 X 线检查

COPD 早期可无异常，以后逐渐出现两肺纹理增粗、紊乱等非特异性改变；主要 X 线表现为肺过度充气：肺容积增大、肺野透光度增加、胸廓前后径增大、肋骨走向变平、膈肌低平、有时可见肺大疱；心脏呈悬垂狭长形，肺门血管呈残根状，肺野外周血管纹理纤细稀少。并发肺动脉高压和肺源性心脏病时，可有肺门血管影扩大、右下肺动脉增宽、肺动脉圆锥膨隆及右心室增大表现。

（五）血气分析

血气分析对晚期 COPD 患者十分重要，对 $FEV_1 < 40\%$ 预计值、急性加重期及具有呼吸衰竭或右侧心力衰竭征象患者均应做血气分析。COPD 患者血气异常首先表现为轻、中度低氧血症，随着疾病进展，低氧血症逐渐加重，并出现高碳酸血症。

（六）其他检查

低氧血症患者，可出现红细胞增多症，并发感染时，痰涂片可见大量中性粒细胞，痰培养可检出相应病原菌，COPD 患者常见的感染病原菌为肺炎链球菌、流感嗜血杆菌、卡他莫拉菌、肺炎克雷伯杆菌等。胸部 CT 检查尤其是高分辨率 CT 检查可区别肺气肿类型、确定肺大疱大小和数量具有非常高的敏感性和特异性，对预计肺大疱切除术和肺减容手术的效果有一定价值。

六、诊断和鉴别诊断

依据病史、危险因素、体征及肺功能检查等综合分析诊断 COPD。肺功能检查提示不完全可逆的气流受限是诊断 COPD 的金标准。

COPD 应通过病史、体征、胸部 X 线表现等与哮喘、充血性心力衰竭、肺结核、支气管扩张等鉴别。COPD 与哮喘有时难以鉴别，尤其是部分哮喘患者发生气道重塑，导致气流受限的不可逆性；部分 COPD 患者可伴有气道高反应性，气流受限部分可逆，另外尚有少部分患者两种疾病并存。此时，因根据患者临床表现及相关检查全面分析，必要时行支气管激发试验、支气管舒张试验和 PEF 变异率来进行鉴别。

七、治疗

（一）稳定期的治疗

COPD 稳定期的治疗目的是减轻患者症状和减少未来风险两个方面，前者包括减少症状、提高运动耐力和改善健康状况，或者包括防止疾病进展、预防和治疗急性加重、预防和治疗合并发症。COPD 稳定期的治疗措施包括减少危险因素（尤其是吸烟），加强患者的教育和管理及药物治疗等多个方面。药物治疗用于预防和控制症状，减少急性加重的频率和严重程度，提高运动耐力和改善患者生命质量。

1. 支气管扩张药

支气管扩张药通过舒张支气管平滑肌、扩张支气管、促进肺的排空、改善肺过度充气状态，进而提高 FEV_1，改善患者运动耐力，是控制 COPD 症状的主要药物。目前常用的支气管扩张药包括 β_2 受体激动药、抗胆碱能药及甲基黄嘌呤药。联合应用不同作用机制和不同作用时间的支气管扩张药可增强支气管扩张作用而不良反应相当或减少。联合应用短效 β_2 受体激动药和抗胆碱能药可使 FEV_1 获得更大和更持久的改善；联合应用 β_2 受体激动药、抗胆碱能药和（或）甲基黄嘌呤类药，亦可改善患者肺功能和健康状态。

2. 糖皮质激素

COPD 稳定期应用糖皮质激素治疗并不能阻止患者 FEV_1 的降低。有证据表明，对重度和极重度、反复急性加重患者规律应用中等剂量以上吸入激素治疗能降低患者急性加重频率和改善患者健康状态，联合应用吸入激素和长效 β_2 受体激动药的作用优于单用吸入激素。但目前长期应用吸入激素对 COPD 患者的安全性尚无定论。对 COPD 患者，不推荐长期应用口服激素治疗。目前常用的吸入激素有氟替卡松、布地奈德和倍氯米松。

3. 其他药物

（1）磷酸二酯酶 4 抑制药如罗氟司特虽无支气管扩张作用，但与 LAMA 或 LABA 联用可改善患者肺功能，与吸入激素联用可减少急性加重。

（2）祛痰药：目前祛痰药的疗效并不确切，对于气道黏稠分泌物较多的患者，可以应用祛痰药以利于痰液排除和气道引流通畅。常用祛痰药有羧甲司坦、氨溴索、乙酰半胱氨酸等。

（3）抗氧化药：COPD 患者氧化应激作用增强，促进 COPD 的病理生理变化，应用 N-乙酰半胱氨酸等抗氧化药可降低疾病反复加重的频率。

（4）免疫治疗：流感疫苗具有减少 COPD 患者的严重程度和病死率，可每年注射 1～2 次。

4. 氧疗

对于极重度患者应进行长期家庭氧疗（long-term oxygen treatment，LTOT），其应用指征为：①$PaO_2 < 7.3$ kPa（55 mmHg）或 $SaO_2 < 88\%$。②PaO_2 7.3～8 kPa（55～60 mmHg），或 $SaO_2 < 89\%$ 伴有肺动脉高压、心力衰竭或红细胞增多症（血细胞比容 $> 55\%$）。LTOT 一般通过鼻导管给氧，流量 1～2 L/min，吸氧时间 > 15 h/d。

5. 康复治疗

康复治疗包括呼吸生理治疗、肌肉训练、营养支持、精神治疗等。呼吸生理治疗包括帮助患者咳嗽、用力呼气以促进分泌物排除；使患者放松缩唇呼吸以克服急性呼吸困难等。肌肉训练包括全身肌肉及呼吸肌锻炼。营养支持应使患者达到理想体重。

6. 机械通气治疗

目前稳定期 COPD 患者是否需要应用机械通气治疗尚存在很大争论，对于合并 Ⅱ 呼吸衰竭的患者，联合对于应用无创正压通气（NIPPV）和 LTOT 对纠正 CO_2 潴留和减轻患者呼吸困难的作用明显优于单用 LTOT。

7. 外科治疗

对于部分 COPD 患者，根据患者不同情况，选择肺大疱切除术、肺减容手术或肺移植等。

（二）急性加重期的治疗

COPD 急性加重最常见的原因为气管－支气管树感染（主要为病毒或细菌感染）和空气污染，但仍有约 1/3 的患者加重的原因难以确定。肺炎、肺栓塞、气胸、肋骨骨折/胸部外伤、不恰当应用催眠镇静药、麻醉药、β 受体阻滞药、充血性心力衰竭、心律失常等可以引起与 COPD 急性加重类似的表现，应注意鉴别。

1. 抗生素

当患者呼吸困难加重、痰量增加及脓性痰时，应选用合适的抗生素治疗。COPD 患者继发感染常见的细菌有肺炎链球菌、流感嗜血杆菌、卡他莫拉菌、肺炎克雷伯杆菌等，所选抗生素抗菌谱应覆盖上述细菌。COPD 患者多有支气管、肺部感染反复发生和反复应用抗生素治疗的病史，部分患者合并有支气管扩张，因此这些患者感染的细菌耐药情况较一般患者严重，因此痰培养＋药敏对于指导抗生素的应用尤为重要。对于合并支气管扩张的患者，铜绿假单胞菌是常见的感染病原菌，选用抗生素时应注意选用能覆盖该菌的抗生素。另外，由于患者长期应用抗生素和激素，患者易继发真菌感染，宜采取预防和抗真菌措施。

2. 支气管扩张药

对于过去已经规律应用支气管扩张药的患者，当 COPD 急性加重时应适当增加以往支气管扩张药的量和频次，必要时联合应用2 种或 2 种以上支气管扩张药。对于较严重患者，可给予数天大剂量支气管扩张药联合雾化吸入治疗。

3. 糖皮质激素

全身使用糖皮质激素治疗可能加快病情缓解和肺功能恢复激素量，通常应用泼尼松 30～40 mg/d，连续 7～14 天，也可应用甲泼尼松龙静脉注射。近年来，国内外应用如布地奈德雾化悬液

（普米克令舒）替代全身激素治疗儿童哮喘急性加重，起到部分替代全身激素的作用，但其在 COPD 急性加重的作用尚不清除。

4. 控制性氧疗

氧疗是 COPD 加重期住院患者的基础治疗。无严重合并症的 COPD 加重期患者氧疗后较容易达到满意的氧合水平（PaO_2 > 8 kPa（60 mmHg）或 SaO_2 > 90%），但氧疗 30 分钟后应复查血气以判断是否达到满意的氧合水平和有无引起 CO_2 潴留或酸中毒。

5. 机械通气治疗

机械通气治疗的目的是改善患者的氧合、纠正 CO_2 潴留、减轻呼吸肌疲劳、减轻患者症状，进而减少患者的病死率。机械通气治疗包括无创机械通气和有创机械通气两种。

（1）无创机械通气：COPD 急性加重期住院患者应用 NIPPV 可以降低 $PaCO_2$、提高 PaO_2、减轻呼吸困难、降低气管插管率和有创通气的使用，缩短住院天数，降低患者病死率。其应用指征如下：中至重度呼吸困难，伴辅助呼吸肌参与呼吸并出现胸腹矛盾运动；中至重度酸中毒（pH < 7.3～7.35）及高碳酸血症［$PaCO_2$ 6～8 kPa（45～60 mmHg）］；呼吸 > 25 次/分。排除标准：呼吸抑制或呼吸停止；心血管功能不稳定（低血压、心律失常、心肌梗死）；嗜睡、神志障碍，不能配合的患者；严重心血管并发症（低血压、休克、心力衰竭）；易误吸者；痰液黏稠和气道内有大量分泌物；近期颌面部手术或胃食管手术；头面部外伤，鼻咽部异常；极度肥胖及严重胃肠胀气。

（2）有创机械通气：在积极药物及 NIPPV 治疗后患者呼吸衰竭仍进行性恶化时应进行有创通气治疗，其应用指征为：重度呼吸困难，伴辅助呼吸肌参与呼吸并出现胸腹矛盾运动；呼吸 > 35 次/分；威胁生命的低氧血症［PaO_2 < 5.3 kPa（40 mmHg）或氧合指数（PaO_2/FiO_2）< 26.7 kPa（200 mmHg）］；严重酸中毒（pH < 7.25）及高碳酸血症［$PaCO_2$ > 8 kPa（60 mmHg）］；呼吸抑制或停止；嗜睡、神志障碍；严重心血管并发症（低血压、休克、心力衰竭）；其他严重并发症（代谢紊乱、脓毒血症、肺炎、肺栓塞、气压伤、大量胸腔积液）；NIPPV治疗失败或存在NIPPV的排除指征。常用通气模式有辅助/控制通气（A/C）、压力支持通气（PSV）、同步间歇强制通气（SIMV）、SIMV＋PSV。由于COPD患者存在内源性呼气末正压（PEEPi），为减少PEEPi所致的吸气功耗增加和人－机对抗，常需加用外源性PEEP（相当于70％～80％PEEPi）。COPD患者有时脱机较为困难，应根据患者具体情况决定脱机时间，应用NIPPV有利于患者早期脱机。

6. 其他治疗

约有50％COPD住院患者其体重低于理想体重的90％，而且大多有全身肌肉（尤其是膈肌）的消耗。目前认为低体重和肌肉消耗与COPD病死率的增高和临床一般情况的恶化有关，而针对低体重的有效治疗措施有助于改善生存率。因此，应加强营养支持治疗。对于卧床、红细胞增多症或脱水的患者，应考虑应用肝素或低分子肝素抗凝治疗。注意维持水、电解质平衡，治疗伴随疾病等。

第十一章

通气功能障碍性疾病

第一节　睡眠呼吸暂停低通气综合征

睡眠呼吸暂停低通气综合征（sleep apnea syndrome，SAS）是指在夜间 7 小时睡眠中，反复发作呼吸暂停 30 次以上或每小时睡眠中的睡眠呼吸暂停和低通气次数（apnea hypoventilation index，AHI）或睡眠呼吸紊乱指数（respiratory disturbanc eindex，RDI）超过 5 次以上。呼吸暂停是指口和鼻气流停止至少 10 秒以上；低通气是指呼吸气流降低超过正常气流强度的 50％以上，并伴有血氧饱和度（SaO_2）下降 4％以上。

睡眠呼吸暂停综合征分为三型：①阻塞型（obstructive sleep apnea syndrome，OSAS）：指上气道无气流通过的时间大于10秒，但胸腹式呼吸运动仍然存在；②中枢型（central sleep apnea syndrome，CSAS）：指上气道无气流通过的时间大于 10 秒，而且没有胸腹呼吸运动；③混合型（mixed sleep apnea syndrome，MSAS）：指上气道无气流通过的时间大于 10 秒，开始时出现中枢型呼吸暂停，继之出现阻塞型呼吸暂停。临床上以阻塞型最为常见。

SAS 严重程度划分标准为：①轻度：AHI 5～20，最低 $SaO_2 > 86\%$；②中度：AHI 21～40，最低 $SaO_2 \geqslant 80\% \sim 85\%$；③重度：AHI > 41，最低 $SaO_2 \leqslant 79\%$。

一、流行病学

医学证实，睡眠打鼾已不再是无关紧要的现象，它和睡眠中呼吸暂停有关，是阻塞型睡眠呼吸暂停低通气综合征（OSAS）最常见和最突出的临床表现。流调显示欧洲人习惯性打鼾发生率 15.6%～19%，偶尔打鼾 26%～30%；日本打鼾患病率为 12.8%～16.0%；我国打鼾患病率约为 13.4%，且随着年龄的增高而增加，60～69 岁老人，男性患病率为 39%，女性 17%。以呼吸暂停低通气指数（AHI）≥5 确诊 OSAS 来统计 OSAS 的患病率，其敏感性为 70.8%，特异性 47.7%，美国 40 岁以上男性的患病率 1.24%，欧洲国家患病率为 1%～2.7%，日本为 1.3%～4.2%，我国上海、河北承德流调结果显示 30 岁以上人群 OSAS 患病率约为 4%。

美国多项研究报告表明：未治疗的 OSAS 患者，5 年以后，AHI≥20 者的死亡率明显高于 AHI 小于 20 者，其中 57%死于心血管并发症。

二、病因

（一）阻塞型睡眠呼吸暂停

睡眠时在吸气时胸腔负压的作用下，软腭、舌根坠入咽腔紧贴咽后壁，造成上气道阻塞是引起阻塞型睡眠呼吸暂停的主要原因，多见于：①肥胖者；②鼻部疾患（如鼻瓣弹性下降、过敏性鼻炎、鼻中隔偏曲、鼻息肉等）；③腺样体增殖；④巨舌、扁桃腺肥大、咽壁肥厚、咽肌张力减退；⑤下颌僵硬、先天性小颌；⑥颈部肿瘤的压迫、颅底发育异常、淋巴瘤、内分泌疾病（如肢端肥大症、甲状腺功能减退症）等。

（二）中枢型睡眠呼吸暂停

病理性中枢型睡眠呼吸暂停可见：①神经系统病变：脊髓前侧切断术、血管栓塞或双侧后侧脊髓的病变；②自主神经的功能异常：如家族性自主神经异常、胰岛素相关的糖尿病、脑炎；③肌肉病变：如膈肌病变、肌强直性营养不良、肌病等；④脑脊髓的异常：如枕骨大孔发育畸形、脊髓灰质炎、外侧延髓综合征；⑤充血性心力衰竭等。

三、发病机制

（一）阻塞型睡眠呼吸暂停

其发病机制与上气道肌肉因素、神经及体液因素有关。

1. 肌肉因素

上气道的翼状肌、腭帆张肌、颏舌肌、颏舌骨肌和胸骨舌骨肌等肌群均接受吸气期时相的神经控制，引起咽腔的开放，吸气时使咽部的负压增加、气道扩张和外展肌群张力减低则发生上气道阻塞。此外，与躯体肌肉相比，它们属于中等疲劳肌，易发生肌疲劳和肌松弛。

2. 神经因素

上气道受自主的和随意的两种不同的神经系统控制，自主神经起源于脑桥和延髓，随意神经起源于皮层和皮层下，神经冲动均能作用于横膈和上气道肌群。醒觉时，自主神经控制激活横膈和颏舌肌，上气道无明显异常，则气道保持开放，如两者存在不协调，有解剖缺陷如扁桃体肥大，悬雍垂粗长，黏膜和腺样组织增生使上气道狭窄，鼻阻塞引起呼吸时鼻腔阻力增高、上气道阻力加大，亦可使吸气时咽部负压增高，睡眠时缺乏对气道内阻力增加时的补偿呼吸用力，则发生上气道阻塞。

3. 体液、内分泌因素

阻塞型睡眠呼吸暂停多见于男性、绝经期妇女、肥胖、肢端肥大症、甲状腺机能减退症或注射睾酮的患者，推测发病可能与体液、内分泌紊乱有关。

（二）中枢型睡眠呼吸暂停

（1）由醒觉转入睡眠时，呼吸中枢对各种不同的呼吸刺激反映性减低。

（2）中枢神经系统对低氧血症和其他病理状态下引起的呼吸反馈控制不稳定。

（3）呼气与吸气转换机制异常等引起。

四、病理生理学及并发症

睡眠呼吸暂停低通气综合征患者睡眠时发生间断的呼吸暂停及低通气，导致反复的低氧血症和高碳酸血症，血液 pH 值下降。严重者可导致神经调节功能失衡，儿茶酚胺、肾素－血管紧张素、内皮素分泌增加，内分泌功能紊乱及血流动力学等改变，造成组织器官缺血、缺氧，多系统多器官功能障碍。现已证实是高血压、冠心病、心肌梗死及脑中风等发病的危险因素见图11-1。

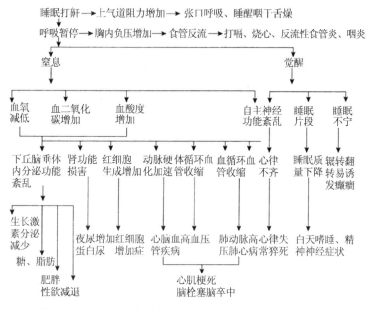

图 11-1 睡眠呼吸暂停低通气综合征病理生理学及并发症

五、临床表现

（一）白天临床表现

（1）嗜睡：看电视、开会、坐车、开车、听课时不可抑制地睡眠。

（2）记忆力减退：反应迟钝，学习成绩下降。

（3）疲乏无力、头脑昏昏沉沉。

（4）晨起口干、头痛、头晕。

（二）夜间临床表现

（1）响亮而不均匀的打鼾声，用口呼吸，睡眠过程中出现呼吸停止现象。

（2）睡眠时异常动作，频繁甩动肢体，肢体抽动，多为单侧下肢或上肢规律抽动。

（3）大汗，常可湿透睡衣、床单，并不是因为房间太热或体温太高，而是由于憋气、用力呼吸、缺氧所致。

（4）夜尿增多：正常人夜尿超过 2 次者不多，而患者夜尿3～5次。

当然，并不是每个患者都具备以上特点，特别是在病情较轻时，患者本人常常浑然不觉，其配偶、儿女、朋友常常最有机会观察到患者呼吸暂停的发作。

（三）体征

肥胖、下颌畸形、舌体肥大、上气道狭窄。

六、诊断

（一）临床诊断

根据响亮而不均匀的打鼾声伴呼吸停止现象、肥胖、下颌畸形、白天嗜睡等，作出初步诊断。

（二）多导睡眠图检查（polysomnography，PSG）

PSG 是诊断 SAS 的"金标准"。以睡眠呼吸暂停和低通气指数（AHI）≥5 和夜间最低血氧饱和度 $SaO_2 < 89\%$ 为诊断标准。

七、鉴别诊断

（一）发作性睡病

此病是慢性睡眠性疾病，以嗜睡、发作性猝倒、睡瘫及入睡幻觉为临床特点。

（二）上气道阻力综合征

主要有白天疲劳、嗜睡、睡觉打鼾等症状，多导睡眠监测可见反复而短暂的呼吸努力相关性觉醒，AHI＜5，最低血氧饱和度＞92％。食管压力监测显示有上气道阻力的异常增加。

（三）原发性鼾症

无频繁觉醒，也无明确梗阻性睡眠呼吸暂停或气体交换异常。

八、治疗

睡眠呼吸暂停应根据睡眠呼吸暂停的类型、病因、病情轻重而采用相应的治疗方法。

（一）中枢性睡眠呼吸暂停综合征的治疗

1. 基本治疗

双水平气道内正压通气（BiPAP），S/T 模式可显著改善睡眠时症状和低氧血症。

2. 病因治疗

（1）在高原伴有低氧、过度通气和酸中毒时，应用吸氧可消除或减少中枢型睡眠呼吸暂停。

（2）因膈肌瘫痪或疲劳而引起呼吸暂停的患者可用体外膈肌起搏。

（3）脑干损害引起的睡眠呼吸暂停可用茶碱，安宫黄体酮（甲羟孕酮）20 mg，每日 1～3 次，乙酰唑胺 125～250 mg，每日 1～3 次，1～2 周，可兴奋呼吸中枢。

（二）阻塞型睡眠呼吸暂停一般治疗

1. 内科治疗

（1）治疗相关疾病：减肥对改善夜间呼吸暂停、提高血氧饱和度有肯定的疗效。补充甲状腺素治疗原发性甲状腺机能减退；肢端肥大症患者手术切除垂体肿瘤或服用抑制生长激素药物治疗；鼻塞患者睡前用滴鼻净、麻黄素等滴鼻。

（2）减少危险因素：戒烟酒、侧卧位睡姿、睡前勿饱食、勿服安眠药，进行适当运动等。

（3）氧气治疗：单纯经鼻吸氧可缓解低氧对呼吸中枢的刺激，可延长呼吸暂停的时间，而辅以无创机械通气治疗，可减少重叠综合征患者呼吸暂停的次数，明显改善低氧血症。

（4）无创机械通气：经鼻持续气道正压通气（CPAP）、双水平气道正压（BiPAP）、自动调节持续气道内正压通气（Auto-CPAP）是治疗中重度 SAS 的首选治疗措施，尤对合并有高碳酸血症性呼吸衰竭患者，治疗前、后应该用多导睡眠图监测，做压力调整。CPAP 可使患者功能残气增加，减少上气道阻力，刺激上气道机械受体，增加上气道肌张力，阻止睡眠时上气道塌陷，使患者上气道开放。治疗后患者的呼吸暂停次数可明显减少或消失，血氧饱和度上升，睡眠结构改善，从而提高生活质量、减轻症状。要选择合适的鼻面罩，避免损伤皮肤。

（5）其他气道开放装置：①舌保留装置：在睡眠时带上一个装置，两侧附着于牙齿，一口片贴近舌根，阻止睡眠时舌根向后贴近后咽壁；②鼻咽气道：使用一个不带套囊的鼻咽导管，经鼻插入达会厌上 5 mm，导管绕过阻塞的口咽作为气流的通道，缺点是导管对鼻腔有刺激、引起疼痛，有时黏液也可能堵住导管腔；③正牙学（畸齿矫正术，orthodontic）装置：主要是将下颌拉向前，从而使下咽腔开放。主要为牙托。

（6）药物治疗：目前由于药物疗效不确切且副作用大不作为常规治疗。如安宫黄体酮、乙酰唑胺、普罗替林和氯丙嗪等。

2. 外科治疗

（1）病因治疗：手术切除鼻息肉，肿大的扁桃体。

（2）悬雍垂软腭成形术（UPPP）是治疗 OSAS 的有效方法，此法经口摘除扁桃体，切除部分扁桃体的前后弓、部分软腭后缘，包括悬雍垂，增大口腔和鼻咽入口直径、减少腭咽括约肌的容积，以防止睡眠时的上气道阻塞。

（3）激光辅助腭咽成形术适合于悬雍垂粗长、软腭低、非肥胖单纯打鼾或轻度 OSAS 患者。

（4）低温等离子射频是软组织微创手术的一项技术。该种方法适用于治疗非肥胖的单纯打鼾或轻、中度阻塞型呼吸暂停、低通气患者。狭窄部位在软腭水平，表现为悬雍垂粗长、软腭肥厚游离缘低垂、后气道直径大于 10 mm 或合并有扁桃体肥大者。也可用于鼻部疾病的治疗。

（5）下颌骨前移术：咽成形术失败者、舌根与后咽壁间的后气道狭小者、下颌中等度后移而无病理性肥胖者，可考虑手术。

（6）气管造口术：对严重的阻塞型睡眠呼吸暂停伴严重的低氧血症，实行气管切开术，是防止上气道阻塞、解除致命性窒息最有效的措施，主要缺点是长期保留导管会造成患者的心理负担以及气管切开周围及下呼吸道的感染。

总之，及时明确诊断和有效治疗，可以显著改善预后。

第二节　过度通气综合征

过度通气综合征是由于通气过度超过生理代谢需要而引起的一组症候群，本征所指的是没有器质性病变的任何原因，而发作时有呼吸运动加快，产生动脉血二氧化碳分压降低（低于 5 kPa）、呼吸性碱中毒，并有交感神经系统兴奋，临床上表现各种各样的症状。所有症状都可以用过度通气和呼吸性碱中毒来解释，症状的发生与呼吸控制系统异常、自主呼吸调节丧失了稳定性（很可能是脑于以上的高位神经结构，如下丘脑）有关。过度通气综合征的概念包括以下 3 个含义：①有躯体症状；②有可以导致过度通气的呼吸调节异常；③躯体症状与呼吸调节异常之间存在因果联系，也就是说躯体症状是由呼吸调节异常引起的。很多器质性疾病，如低氧血症、肺炎、肺间质纤维化、肺栓塞、充血性心衰、代谢性酸中毒、发热等，都可伴随过度通气状态，血气分析示 $PaCO_2$ 降低，但不属于过度通气综合征的范畴。过度通气与呼吸深快不一样，呼吸深快是指每分钟通气量增加而不涉及 $PaCO_2$ 的变化。

一、诊断

(一) 临床表现

本征常见于女性，具有神经官能症的表现或有诱发精神紧张的因素。常伴呼吸驱动力、肌肉做功、每分通气量都增加，气急和胸痛是其最常见的表现。文献报道 51%～90% 的非心脏性胸痛与过度通气相关。若伴有碱中毒，则可出现一系列神经症状，如头昏、视力障碍、晕厥、癫痫样发作、感觉异常、手足痉挛和僵直、肌力下降。严重碱中毒还可诱发心律失常和心肌缺血。通过对病史、查体和合并疾病的分析可初步知其病因。

(二) 动脉血气分析

动脉血气分析可明确是否存在过度通气及其严重程度。主要表现为 $PaCO_2$ 降低，pH 升高。测定 pH 值可明确原发性碱中毒或原发性酸中毒，同时肺泡动脉血氧分压差（$DA\text{-}aPO_2$）增大常提示肺部疾病可能是其基础病因。夜间测定通气和动脉血氧饱和度对疑为精神性过度通气有较高的价值，这部分患者睡眠时过度通气就消失了。

(三) Nijmegen 调查表

Nijmegen 调查表包括如下 16 项内容：紧张感，呼吸短促，深快呼吸，感觉无法深吸气，心悸，手足冷厥，焦虑，胸痛，头晕，胸部压榨感，手指麻刺感，视力模糊，思维混乱，手指或手臂僵硬，腹胀感，口周发紧。每一项分 5 级计分，0 分表示从未出现过，1 分表示极少出现，2 分表示时有时无，3 分表示经常出现，4 分表示频繁出现。任一项计 3 分则表示已影响其生活，累计超过23 分则为阳性。

(四) 试验治疗

试用含二氧化碳的气体让其吸入，可阻止症状的发生。

(五) 鉴别诊断

除外癫痫、甲状腺功能低下、低血糖反应等疾病。

二、治疗

(一) 一般处理

向患者解释清楚症状与过度通气之间的联系，进行细心的心理疏导，解除患者精神负担，消除恐惧心理。必要时给予谷维素、镇静药如地西泮（安定）、三环类抗焦虑药如三唑仑等药物配合。

(二) 掌握正确的呼吸方法

即腹式呼吸、缓慢呼吸，通过减慢呼吸频率减少或消除过度通气的倾向性。

(三) 重复呼吸疗法

急性发作时采用面罩（或袋囊）重复呼吸疗法，使吸入气体中 CO_2 提高而减轻症状。

第十二章

肺循环疾病

第一节　肺动脉栓塞

肺动脉栓塞简称肺栓塞（pulmonary embolism，PE），是由血栓等内源性栓子或空气等外源性栓子栓塞肺动脉或其分支引起肺循环障碍的临床和病理生理综合征，包括肺血栓栓塞症、脂肪栓塞综合征、羊水栓塞、空气栓塞、肿瘤栓塞和细菌栓塞等。

由于长期被视为少见疾病，肺栓塞在我国漏诊、误诊现象严重，病死率高。近10余年来，随着诊断意识和诊断技术的不断进步，研究表明，肺栓塞不仅在西方国家，在我国也是一种比较常见的疾病，是重要的医疗保健问题。肺栓塞诊断正确率通常仅30％左右，不治疗病死率可达40％，而治疗后可降至8％以下，说明充分认识、正确诊断与鉴别诊断、及时治疗对提高肺栓塞患者生存率至关重要。

一、病因与发病机制

肺栓塞栓子包括血栓、癌栓、菌栓、脂肪栓、羊水栓、空气栓及寄生虫卵栓子等。以血栓栓塞最为常见，占绝大多数，栓子主要来源于从腘静脉上端到髂静脉段下肢近端深静脉血栓形成，部分来源于盆腔静脉丛、上腔静脉径路或右心附壁血栓。

血栓形成的原因包括原发性和继发性因素，原发性因素由凝血、抗凝因子遗传变异引起。继发性因素与导致静脉血液淤滞、静脉系统内皮损伤和血液高凝状态因素有关，包括长期卧床、长途乘车、长期制动，慢性心肺疾病，血栓性静脉炎，手术、创伤、骨折、静脉内操作与置管术后，恶性肿瘤、妊娠、服用避孕药、高龄等，均为肺栓塞的高危因素。下肢血栓栓子脱落后随静脉血回流至右心，进入肺动脉，依栓子大小、多少引起不同大小及面积肺动脉血管栓塞。栓塞部位多发生于肺下野，尤其是右下肺野。

肺栓塞后对循环的影响：机械阻塞加之神经、介质、体液等因素参与致肺动脉痉挛，引起肺动脉高压，严重者发生右侧心力衰竭。左心回血量减少，左心室输出量下降，可出现低血压和休克。呼吸功能方面，栓塞区肺循环血流量减少或中断，V/Q 比例失调，肺梗死，血管炎性渗出增加，弥散障碍，肺泡表面活性物质合成减少，肺塌陷、不张，顺应性下降。诸多因素引起不同程度低氧血症和代偿性低碳酸血症（过度通气所致）。

二、诊断

（一）临床表现

1. 症状

肺栓塞的临床表现缺少特异性，是引起漏诊、误诊的重要原因。表现主要取决于栓子大小、数量、栓塞速度以及患者原有心肺功能储备状况。轻者可无任何症状，重者可突然发生休克，甚或猝死。常见的症状包括：①呼吸困难。最为常见，见于 90% 以上患者，呈劳力性，活动或运动后更为明显。②胸痛。多数表现为胸膜炎样胸痛，吸气或咳嗽时加重，见于 40%～70% 的患者，主要因周围性肺栓塞、肺梗死累及胸膜引起。少数（4%～12%）表现为心绞痛样胸痛，可能与冠状动脉灌注不足、心肌缺血有关。③咯血。发生率 11%～30%，提示肺梗死。小量居多。④晕厥。可以是肺栓塞的首发或唯一症状，尤其是慢性栓塞患者，常因脑灌注不足引起。⑤烦躁不安，惊恐甚至出现濒死感，见于 50% 左右的患者。⑥心悸。⑦咳嗽。

肺栓塞多种多样的临床表现可归属于 4 个症候群。①急性肺源性心脏病型：患者突发呼吸困难、发绀，右心功能不全，低血压或休克，见于大块或大面积高危栓塞。②肺梗死型：以突发呼吸困难、胸痛、咯血三联征为主要表现，可伴胸腔积液。③"不能解释的呼吸困难"型：栓塞面积较小，仅或主要表现为不明原因的呼吸困难。④慢性反复性肺血栓栓塞型：起病隐匿，呈慢性经过，发现通常较晚，主要表现为重度肺动脉高压和右心功能不全。应当注意既往临床上诊断肺栓塞强调的三联征症状（呼吸困难、胸痛、咯血）仅见于30％左右的患者。

2. 体征

肺栓塞体征亦无特异性，可有呼吸急促，唇舌发绀，颈静脉充盈，梗死区叩诊浊音。肺部闻及干、湿啰音，肺动脉瓣区第二音亢进。胸腔积液时可查见相应体征，体温呈低至中度升高，血压下降常提示大块或大面积栓塞。若伴有下肢深静脉血栓形成，患者常诉患肢疼痛、肿胀、易疲劳，活动后加重。检查发现患者一侧下肢周径较对侧增加超过1 cm，或有下肢静脉曲张，应高度怀疑VTE。

（二）实验室与辅助检查

1. 初筛检查

（1）血浆D-二聚体测定：血浆D-二聚体是交联纤维蛋白特异降解产物。在血栓栓塞时，因血栓纤维蛋白溶解使其血中浓度升高。对急性肺栓塞（APTE）的敏感度达92％～100％，但其特异度较低，仅为40％～43％。手术、外伤、感染和急性心肌梗死时D-二聚体也可增高，因此血浆D-二聚体测定的主要价值在于能排除APTE，当其数值<50 $\mu g/L$基本可以除外APTE。

（2）动脉血气分析：是诊断APTE的筛选性指标。主要表现为低氧血症，低碳酸血症，P（A-a）O_2增大。不伴慢性阻塞性肺疾病，动脉血二氧化碳增高是诊断肺栓塞的反指征。值得注意的是，约20％确诊为APTE的患者血气分析结果正常。

（3）心电图：多有非特异性异常，如窦性心动过速，T波倒置和ST段下降。典型心电图改变为$S_I Q_{III} T_{III}$型表现，即I导联S波加深（>1.5 mm），III导联出现深的Q波和T波倒置。但若应用不当，易导致误诊，如误诊为冠状动脉粥样硬化性心脏病，需观察心电图的动态变化。

（4）胸部 X 线平片：多有异常。有肺梗死者，常于肺下野，尤其是右下肺野见到圆形或楔形浸润阴影，尖端指向肺门，底端向外与胸膜相连。另可见肺动脉高压征和肺血分布不均，表现为肺门影增粗，肺动脉干增宽而远端区域性肺血管纹理变细、稀疏甚或消失，或呈"剪枝"现象。这些表现对肺栓塞虽非特异，但有提示意义。胸片在除外其他胸肺疾病方面也有重要价值，但仅有 X 线胸片不能确诊亦不能除外肺栓塞。

（5）超声心动图：在提示诊断、预后评估及除外其他心血管疾病方面有重要价值。超声心动图可提供 APTE 的直接征象和间接征象。直接征象可看到肺动脉近端或右心腔血栓，但阳性率低，如当时患者临床表现符合 PTE，可明确诊断。间接征象多是右心负荷过重的表现，如右心室壁局部运动幅度下降，右心室和（或）右心房扩大，三尖瓣反流速度增快以及室间隔左移运动异常，肺动脉干增宽等。心室功能异常是肺栓塞危险度分层的一项主要依据。

2. 确诊检查

（1）CT 肺动脉造影（CTPA）：能够显示肺栓塞的直接证据，发现段以上肺动脉内的栓子，呈半月形、环形或完全性造影剂充盈缺损。因无创、便捷、准确率高，目前已被推荐为一线确诊手段。但对亚段以下肺栓塞，CT 诊断敏感性尚不够，然而通常认为亚段以下肺栓塞，不治疗是安全的。

（2）放射性核素肺通气/灌注扫描：是检查肺栓塞简单而安全的无创性方法。单纯肺灌注扫描对诊断肺栓塞具有高度的敏感性，若结果正常，可基本排除肺栓塞诊断，除非临床高度疑诊。若灌注扫描显示 1 个叶段以上肺灌注缺损而该部位通气扫描正常，同时伴有相应症状、体征及深静脉血栓形成，即可开始按肺栓塞治疗。若通气、灌注扫描均异常，则属非诊断性异常，需做进一步检查，如 CT 血管造影或肺动脉造影明确诊断。

（3）磁共振肺血管成像（MRPA）：对肺栓塞诊断敏感性约85%，特异性96%。约20%段级、60%亚段级肺栓塞可能漏诊，

MRPA 检查阴性，放弃治疗并不安全。因此，一般不作为一线确诊手段，但可作为二线确诊手段，用于对碘造影剂过敏的患者。

（4）肺动脉造影：是诊断肺栓塞的"金标准"。但操作复杂、有创、费用昂贵，有约 1% 致残率，0.01%～0.5% 死亡率。随着核素扫描、CT 肺动脉造影等无创诊断技术的日益成熟，已渐少用。

3. 深静脉血栓形成的辅助检查

PTE 和 DVT 为 VTE 的不同临床表现形式，90% 的 PTE 栓子来自于下肢深静脉血栓形成。确诊深静脉血栓形成对诊断肺栓塞有重要参考价值。常用的检查包括血管超声多普勒技术、磁共振成像、肢体阻抗容积图、间接性 CT 静脉造影术（注入造影剂做肺血管扫描后等待 150～180 秒或以后做下肢静脉横断面扫描）、间接性核素静脉扫描，以及下肢静脉造影术。

以上简要介绍了肺栓塞的临床表现和常用诊断技术。肺栓塞的诊断最重要的在于意识，不能视肺栓塞为"少见"病而忽略了对它的诊断。临床上凡高危人群出现下列情况：①原因不明的呼吸困难或呼吸困难突然加重不能用原来疾病解释。②不能解释的休克、晕厥，肺动脉高压或顽固性右心功能不全。③不明原因的肺野尤其是下肺野浸润性圆形或楔形阴影。④呼吸困难伴胸痛、咯血、胸腔积液。⑤下肢非对称性水肿、疼痛、疲劳等，均应考虑肺栓塞可能并迅速安排相关检查。

三、鉴别诊断

肺栓塞的临床表现多样，缺少特异性，容易误诊。以肺部表现为主者常被误诊为其他肺部疾病；以肺动脉高压和心脏病表现为主者，易被误诊为其他心脏病。临床易被误诊的疾病有急性心肌梗死、心绞痛、心肌病、原发性肺动脉高压、肺炎、胸膜炎、支气管哮喘、气胸、高通气综合征、夹层动脉瘤等。

（一）急性心肌梗死

急性肺栓塞起病突然，可出现剧烈胸痛，重者出现休克、心功能不全、心律失常，心电图改变酷似心肌梗死，极易误诊。但心肌梗死多有冠状动脉粥样硬化性心脏病基础史，胸痛部位多在胸骨后、心前区，呈压榨样或窒息样，性质与呼吸无关。心电图呈特征性改变及演变，Q波异常，不易消失。血清磷酸肌酸激酶增高，肌钙蛋白阳性，超声心动图显示心脏以左心室扩大、左心室节段性运动功能下降为主。除非发生肺水肿，一般无呼吸困难、咯血、肺部浸润性阴影等可与急性肺栓塞鉴别。

（二）冠状动脉供血不足

年龄较大的急性肺栓塞患者心电图可出现Ⅱ、Ⅲ、aVF导联ST段、T波改变，甚至 $V_{1\sim4}$ 导联出现"冠状T"，同时存在胸痛、气短、易被误诊为冠状动脉供血不足。但肺栓塞的心电图通常还出现电轴明显右偏，或出现 $S_I Q_{III} T_{III}$ 型及"肺型P"波，心电图改变常在1~2周明显好转或消失，与冠状动脉粥样硬化性心脏病不同。此外，肺栓塞患者主要表现为劳力性呼吸困难，而冠状动脉粥样硬化性心脏病为劳力性心绞痛。放射性核素心肌显像，肺梗死缺少冠状动脉粥样硬化性心脏病典型的心肌灌注缺损或"再灌注"表现。

（三）原发性肺动脉高压

可出现劳力性呼吸困难、胸痛、咯血、晕厥、肺动脉高压及右侧心力衰竭表现，与肺栓塞相似。但原发性肺动脉高压患者较年轻（20~40岁居多，肺栓塞50岁以上者居多），病情进行性恶化，无间歇稳定期，肺动脉收缩压常>8 kPa（60 mmHg）[栓塞性肺动脉高压多<8 kPa（60 mmHg），随栓塞解除可恢复正常]，肺灌注扫描无肺段分布的灌注缺损，CT血管造影、肺动脉造影无充盈缺损及"剪枝"样改变等与肺栓塞不同。

（四）主动脉夹层动脉瘤

急性肺栓塞患者剧烈胸痛、上纵隔阴影增宽（上腔静脉扩张引起）伴休克者需与夹层动脉瘤鉴别。后者多有高血压病史，胸痛与呼吸无关，无发绀，心电图呈左心室肥大而非右心室负荷过重。超声心动图或磁共振血管成像检查易于诊断和鉴别诊断。

（五）肺炎

肺栓塞患者有发热、胸痛、白细胞增高及肺部浸润性阴影，易被误诊为肺炎。如能注意到用肺炎难于解释的明显呼吸困难、下肢非对称性水肿、血栓性静脉炎、肺血分布不均及肺动脉高压、右心负荷过重等征象，应能想到肺栓塞可能。进一步做核素肺通气/灌注扫描、螺旋 CT 血管造影等检查易于做出鉴别。

（六）胸膜炎

约 1/3 的肺栓塞患者可出现胸腔积液，加之发热、胸痛等症状，易被误诊为病毒性或结核性胸膜炎。但肺栓塞患者年龄较大，无结核中毒症状，胸腔积液呈血性，量少，吸收快，肺部浸润性阴影多在下肺，与结核性胸膜炎并胸腔积液不同。如能发现下肢血栓性静脉炎、非对称性水肿及难于用少量胸腔积液解释的明显呼吸困难，则更有利于想到肺栓塞诊断。

（七）高通气综合征（焦虑症）

呈发作性呼吸困难、憋闷、垂死感，血气分析示低碳酸血症，心电图可伴 T 波低平与倒置，需与急性肺栓塞鉴别。高通气综合征心肺检查无器质性疾病改变，常有精神、心理障碍，症状可自行缓解、消失，与肺栓塞不同。

四、治疗

经过早期积极治疗的肺栓塞患者病死率可明显下降。肺栓塞治疗的目的是帮助患者度过危急期，缓解栓塞引起的心肺功能紊乱和防止复发，尽可能地恢复和维持足够的循环血量和组织供氧。治疗的方法包括呼吸循环支持、溶栓、抗凝血、手术治疗及预防再栓塞等。

（一）急性肺栓塞的治疗

急性肺栓塞治疗策略：需根据病情严重程度制订相应的治疗方案，应迅速准确地对患者进行危险度分层。危险度分层主要根据三方面临床资料进行评价：血流动力学是否稳定；右心室功能不全征象是否存在；心肌有无损伤。

1. 一般处理

对高度疑诊或者确诊的急性肺栓塞，应密切监测生命体征，包括呼吸、心率、血压、中心静脉压、血氧饱和度、血气分析、心电图等，密切观察病情变化，及时做出相应处理。为防止栓子再次脱落，要求患者绝对卧床休息，保持大小便通畅，防止用力。对于有焦虑和惊恐症状的患者，应予安慰，适度使用吗啡、哌替啶、罂粟碱等镇静，兼有镇痛作用。对合并下肢DVT的患者应绝对卧床至抗凝血治疗达到一定的强度（保持INR在2～3）方可。适量给予抗生素控制下肢血栓性深静脉炎和预防肺内感染。

2. 呼吸循环支持

对有低氧血症的患者，给予鼻导管或面罩吸氧。面罩吸氧可同时纠正低碳酸血症。当合并呼吸衰竭时，可通过鼻罩或鼻面罩行无创机械通气或行气管插管进行机械通气。注意控制气道平均压及呼气末正压水平，以免心排血量进一步下降。流量采用方波对维持循环稳定有利，尽可能避免其他有创检查手段，以免在抗凝血或溶栓过程中局部大量出血。对于右心功能不全、心排血量下降但血压尚稳定的患者，可给予具有一定肺血管扩张作用和正性肌力作用的药物，如多巴胺或多巴酚丁胺；若血压下降，可增大剂量或使用其他血管加压药物，如去甲肾上腺素等，使平均动脉压维持在10.7 kPa（80 mmHg）以上。血管活性药物在静脉注射负荷量后（多巴胺3～5 mg，去甲肾上腺素1 mg），需持续静脉滴注维持。不主张积极补液，因为过多的液体负荷可能会加重右心室扩张而影响心排血量。

3. 抗凝血治疗

抗凝血治疗是肺栓塞的基本治疗方法，可有效地防止血栓再形成和复发。中高危肺栓塞患者溶栓后必须续以抗凝血治疗，以巩固溶栓效果并避免栓塞复发。低危肺栓塞患者通过抗凝血治疗防止血栓再形成，同时借机体自身纤溶机制溶解已经形成的血栓而达到治疗目的。

（1）适应证：所有肺栓塞患者，只要临床高度疑诊，即可进行抗凝血治疗。高危肺栓塞通常在溶栓后序贯给予抗凝血治疗。

（2）禁忌证：活动性出血，有出血性倾向的器质性病变（如活动性消化性溃疡），出血体质；凝血功能障碍。血小板减少症；未有效控制的严重高血压（可能发生脑血管意外）；创伤；术后、急性感染性心内膜炎、严重肝病等。对于确诊的肺栓塞患者，大部分禁忌证属相对禁忌证。

（3）抗凝血治疗的药物及用法。

普通肝素：为高硫酸酯黏多糖，提取自猪肠黏膜或牛肝。与抗凝血酶Ⅲ结合后，使抗凝血酶Ⅲ构型发生变化，提高其抑制凝血因子（Ⅱa、Ⅹa、Ⅺa和Ⅻa）活性 $100 \sim 1\,000$ 倍，而起到显著的预防血栓再形成作用。用法：首先给予负荷剂量 $2\,000 \sim 5\,000$ U 或按80 U/kg静脉注射，继之以 18 U/（kg·h）持续静脉滴注。开始治疗 24 小时内每 $4 \sim 6$ 小时测定 APTT，根据 APTT 调整剂量，使 APTT 尽可能在最初 24 小时内达到并维持于正常值的 $1.5 \sim 2.5$（中间值 2）倍的治疗水平，稳定后改为每日测定 APTT 1 次。溶栓后序贯抗凝血治疗，直接给予肝素 18 U/（kg·h）静脉滴注，不需给予负荷剂量。以后同样根据 APTT 水平调整剂量。

低分子量肝素：是普通肝素通过解聚得到的一种断片成分。与普通肝素相比，与血浆蛋白和内皮细胞结合较少，生物利用度更高，有更强的抗凝血酶活性，起效更快，作用时间更长，而不良反应更小。因出血发生率低，一般不需监测 APTT 和调整剂量，尤其适于院外治疗。

用法：根据体重给药，每日 $1 \sim 2$ 次，皮下注射（脐周最佳）。应注意不同品种、不同厂家低分子肝素其剂量单位及用法不同，使用时应参照其说明给药。以下是几种低分子肝素的使用方法。①Dalteparin 钠：200 anti～Xa U/kg 皮下注射，每日 1 次。单次剂量不超过 18 000 U。②Enoxaparin 钠：1 mg/kg 皮下注射，1 次/12 小时；或 1.5 mg/kg 皮下注射，每日 1 次，单次总量不超过 180 mg。③Nadroparin 钙：86 anti～Xa U/kg 皮下注射，1 次/12 小时；或 171 anti～Xa U/kg 皮下注射，每日 1 次。单次总量不超过

17 100 U。④Tinzaparin 钠：175 anti～Xa U/kg 皮下注射，每日 1 次。

其他新型抗凝血药物：选择性Ⅹa因子抑制剂，目前在我国上市的有磺达肝癸钠和利伐沙班等药物，其适应证均为预防骨科术后 VTE 等。目前国内还没有这些药物治疗 PTE 的经验。

华法林：长期抗凝应首选华法林。华法林是维生素 K 的拮抗药，可阻止凝血因子Ⅱ、Ⅶ、Ⅸ和Ⅹ的 γ 羧酸酯激活而发挥抗凝血作用，为口服抗凝药。因对已活化的凝血因子无效及起效慢，不适用于肺栓塞急性期。

用法：在肝素或低分子肝素用后第 1～3 天加用华法林，初始剂量 2.5～3 mg/d，维持量 1.5～3 mg/d，与肝素至少重叠应用 4～5 天（华法林需数天才能发挥明显作用，且在最初3～5 天有促凝血可能）。当连续 2 天测定的国际标准化比率（INR）达到 2～3 的治疗水平，或 PT 延长至 1.5～2.5 倍正常值时，即可停用肝素/低分子肝素，单独口服华法林治疗。根据 INR 调节华法林剂量。在 INR 达到治疗水平前，应每日测定。达到治疗水平后改为每周监测 2～3 次，连续 2 周，至 INR 稳定后改为每周或数周监测 1 次。若行长期治疗，约每 4 周测定 INR 并调整华法林剂量 1 次，使 INR 维持在 2～3 的治疗水平。

疗程：普通肝素或低分子肝素须至少应用 5 天，直到临床情况平稳，血栓明显溶解为止。对高危肺栓塞、复发性肺栓塞肝素约需用至 10 天或更长。华法林维持治疗时间因人而异，至少 3～6 个月。如高危因素可在短期内消除，如服用雌激素或临时制动，疗程3 个月即可。对于栓子来源不明的首发病例，需至少给予 6 个月的抗凝血治疗。对复发、合并肺源性心脏病或高危因素长期不能解除的患者，疗程应在 12 个月以上甚至终身抗凝血治疗。疗程不足或剂量不够，将严重影响疗效并导致血栓复发率增高。

抗凝血治疗注意事项：①抗凝血治疗前应测基础 APTT、PT 及血常规（包括血小板计数、血红蛋白）。②对于每日需要大剂量肝素治疗的患者，最好监测血浆肝素水平，使之维持在 0.2～0.4 U/mL

（鱼精蛋白硫酸盐测定法）或 $0.3 \sim 0.6$ U/mL（酰胺分解测定法）。③肝素可能引起血小板减少症，发生率约 5%。可能系肝素直接或由肝素依赖性抗血小板抗体引起血小板集聚所致。因此在使用普通肝素的第 $3 \sim 5$ 天必须复查血小板计数。若长时间使用，还应在第 $7 \sim 10$ 天和第 14 天复查。14 天以后，血小板减少一般不再发生。低分子肝素引起血小板减少的发生率低，在应用的前 $5 \sim 7$ 天无须监测血小板数量。当疗程＞7 天时，也须每隔 $2 \sim 3$ 天复查血小板计数 1 次。若血小板迅速或持续降低达 30% 以上，或绝对计数$<50 \times 10^9$/L，应停用肝素。停用肝素后栓塞可能进展或复发，如果预计复发的风险很大，可考虑放置下腔静脉滤器，阻止脱落的血栓再次进入肺循环。有条件者可替代使用重组水蛭素、硫酸皮素、蟒蛇蛋白和其他小分子血栓抑制药抗凝血，直至血小板计数升至100×10^9/L后再给予华法林治疗。④使用低分子肝素时一般根据体重给药，但对于过度肥胖者或孕妇，低分子肝素可能过量。有条件者最好监测血浆抗 Xa 因子活性并调整剂量。对有严重肾功能不全的患者在初始抗凝血时使用普通肝素是更好的选择（肌酐清除率＜30 mL/min），因为普通肝素不经肾排泄。对于有严重出血倾向的患者，如须抗凝血治疗应选择普通肝素进行初始抗凝血，一旦出血可用鱼精蛋白迅速纠正。⑤妊娠前 3 个月和后 6 周禁用华法林，育龄妇女服用华法林期间应注意避孕。华法林可能引起胎儿鼻、骨骼、肢体发育不良、中枢神经和眼异常，并可能引起胎儿出血死亡及胎盘剥离。因肝素不能通过胎盘，可给予普通肝素或低分子量肝素治疗，直至分娩前 24 小时或规则宫缩开始时。但临近足月时，肝素已需减量。产后一旦出血停止，即可重新给予肝素抗凝血。产后、哺乳期华法林使用不受限制。⑥围术期抗凝血治疗：肝素抗凝可在大手术后 $12 \sim 24$ 小时开始，但不给予首剂负荷量。静脉滴注剂量宜略小于常规剂量：手术部位若有出血，抗凝血治疗应推迟。⑦抗凝血治疗期间手术或介入治疗：对一般性仅涉及皮下组织的手术和介入治疗，可继续抗凝血治疗。若出血危险性较大，可暂将 INR 调至 1.5 左右。对于深部手术，

可暂停抗凝 12～24 小时。对急诊手术，应尽快使用鱼精蛋白或维生素 K 中和抗凝剂，使 INR＜1.5。输入凝血酶原复合物 500～1500 U，可即刻重建正常止血效果。⑧停用抗凝血药物时应逐渐减量，以避免血凝反跳。

抗凝血治疗的不良反应及处理：抗凝血治疗的主要不良反应是出血。出血的危险性与药物剂量、基础血小板计数、年龄、肝功能、酒精中毒、药物相互作用、创伤、恶性肿瘤等多种因素有关。一般 APTT 高于 2.5 或 INR 高于 3，疗效无明显增加，出血的机会明显增加。INR 在治疗范围内发生出血，应排除恶性肿瘤存在可能。肝素治疗期间出血，如仅为瘀斑、鼻出血和牙龈少量出血，可不予处理。若为中等量出血，停用肝素即可，APTT 通常在 6 小时内恢复正常。大量出血或有颅内出血，停用肝素同时，还应给予鱼精蛋白对抗肝素。用量为约 100 U 肝素用 0.5 mg 鱼精蛋白，缓慢静脉滴注。如给予 50 mg 鱼精蛋白加入溶液中于 15～30 分钟滴完。此外还可紧急输注血制品，包括冷沉淀物，新鲜冷干血浆和血小板等，迅速补充凝血成分，使 APTT 恢复正常，多数可在较短时间内止血。华法林出血的发生率约为 6％，大出血为 2％，致死性出血为 0.8％，主要是颅内出血所致。伴 INR 延长的轻度出血只需中断华法林治疗，直至 INR 恢复到 2～3 的治疗范围。中等量出血可给予维生素 K 10 mg 皮下或肌内注射，可在 6～12 小时逆转华法林作用。华法林引起的大量出血或颅内出血，除用维生素 K 拮抗外，也应紧急输注冷沉淀或新鲜冷冻血浆，使 INR 迅速恢复正常。

因出血停用肝素或华法林后，若需重新使用，应从小剂量开始，根据 APTT 或 INR 监测值逐渐加量，直至 APTT 或 INR 恢复正常治疗水平。使用维生素 K 拮抗可在长时间内引起华法林耐受，若需继续抗凝血，应改用肝素。肝素引起的血小板减少，在停用肝素 10 天内可逐渐恢复。若血小板计数过低或恢复不理想，可紧急输注血小板，并给予血小板刺激因子，如 IL-11（巨和粒）治疗。肝素还可引起骨质疏松和转氨酶升高。华法林则可引起血管性紫癜，导致皮肤坏死，多发生于治疗的前几周。极少病例发生恶心、呕吐、血压下降、体温升高、过敏等，可对症处理。

4. 溶栓治疗

溶栓药物直接或间接将血浆蛋白纤溶酶原转化为纤溶酶，裂解纤维蛋白，迅速溶解部分或全部血栓，恢复肺组织再灌注，减少肺动脉阻力，降低肺动脉压，改善右心室功能，增加左心室回流量和左心排血量，改善心肌和全身灌注水平，可有效降低严重肺栓塞患者的病死率。美国胸科医师协会已制定 PTE 溶栓治疗专家共识，对于血流动力学不稳定的急性肺栓塞患者建议立即溶栓治疗。

（1）适应证：2 个肺叶以上的大块 PTE 者；不论肺动脉血栓栓塞部位和面积大小只要血流动力学有改变者；并发休克和体循环低灌注［如低血压、乳酸酸中毒和（或）心排血量下降］者；原有心肺疾病的次大块 PTE 引起循环衰竭者；有呼吸窘迫症状（包括呼吸频率增加，动脉血氧饱和度下降等）的 PTE 患者；PTE 后出现窦性心动过速的患者。

（2）禁忌证。①绝对禁忌证：活动性内出血；有自发性颅内出血或有出血性卒中病史。②相对禁忌证：2 周内的大手术、分娩、器官活检或不能压迫止血部位的血管穿刺；2 个月内的缺血性卒中；10 天内的胃肠道出血；15 天内的严重创伤；1 个月内的神经外科或眼科手术；难于控制的重度高血压［收缩压＞24 kPa（180 mmHg），舒张压＞14.7 kPa（110 mmHg）］；近期曾行心肺复苏；血小板计数低于 $100 \times 10^9/L$；妊娠；细菌性心内膜炎；严重肝肾功能不全；糖尿病出血性视网膜病变；出血性疾病；动脉瘤；左心房血栓；年龄＞75 岁。对于大面积肺栓塞，上述绝对禁忌证应视为相对禁忌证，在充分评估利益风险的前提下为抢救患者生命，必要时应果断溶栓治疗。

（3）溶栓治疗的药物及方案。①尿激酶：分离自人尿或培养的人胚肾细胞，可直接将纤溶酶原转变成纤溶酶而发挥溶栓作用。无抗原性，不引起变态反应。用法：负荷量 4400 U/kg，静脉注射

10 分钟，随后以 2200 U/kg 持续静脉滴注 12 小时，或者可考虑 2 小时溶栓方案：20 000 U/kg 持续静脉滴注 2 小时。②链激酶：分离自 β-溶血性链球菌，可与纤溶酶结合形成激活型复合物，使其他纤溶酶原转变成纤溶酶。用法：负荷量 250 000 U，静脉滴注 30 分钟，以 100 000 U/h 持续静脉滴注 24 小时。应注意链激酶具有抗原性，可引起严重的变态反应，用药前需肌内注射苯海拉明或地塞米松，6 个月内不宜重复使用。③组织型纤溶酶原激活剂（recombinant tissue-type plasminogen activator，rt-PA）：为基因工程药物，与链激酶、尿激酶无选择性地同时激活血栓中及循环中的纤溶酶原不同，rt-PA 只有与血栓中纤维蛋白结合后才能被激活，使血栓局部纤溶酶原转变成纤溶酶，在血栓局部发挥作用，因而溶栓效率更高而全身不良反应微小，无抗原性。用法：50～100 mg 持续静脉滴注 2 小时。

3 种药物都有确切的溶栓效果，由于链激酶有抗原性，rt-PA 价格较昂贵，目前国内应用最多的是尿激酶。但研究发现 rt-PA 虽同尿激酶的溶栓疗效相当，但能够更快的发挥作用，降低早期病死率，以及减少血栓在肺动脉内停留时间而造成的肺动脉内皮损伤，以及减少血栓附着在静脉瓣上的时间，即可以降低远期慢性血栓栓塞性肺动脉高压及下肢深静脉瓣功能不全后遗症的发生危险，故推荐首选 rt-PA 方案。

溶栓时间窗：对有溶栓指征的病例，越早溶栓效果越好。因肺组织有肺动静脉、支气管动脉、肺泡三重机制供氧，不易发生缺氧梗死。溶栓治疗主要目的是尽早溶解血栓疏通血管，降低早期死亡的风险，降低慢性血栓栓塞性肺动脉高压的发生危险。因此，在 APTE 起病 48 小时内即开始行溶栓治疗能够取得最大的疗效，但对于那些有症状的 APTE 患者在 6～14 天行溶栓治疗仍有一定作用。

溶栓治疗的注意事项：①溶栓应尽可能在肺栓塞确诊的前提下进行，但对高度疑诊肺栓塞却因不具备检查条件或因病情危重暂不能进行相关确诊检查的病例，在能较充分地排除其他可能的诊断，并且无显著出血风险的前提下，可在密切观察下行溶栓治疗，以免延误病情。②溶栓前应常规检查血常规、血型、APTT、肝肾功能、动脉血气、超声心动图、X线胸片及心电图等作为基线资料。③配血，做好输血准备，以应对可能发生的大出血。④向家属交代病情，签署知情同意书。⑤溶栓前宜留置外周静脉套管针，以便溶栓中取血监测，避免反复穿刺血管。⑥使用尿激酶溶栓期间勿同时使用肝素，rt-PA 溶栓时是否停用肝素无特殊要求，一般也不使用。⑦溶栓治疗结束后，应每 2～4 小时测定一次血浆凝血活酶时间（PT）或活化部分凝血活酶时间（APTT）。当APTT 水平低于正常值 2 倍（或<80 秒），即应开始肝素治疗。常规使用肝素或低分子量肝素治疗。使用低分子量肝素时，剂量一般按体重给予，皮下注射，每日 2 次，且不需监测 APTT。普通肝素多主张静脉滴注，有起效快、停药后作用消失也快的优点，这对拟行溶栓或手术治疗的患者十分重要。普通肝素治疗先予2000～5000 U 或按 80 U/kg 静脉注射，继以18 U/（kg·h）维持。根据 APTT 调整肝素剂量，APTT 的目标范围为基线对照值的1.5～2.5 倍。⑧溶栓结束后 24 小时除观察生命体征外，通常需行核素肺灌注扫描或肺动脉造影或 CT 肺动脉造影等复查，以观察溶栓的疗效。⑨使用普通肝素或低分子量肝素后，可给予口服抗凝血药，最常用的是华法林。华法林与肝素并用直到 INR 达 2～3 即可停用肝素。

溶栓治疗的不良反应及处理：最重要的不良反应是出血，平均发生率为 5%～7%，致死性出血约 1%。最严重的是颅内出血，发生率1.2%，约 50%死亡。腹膜后出血较隐匿，主要表现为原因不明的休克，应特别注意检查发现。血管穿刺部位容易形成血肿，穿刺后应充分按压止血。一般小量出血可不予处理，严重出血须立即停药，输冷沉淀（含纤维蛋白原）和（或）新鲜冷冻血浆，并给予氨基己酸、氨甲苯酸、巴曲酶等止血治疗。颅内出血应紧急手术清除积血。除出血外，溶栓药物还可引起发热、变态反应、低血压、恶心呕吐、肌痛、头痛等不良反应，可分别对症处理。

溶栓疗效观察指标：①症状减轻，特别是呼吸困难好转。②呼吸频率和心率减慢，血压升高，脉压增宽。③动脉血气分析示 PaO_2 上升，$PaCO_2$ 回升，pH 下降，合并代谢性酸中毒者 pH 上升。④心电图提示急性右心室扩张表现（如不完全性右束支传导阻滞或完全性右束支传导阻滞、$V_1 S$ 波挫折，$V_1 \sim V_3 S$ 波挫折粗顿消失等）好转，胸前导联 T 波倒置加深，也可直立或不变。⑤胸部 X 线平片显示的肺纹理减少或稀疏区变多、肺血流分布小均改善。⑥超声心动图表现如室间隔左移减轻、右心房右心室内径缩小、右心室运动功能改善、肺动脉收缩压下降、三尖瓣反流减轻等。⑦CT 肺动脉造影或导管肺动脉造影显示肺动脉内充盈缺损减少或消失。

5. 手术治疗

（1）肺动脉血栓摘除术：在体外循环下进行，死亡率较高，达 20%～50%，应严格掌握其适应证，包括：①高危肺栓塞，肺动脉主干或主要分支次全栓塞，病情危重，预计短期内死亡风险极大，非手术治疗难于逆转而急需手术解除者。②有溶栓禁忌证者。③经溶栓和其他积极的内科治疗无效者。

（2）介入治疗：包括真空吸引去栓术、导管碎栓术、导管碎栓加局部溶栓治疗、机械消栓术等。适用于肺动脉主干或主要分支大面积肺栓塞而有溶栓或抗凝血治疗禁忌，或经积极的内科治疗无效而因各种原因不能手术取栓者。需注意，当血流动力学改善后就应终止治疗，而不是以造影结果为参照标准。有效率约 60%，死亡率为 20%。

（3）腔静脉滤器置入术：适用于已证实栓子来源于下肢或盆腔静脉者，可有效防止自该部位脱落的大块血栓再次进入肺动脉。手术简单易行，将滤器经股静脉穿刺口用导管送入下腔静脉肾静脉开口下方位置弹开即可。适应证为下肢近端血栓伴有下列情况之一者：①抗凝血治疗禁忌或有明显出血并发症。②拟行导管介入治疗或外科手术取栓（栓子可能脱落并进入肺动脉）。③大块血栓溶栓治疗前（溶栓产生的血栓碎块可能进入并栓塞肺动脉）。

④经充分抗凝血仍反复发生肺栓塞者。⑤伴有严重肺动脉高压或肺源性心脏病（一旦发生肺栓塞可能致命）。

对于上腔静脉径路来源的栓子，也可经颈静脉或锁骨下静脉穿刺安置上腔静脉滤器。因滤器只能预防 PTE 复发，并不能治疗 DVT，因此需严格掌握适应证，置入滤器后仍需长期抗凝血治疗，防止血栓形成。

6. DVT 的治疗

70％～90％急性肺栓塞的栓子来源于深静脉尤其是下肢深静脉血栓脱落。为防止深静脉血栓脱落再次栓塞肺动脉，除安置滤器滤过外，应积极发现并治疗深静脉血栓，以达到治本目的。深静脉血栓形成的治疗原则是卧床、抬高患肢、抗凝血、活血化瘀、消炎及使用抗血小板集聚药等。内科治疗无效可行导管介入治疗或行手术取栓。关于深静脉血栓形成的溶栓治疗，因为完全堵塞的静脉血栓较难溶开，到目前为止，疗效并不满意，方法也有待探索和改进。

(二) 慢性肺栓塞性肺动脉高压的治疗

慢性栓塞性肺动脉高压多因慢性反复肺栓塞所致，也有部分是由于急性肺栓塞未诊断治疗或治疗疗效不佳引起。起病多缓慢或隐匿，临床表现类似于原发性肺动脉高压，可出现进行性的呼吸困难。双下肢水肿，反复晕厥、胸痛、发绀和低氧血症。右心导管检查静息肺动脉平均压 >2.7 kPa（20 mmHg），活动后肺动脉平均压 >4 kPa（30 mmHg）。放射性核素肺通气/灌注扫描、CT 血管造影、磁共振血管成像或肺动脉造影等影像学检查发现有肺动脉阻塞，并呈慢性栓塞征象，如肺动脉内呈现偏心分布、有钙化倾向的团块状物，贴近血管壁，肺动脉管径不规则等。心电图及超声心动图显示有右心室肥厚。慢性栓塞性肺动脉高压预后不佳，容易死于肺栓塞复发所致的严重肺动脉高压，故应予重视并给予积极处理。治疗措施包括以下几种。

1. 肺动脉血栓内膜剥脱术

严重的慢性栓塞性肺动脉高压患者，因陈旧血栓牢固附着难于溶解和清除，如果栓塞部位位于手术可及的肺动脉近端，如主肺、肺叶和肺段动脉处，可考虑行肺动脉血栓内膜剥脱术。注意剥脱术前数日需常规安置下腔静脉滤器。

2. 抗凝血

可以防止肺动脉血栓再形成，促使已形成的部分血栓溶解、再通，抑制肺动脉高压进一步发展。常用华法林，$3\sim5$ mg/d，根据 INR 调整剂量。保持 INR 处于 $2\sim3$ 的治疗水平。疗程 6 个月以上，可至数年。

3. 安置下腔静脉滤器

存在反复下肢深静脉血栓脱落者，可安置腔静脉滤器，对脱落血栓进行滤过。

4. 使用血管扩张药

栓塞性肺动脉高压形成除机械堵塞因素外，神经、介质、体液因素也起了部分作用，因而具有部分可逆性。硝苯地平、酚妥拉明、前列腺素 E_1、一氧化氮（吸入）等血管扩张药具有一定的降压效果。

5. 治疗心力衰竭

有右侧心衰力竭患者可给予适度利尿、扩血管、强心治疗。

6. 溶栓和血管成形术

慢性栓塞性肺动脉高压原则上不适宜溶栓和血管成形术，但有报道采用球囊扩张肺动脉成形术和肺动脉支架置入术取得一定效果，值得进一步探索。

（三）其他栓子引起的肺栓塞的治疗

1. 羊水栓塞

常见于分娩过程中，子宫强烈收缩撕破羊膜和胎盘膜，将羊水挤入静脉系统进入肺循环引起。除肺栓塞外，尚易引起过敏性休克和 DIC。病死率 $70\%\sim80\%$，宜尽早使用大剂量速效糖皮质激素。可选用琥珀酸氢化可的松 $200\sim300$ mg 或甲泼尼龙 $80\sim120$ mg 静脉注射并静脉滴注维持，$1/6\sim1/8$ 小时。对 DIC 给予肝素、成分输血及抗纤溶治疗。对肺栓塞无特效治疗，主要在于支持治疗，氧疗，补充血容量，维持血压和缓解肺动脉高压。

2. 脂肪栓塞

长骨、骨盆骨折或创伤后大量脂肪球、脂肪微粒进入静脉引起，病死率高。脂肪栓塞后引起血小板活化，释放活性介质，引起休克、支气管痉挛和消耗性凝血性疾病。典型的临床表现为脂肪栓塞三联征，即呼吸困难、精神错乱和皮肤瘀点。治疗不同于一般的肺栓塞，糖皮质激素具有重要作用，应早用，可给予甲泼尼龙 80～120 mg 静脉注射或静脉滴注，1/6～1/8 小时。使用后症状有望在 12～72 小时获得改善。禁用肝素，因肝素会激活脂蛋白酯酶，溶解脂肪而增加游离脂肪酸浓度。游离脂肪酸可诱发严重炎症反应，损伤肺泡上皮细胞和血管内皮细胞，累及肺、脑和皮肤黏膜，导致肺水肿、呼吸衰竭和脑功能障碍。

五、预防

血栓形成的主要机制是静脉血液淤滞、静脉系统内皮损伤和血液高凝状态。因此，预防的要点是减轻血液淤滞，促进血液循环；防治血管炎症和损伤，改善高凝状态。具体的预防措施包括：手术、创伤后应减少卧床时间，鼓励早日下床活动。如需长期卧床者，应定时做肢体主动和被动活动。腹带和绷带不宜过紧，局部压迫时间不宜过长，以免阻碍静脉回流。慢性心肺疾病患者除积极治疗心肺基础疾病外，亦应减少卧床，适度活动和翻身，有血栓形成或栓塞证据时可行预防性抗凝血治疗。长途乘车、乘机者应适时活动下肢或适度走动。预计较长时间制动者，可穿戴或使用加压弹力袜、间歇序贯充气泵等促进肢体血液循环。积极医治脚部感染（包括脚癣）和防治静脉曲张。一旦发生急性血栓静脉炎，要尽快安排相关检查，及早诊断并及时给予抗生素和抗凝血治疗。尽量缩短静脉内操作和置管时间，定期更换导管，预防发生静脉炎。对于原发性（遗传性）高凝状态或有深静脉血栓形成——肺栓塞家族史者，及早做相关遗传学检查，发现凝血机制的缺陷。发病后应给予小剂量普通肝素或低分子量肝素皮下注射和华法林口服，终身抗凝血，并安置下腔静脉滤器。空气栓塞的预防在于外科手术或肾周空气造影、人工气腹及静脉穿刺输液等操作中提高警惕，防止空气误入静脉或右心腔。空气一旦入血，应即左侧卧位，使空气局限于右心房上侧壁，偏离右室出口处。骨折后应尽量少搬动，尽快固定伤肢，预防脂肪栓塞。生产时使用缩宫素或用力应适度，避免胎膜撕破羊水被挤入学循环。

第二节　肺水肿

肺水肿是指由于各种原因引起肺内血管与组织之间液体交换功能紊乱或肺内淋巴引流不畅所导致的液体在肺间质或肺泡腔内过量蓄积的病理状态，可在多种系统疾病的基础上发生。临床表现为突发性呼吸困难、发绀、咳嗽、咳白泡状或血性泡沫痰。两肺有弥漫性湿啰音或哮鸣音，X 线检查见两肺呈蝴蝶形的片状模糊影。肺水肿可以危及生命，但如果能发现并纠正造成肺液体平衡紊乱的原因，则可减少对患者的危害。

一、病因与发病机制

（一）心源性肺水肿

心源性肺水肿系心脏解剖或功能的异常引起的肺水肿，充血性心力衰竭是最常见的病因。可有冠状动脉粥样硬化性心脏病、高血压心脏病、心肌梗死、风湿性心脏病、主动脉瓣病变、先天性心血管畸形、左心房黏液瘤、左心房血栓、心脏压塞、左心房转移性肿瘤，非肥厚型非扩张型心肌病及心动过速等。由于左心室排出绝对或相对不足，或左心房排血受阻，使左心每搏输出量低于右心，左心房压增高，肺循环淤血，肺毛细血管静水压增高使得液体滤过量超过了淋巴系统的清除能力。

（二）非心源性肺水肿

非心源性肺水肿是除严重心血管疾病以外的其他多种病因引

起的以呼吸困难、咳嗽、严重低氧血症为临床表现的急症，由于肺血管内皮屏障对液体和蛋白质的通透性增加所致的肺水肿。其导致的临床综合征通常称为急性肺损伤或急性呼吸窘迫综合征。其中最常见的原因为肺炎、败血症、吸入胃内容物和重大创伤。肺损伤可经气道和血流发生，其确切的发病机制目前尚不明确。肺损伤后所致的炎症反应也很复杂，其特点是急性反应性细胞因子与其天然抑制剂、氧化剂、蛋白酶、抗蛋白酶、脂质介质、生长因子以及与修复过程有关的胶原前体等物质共同参与。表现为肺毛细血管通透性增加，血浆胶体渗透压降低，组织间隙负压增加。

1. 高原肺水肿

高原肺水肿是指在高海拔地区发生的肺水肿，一般发生在海拔＞3000 m 的地区。其机制可能是由于随着海拔的升高，吸入氧分压下降，易患个体发生了缺氧性血管收缩，而缺氧引起的肺动脉收缩强度不均一，局部区域小动脉严重痉挛，血流量减少并流向其他区域，使其他部位肺血流量增加，表现为超灌注，毛细血管内压增加，出现非炎性漏出。

2. 神经源性肺水肿

神经源性肺水肿是指在无原发性心、肺和肾等疾病的情况下，由颅脑损伤或中枢神经系统其他疾病引起的急性肺水肿，是一种进行性脑血管意外引起的肺部应激性损伤，多见于严重的脑出血患者。其发生机制现认为是位于丘脑下部的水肿中枢因创伤、颅内高压、炎症或缺氧而受损害，中枢的抑制作用被解除，导致肾上腺交感神经放电的增加，肺毛细血管压力升高和通透性增加，发生肺水肿。

3. 复张性肺水肿

复张性肺水肿是指由于胸腔穿刺排气或抽液速度过快、量过多时，胸腔内负压骤然增加所致的肺水肿。其机制，一方面由于骤然加大的胸腔负压使得微血管周围的静水压迅速下降，导致滤过压力的增加。另一方面，肺长期受压后缺氧，内皮细胞受损，肺泡毛细血管通透性增高；加之肺泡表面活性物质减少，肺表面张力增加，肺毛细血管周围形成负压，液体易从毛细血管漏出，导致肺水肿的形成。

4. 与误吸相关的肺水肿

与误吸相关的肺水肿系吸入胃酸、淡水或海水所致的肺水肿。

（1）胃内容物误吸：胃酸可引起气道上皮化学性烧伤，气道水肿，支气管收缩，气道闭合伴肺不张。吸入量大时炎症反应严重，累及远端气道及肺泡。

（2）淡水淹溺：低渗性液体迅速通过肺泡毛细血管进入血循环，造成血容量突然增加，血浆胶体渗透压降低；若心肌功能不全，左心室不能负担血容量增加所造成的后负荷时，可诱发肺水肿。

（3）海水淹溺：大量高渗性的液体进入肺部后，可使大量水分从血循环进入肺泡，引起肺水肿。液体中的 Na^+、Ca^{2+}、Mg^{2+} 离子进入血流，可致心室颤动而死亡。

5. 药物性肺水肿

药物性肺水肿包括药物变应性肺水肿和药物过量水肿。

（1）药物变应性肺水肿：多由青霉素、链霉素、磺胺类、鱼精蛋白、抗肿瘤药物、胺碘酮、噻嗪类等引起。

（2）药物过量肺水肿：多由解热镇痛药、镇静催眠药、麻醉药、平喘药、链激酶、二醋吗啡、美沙酮、碘类造影剂等引起。

（3）二醋吗啡肺水肿：近年来，由于吸食毒品的人数不断增加，二醋吗啡肺水肿逐渐受到急救医师的重视。二醋吗啡毒起病急促，病情凶险，机制复杂多样，常损害多个器官系统。一般以肺部损害常见，常引起肺水肿及脑干呼吸中枢的抑制损害，一般在使用麻醉品后48小时内发生，病情凶猛迅速。二醋吗啡中毒致肺水肿的机制可能与以下因素有关：①二醋吗啡衍生物，吗啡可促进组胺释放，致血管痉挛、淤血，损害肺泡上皮和毛细血管内皮。破坏肺呼吸膜的结构，使血管通透性增加而致水肿。②脑缺氧时，视丘下部功能紊乱，对视前核水平和下丘脑的中枢抑制被解除。③二醋吗啡中毒所致的机体应激状态使交感神经兴奋，肾上腺素能递质及内源性阿片样物质（尤其是 β_2 内啡肽）分泌增加，肾上腺素能递质可引起弥漫性、暂时性血管强烈收缩，致使血液从高阻力的体循环进入低阻力的肺循环，肺毛细血管静水压升高，内源性阿片样物质可抑制呼吸中枢和心血管功能而加重肺水肿。④毒品中的杂质如淀粉、奶粉、滑石粉、喹啉、甘油等对肺血管内皮的直接损伤致其通透性增加。⑤急性变态反应等。

6. 中毒性肺水肿

刺激性气体、尿毒症毒素、有机磷杀虫药、毒蛇咬伤、百草枯等中毒均可引起肺水肿。临床以有机磷中毒最为常见，其中毒发生机制为抑制体内乙酰胆碱酯酶的活性，导致乙酰胆碱蓄积，致使胆碱能神经开始过度兴奋，后转为抑制和衰竭，从而临床上出现相应的中毒症状。表现为毒蕈碱样症状主要为副交感神经兴奋所致的平滑肌痉挛和腺体分泌增加，呼吸道分泌物增多，严重者出现肺水肿。

二、诊断

（一）临床表现

除有各基础疾病的症状及体征时；典型的肺水肿临床表现可分为 5 期。

1. 肺充血期

胸闷、心悸、失眠、烦躁不安、血压升高、劳力性呼吸困难等。

2. 间质性肺水肿期

夜间阵发性呼吸困难、端坐呼吸、咳嗽、呼吸急促、心动过速（心率加快）、肺部听诊可闻及哮鸣音，可有轻度发绀或动脉血氧分压下降。

3. 肺泡水肿期

症状加重，迅速出现严重呼吸困难，咳嗽剧烈，咳大量粉红色泡沫痰，皮肤苍白，全身出汗，发绀明显，两下肺甚至全肺湿啰音。血气分析有明显的低氧血症、低碳酸血症和（或）代谢性酸中毒。

4. 休克期

由于严重缺氧、大量液体外渗引起血容量减少及心收缩力减弱而发生心源性休克。表现为神志改变、血压下降、皮肤湿冷等，血气分析示严重低氧，代谢性酸中毒。

5. 终末期

病情进一步恶化，出现循环衰竭及多脏器功能衰竭，患者死亡。

（二）辅助检查

1. 胸部 X 线检查

价廉、无创、易得、可重复，对急性肺水肿的临床诊断十分重要，为临床上最常用的评价肺水肿的方法。可以观察中度以上肺水肿及范围，且可监控病理的进展，并随基础疾病的不同及病理分期不一表现多样。其缺点为敏感度差，故在疾病早期可正常，且读片带有一定程度的主观性，加之如肺充气程度不同，可致诊断困难或误诊。

（1）间质性肺水肿。①肺血重新分布：上肺显示的血管阴影增粗、增多，下肺野血管阴影变细，与正常比呈上下逆转现象。②支气管周围袖口症：由于间质性肺水肿时，支气管周围结缔组织内有液体存积，致支气管壁形成的环形阴影增厚，边缘模糊，且多位于外周部，管腔无狭窄。③肺纹理及肺门血管增粗、模糊：由于肺血管周围结缔组织内液体存积所致。④肺野透光度降低：因肺间质内液广泛分布于支气管，血管周围，小叶间隔及小叶内支气管血管周围和肺泡间隔而致。⑤间隔线：肺水肿时，小叶间隔的结缔组织及淋巴管内有较多的液体，使其增厚，故而在 X 线上可见边缘清楚，锐利的细线形阴影，厚 1～2 mm，长约 2 cm，与胸膜垂直。Kerley B 线是间质性肺水肿最重要的 X 线征象。在正位片上多在肋膈角处胸膜下显示最清楚，而侧位片上则表现为与胸骨下及膈胸膜垂直的线形阴影。有时亦可见自肺上野弧形斜向肺门的 Kerley A 线。⑥胸膜反应：少量胸腔积液或胸膜增厚。

（2）肺泡型水肿：为间质性肺水肿继续发展的结果，胸片上往往两者同时并存。肺泡性肺水肿肺野实变影最典型的改变是阴影密度由肺门向外逐渐变淡，呈"蝶翼征"，而且动态摄片检查肺部阴影变化快，形成"此消彼长"的景观，但肺部阴影均出现在近肺门的中心肺野内。表现为肺泡实变阴影，包括腺泡结节、斑片状及大片融合边缘模糊的阴影，弥漫分布或局限于一侧或一叶。

2. 胸部 CT

早期即能显现异常征象，甚至可区分肺充血和肺间质水肿。

（1）间质性肺水肿：小叶间隔增厚、边缘光滑，支气管血管未增粗、光滑；肺内有磨玻璃样密度影，可两肺弥漫分布或为小叶中心性分布。

（2）肺泡性肺水肿：肺透光度下降，CT 值普遍增高，两肺有斑片状或弥漫性磨玻璃样密度病变，若病情进展则形成肺实变影，小叶间隔增厚少见。

3. 动脉血气分析

PaO_2、$PaCO_2$ 和 pH 等也是反映肺水肿患者整体肺功能的指标，但其对诊断早期肺水肿并不敏感。因血管内压力的增加可使得血液更多地被分配到通气功能较好的肺组织中去，所以，PaO_2 早期可不出现降低，甚至在部分高压性肺水肿患者中，早期可出现 PaO_2 增高的情况。

4. B 型钠尿肽（B-type natriuretic peptide，BNP）

放射性指示剂稀释法：通过静脉注射两种不同的指示剂，一种可通透到血管外液（如氚水、[113m]In 标记的运铁蛋白），可用以计算含水量；另一种是不能透到血管外指示剂（如 [99m]Tc 标记的红细胞）可用来计算血管内液量，但其计算出的含水量仅为直接称重的 2/3，不能用于间质性肺水肿的早期诊断。

5. 热传导稀释法（又称双指示剂法）

把 Swan-Ganz 导管插到肺动脉，注射热或冷却盐水和靛氰绿指示剂，经肺动脉至达主动脉根部，然后经主动脉导管采取血样，以心排血量乘以染料和热传导时间的平均差，可计算血管外肺含水量，该法准确性高，变异率小，但因创伤较大，一般只限于重症监护室用。可将血管外肺水低估39%，为灌注依赖性，多用于研究领域，常用于比较相似病因造成的肺损伤的血管外肺水肿。

6. 血浆胶体渗透压－肺毛细管楔压差值测定

正常情况下，两者差值约为 1.53 kPa（约 10 mmHg）。当差值＜0.53 kPa（4 mmHg）时多提示有肺水肿，有助于肺水肿的早期诊断。

7. 肺扫描

以 ^{99m}Tc-人血球蛋白微囊或 ^{113m}In运铁蛋白静脉注射进行灌注肺扫描，由于肺血管通透性增高，使标记蛋白向血管外扩散而进入肺间质，故在胸壁外测定 γ 射线强度，就可有效地测定跨血管蛋白通过量。

8. 正电子发射层描记术（PET）

PET 是一种影像学技术，通过给患者用放射药理活性药之后，摄取一系列二维影像，再对其进行处理，获取某一特定生命活动的三维图像分析，从而对不同的器官进行生理分析。它可测量整体及局部的肺水积聚量。需先将两种同位素序贯给入，一般是用 $^{15}O_2$ 标记的 H_2O 静脉注射，几分钟后当与体液达到平衡之后，摄胸片可反映整体肺水的量。第二步静脉注射一种能留置于血管内的同位素示踪剂，如标记的血浆蛋白，再重复胸片，可反映血管内容积。将第二步的影像密度从第一步的影像密度中减影，即可确定肺水肿的严重程度及其分布。其结果会低估 10%～15%，但已与重力计法所测结果非常吻合，能探测到 1 mL 肺水的增加，故其有很高的敏感性，但其价格昂贵，且需将患者移至检查室。

9. 磁共振（MRI）

MRI 是利用不同组织质子密度的不同构建极其精确的解剖影像，优点为非侵袭性，非灌注依赖性，且患者无须暴露于放射线中，但肺磁共振的最大缺点是肺实质信号强度过低，加之呼吸运动会产生伪影。

10. 肺血管通透性的评价

对肺血管通透性的研究能提供更多的信息，并帮助了解肺水肿的病因，若连续监测，则可为肺损伤的演进提供一个衡量尺度。临床上可将通过纤维支气管镜或盲插吸引导管取得的小气道水肿液的蛋白浓度与血浆的蛋白浓度相比较，如果水肿液蛋白浓度与血浆蛋白浓度之比＞0.75，水肿即由血管通透性增加引起，若＜0.65则由毛细血管内静水压增加引起，若介于两者之间则为混合性或结果为假象，可作为判断疾病严重程度和预后的指标。

三、治疗

根据发病机制及基础疾病给予相应的治疗。

（一）症状治疗

1. 纠正缺氧

肺水肿时由于换气功能障碍，多有严重缺氧，且缺氧又可加重肺水肿，故氧疗是治疗中的关键，对重症患者尤为重要，应使 PaO_2 提高到 6.7 kPa（50 mmHg）以上。可以鼻导管、鼻塞或面罩给氧，氧浓度＜50%，若一般给氧后动脉血气仍提示低氧者，应立即间歇正压通气（IPPV），若缺氧仍无改善，则需加用呼气末正压（PEEP）以防止小气道及肺泡萎陷或使肺泡重建，减少肺内分流量；有利于肺泡内的液体回流，促进水肿液的吸收；有利于肺泡表面活性物质的合成；可使功能残气量增大，肺顺应性增加，肺泡通气改善。PEEP 可从 3～5 cmH_2O（0.3～0.5 kPa）开始，从小至大逐步增加，每次调整 2～5 cmH_2O（0.2～0.5 kPa），同时随访血气变化，并据此行相应调节，一般不超过 18 cmH_2O（1.8 kPa），待病情好转后，渐减 PEEP，每小时不超过 3～5 cmH_2O（0.3～0.5 kPa），保持动脉血氧分压在 8～9.9 kPa，应注意过高的 PEEP 可使心室舒张受阻、静脉回心血量减少，血压下降，促发循环衰竭，故应行血压及生命体征监则。

2. 消除肺内水肿液

重症肺水肿患者支气管肺泡内有大量液体，受气流冲击可形成大量泡沫而影响气体交换，使缺氧更为严重，故消除肺内水肿液清除泡沫十分重要。

（1）消泡剂：鼻导管或鼻塞给氧时可在湿化瓶内加入75%～95%乙醇（毒性气体吸入性肺水肿禁用）面罩给氧时以20%～30%乙醇雾化吸入。近来有用消泡净（二甲基硅油）或1%硅酮雾化吸入，15～30分钟明显起效，有效率达90%以上。

（2）利尿药：可迅速减少血流量，降低肺动静脉压和左心室充盈压，从而缓解肺水肿。对已有血容量不足者，因利尿药的应用会使血容量进一步下降并影响心排血量，故不宜使用，而因毛细血管通透性增加所致的非心源性肺水肿，大剂量利尿药可致毛细血管损伤加重。故亦不宜应用，常用快速强利尿药；呋塞米40～80 mg或依他尼酸钠50～100 mg，静脉注射。

（3）血管扩张药：治疗肺水肿的血管扩张药多为α受体阻滞药，可阻断儿茶酚胺、组胺、5-羟色胺等血管活性物质对血管的收缩作用，解除肺部及外周小动静脉痉挛，降低周围循环阻力，减轻心脏前后负荷，同时增加冠状动脉灌注量，降低心肌耗氧量，改善左心室功能，增加心排血量，使肺循环内血液转向体循环，降低肺毛细血管压，减轻肺水肿。①硝酸甘油：0.3～0.6 mg，舌下含化；或以10 μg/min开始泵入，渐增至50 μg/min。②酚妥拉明：先10～20 mg生理盐水稀释后静脉推注，后再以0.1～0.3 μg/min速度泵入。③硝普钠：对小动静脉均有同等强度的平衡扩张作用，作用快而强，用后立即发挥作用，且毒性小，以50 mg加入500 mL液体，由15 μg/min开始，据疗效与血压变化情况，每隔3～5分钟增加速率一次，最后以20～60 μg/min平均40 μg/min的速度滴入。④硝苯地平：是一种钙通道阻滞药，可使平滑肌兴奋收缩脱偶联，对肺血管和支气管平滑肌有直接的松弛作用。以10 mg舌下含化，一日2次。其治疗肺水肿，尤其是高原性肺水肿见效快、疗效好、不良反应轻。

3.降低毛细血管通透性

（1）糖皮质激素：可提高细胞对缺氧的耐受性，稳定溶酶体膜，降低毛细血管通透性，减轻支气管痉挛，增加肺泡表面活性物质的合成等。主张早期、短程、大剂量应用。常用氢化可的松200～400 mg/d，地塞米松20～40 mg/d或甲泼尼龙20 mg/（kg·d），连续2～3天。

（2）非皮质激素类抗炎药（如布洛芬、吲哚美辛）、超氧化物歧化酶（SOD）及细胞因子调节剂（如己酮可可碱）可望有一定效果。

（3）莨菪类药物：能对抗儿茶酚胺引起的血管痉挛，对抗乙酰胆碱分泌亢进造成的血管扩张，可解除支气管痉挛及减少呼吸道分泌物的生成。改善微循环，降低毛细血管通透性等。东莨菪碱0.3～0.9 mg或山莨菪碱10～40 mg静脉注射，据病情可每隔5～30分钟重复1次，肺水肿早期用疗效较好。

（4）乌司他丁：是从人尿提取精制的糖蛋白，属蛋白酶抑制药。因其具有稳定溶酶体膜、抑制溶酶体酶的释放等作用，故而可用于包括肺水肿所致的肺循环或体循环衰竭的患者。近来有研究证实其能有效地降低IL-8与TNF-α的释放，减轻肺水肿，对肺组织的急性损伤起一定的保护作用，但其具体临床疗效尚需进一步验证。

4. 增强心肌收缩力

适用于各种急性肺水肿，但对心源性肺水肿（非心肌梗死所致）最适宜，尤其是室上性心动过速（快速心房颤动或心房扑动）诱发的肺水肿。一般选用速效洋地黄制剂。

（1）毒毛花苷K：0.25 mg溶于葡萄糖液内缓慢静脉注射。

（2）毛花苷C：0.4～0.8 mg以葡萄糖液稀释后静脉缓注。

（3）多巴胺：以2～5 μg/（kg·min）泵入。

（4）多巴酚丁胺：20～40 μg加入100～200 mL液体缓慢静脉滴注。

后两者均为非强心苷类正性肌力药物。

5. 吗啡制剂

有镇静、镇痛作用。可减少人体耗氧；降低周围血管张力，扩张血管，减轻心脏的前、后负荷；降低呼吸频率和深度，降低呼吸肌的氧耗；直接松弛支气管平滑肌，改善通气；间接增加心肌收缩力和心排血量。故吗啡被认为是治疗急性肺水肿，尤其是心源性肺水肿最有效的药物之一。但因其有呼吸抑制的不良反应，故对昏迷、休克、呼吸有抑制及肺部感染患者，尤其是有慢性阻塞性肺疾病的肺水肿患者应禁用；对神经源性肺水肿亦应慎用。一般从小剂量开始，5～20 mg，皮下注射、肌内注射或静脉缓慢注射。

6. 减少肺循环血量

患者可采用坐位，也可使用加压止血带减少四肢血液回流，减少肺血容量，进而降低肺动脉灌注压力。但使用时需注意，膨胀袖带的压力应小于收缩压，每次绑 3 个肢体，每 15 分钟轮换 1 次，且任何一个肢体血流阻断的时间不得超过 45 分钟。

7. 其他治疗

（1）限制输入液量：亦应注意输液速度，若量太大，速度快又可诱发或使原有肺水肿加重。

（2）纠正酸碱失衡：随访血气分析及电解质，如有紊乱则及时纠正。

（3）防治 DIC。

（二）治疗原发病或病因治疗

它是肺水肿的根本治疗，如对感染者使用强有力的抗菌药物；尿毒症者应行透析治疗；颅脑损伤所致神经源件肺水肿刚府在处理颅脑椭伤、降低颅压的基础上，保持气道通畅，建立人工气道并勤吸痰并积极处理肺水肿；对妊娠合并肺水肿则要积极治疗妊高症，应用扩血管药物，待病情改善，胎儿能够存活，则应尽早终止妊娠；中毒性肺水肿则应脱离中毒环境，清除毒物，并用相应的解毒药等处理。

（三）非心源性肺水肿的治疗

包括积极对症治疗、迅速纠正缺氧及尽快控制原发病，其关键在于降低肺毛细血管的通透性，减少渗出。毛花苷 C 及利尿药常常无效，多数情况需要呼吸支持治疗。氧疗是治疗肺水肿的基础。若经鼻导管和面罩给氧效果不满意时，要不失时机地使用呼吸机给予间歇正压通气或呼气末正压通气。二醋吗啡肺水肿的治疗，应早期、足量使用纳洛酮，拮抗 β-内啡肽的影响，从而迅速逆转二醋吗啡中毒所致的呼吸中枢抑制作用，促进苏醒，使血压回升。同时使用大剂量东莨菪碱能明显抑制肾上腺素及组胺所致的肺小血管收缩，解除肺血管痉挛，改善肺微循环；降低血黏度，改善微循环，减少微血管渗漏，保护细胞，从而减轻肺微血管内皮细胞及肺泡上皮细胞的损害，防止急性肺损伤的发生和发展。

第三节　慢性肺源性心脏病

慢性肺源性心脏病简称慢性肺心病，是由慢性支气管肺疾病、胸廓疾病或肺血管疾病引起肺循环阻力增加、肺动脉高压，进而引起右心室肥厚、扩大，甚至发生右心衰竭的心脏病。由先天性心脏病和左心疾病引起的右心室肥厚、扩大或右心衰竭不属于肺源性心脏病。本节主要论述继发于慢性支气管肺疾病（特别是COPD）的慢性肺源性心脏病。

本病是我国的常见病、多发病，根据 20 世纪 70 年代全国各省、市、自治区 40 岁以上 5 254 822 人群的抽样调查表明，本病的患病率为 0.46％。1992 年在北京、湖北、辽宁农村抽样调查102 230 人，慢性肺源性心脏病患病率为 0.44％，占≥15 岁人群的 0.67％。一般特征为寒冷地区较温暖地区患病率为高；高原地区较平原地区患病率为高；农村较城市患病率为高；吸烟者较不吸烟者患病率为高。患者年龄多在 40 岁以上，患病率随着年龄增长而增高。急性发作以冬、春季多见，急性呼吸道感染常为急性发作的诱因。

一、病因

按原发病变发生部位一般可分为 4 大类。

（一）慢性支气管、肺疾病

该病最常见。我国慢性肺源性心脏病中继发于 COPD 者约占 80％以上，其他如支气管哮喘、重症肺结核、支气管扩张、间质性肺疾病等晚期也可继发慢性肺源性心脏病。

（二）严重的胸廓畸形

如严重的脊椎后、侧凸，脊椎结核，类风湿性脊柱炎，广泛胸膜增厚粘连和胸廓成形术后造成的严重的胸廓或脊柱畸形等，可引起胸廓运动受限、肺组织受压、支气管扭曲或变形，气道引流不畅，或引起肺纤维化、肺不张、肺气肿等，最终引起慢性肺源性心脏病。

（三）肺血管疾病

原发性肺动脉高压、广泛或反复发作的多发性肺小动脉栓塞和肺小动脉炎以及原发性肺动脉血栓形成等，均可引起肺血管阻力增加、肺动脉高压和右心室负荷加重，最终发展成肺源性心脏病。

（四）其他

神经肌肉疾病如脊髓灰质炎、肌营养不良和肥胖通气不良综合征等，可导致肺泡通气不足，引起缺氧，使肺血管收缩、肺血管阻力增加，形成肺动脉高压，最终发展成肺源性心脏病。近年发现，睡眠呼吸暂停综合征也是引起慢性肺源性心脏病的重要原因。

二、病理

（一）肺部基础疾病病变

尽管导致慢性肺源性心脏病的病因多种多样，但我国慢性肺源性心脏病的基础疾病大多数为慢支和阻塞肺气肿及其并发的 COPD。

（二）肺血管病变

在继发于 COPD 的慢性肺源性心脏病常可观察到以下几点。

1. 肺血管构型重建（remodeling）

由慢性缺氧引起，是发生慢性缺氧性肺动脉高压最重要的原因。主要见肺动脉内膜增厚，内膜弹力纤维增多，内膜下出现纵行肌束，弹力纤维和胶原纤维性基质增多，使血管变硬，阻力增加；中膜平滑肌细胞增生、肥大，导致中膜肥大；小于 60 μm 的无肌层肺小动脉出现明显的肌层。

2. 肺小动脉炎症

长期反复发作的 COPD 慢性气道炎症，可累及邻近肺小动脉，引起血管炎，管壁增厚、管腔狭窄或纤维化，甚至完全闭塞。

3. 肺泡壁毛细血管床破坏和减少

肺气肿病变使肺泡间隔断裂，肺泡融合，造成肺泡壁内的毛细血管毁损，毛细血管床减小，当减损超过 70％时肺循环阻力增大。

4. 肺血管床受压迫

肺气肿时肺泡含气量过多，肺广泛纤维化时瘢痕组织收缩，均可压迫肺血管使其变形、扭曲。

5. 部分慢性肺源性心脏病急性发作期

患者存在多发性肺微小动脉原位血栓形成，引起肺血管阻力增加，加重肺动脉高压。

（三）心脏病变

慢性肺源性心脏病时，心脏的主要病变表现为心脏重量增加，右心肥大，右心室肌肉增厚，心室腔扩大，肺动脉圆锥膨隆，心尖圆钝。光镜下观察，常见心肌纤维呈不同程度的肥大性变化，表现为心肌纤维增粗，核大深染，呈不规则形、方形或长方形。心肌纤维出现灶性肌浆溶解、灶性心肌纤维坏死或纤维化，心肌间质水肿，炎细胞浸润，房室束纤维化，小片状脂肪浸润，小血管扩张，传导束纤维减少。急性病变还可见到广泛的心肌组织水肿、充血、灶性或点状出血、多发性坏死灶。电镜下可见心肌细胞线粒体肿胀、内质网扩张、肌节溶解或长短不一，糖原减少或消失等。

三、发病机制

多种支气管肺组织和胸廓疾病导致肺源性心脏病的发病机制虽然不完全相同，但共同点是这些疾病均可造成患者呼吸系统功能和结构的明显改变，发生反复的气道感染和低氧血症，导致一系列体液因子和肺血管的变化，使肺血管阻力增加，肺动脉血管构型重建，产生肺动脉高压。肺动脉高压使右心室负荷加重，再加上其他因素共同作用，最终引起右心室扩大、肥大，甚至发生右心力衰竭。

（一）肺动脉高压

肺动脉高压（pulmonary hypertension，PH）指肺动脉压升高，静息状态下肺动脉平均压>3.3 kPa（25 mmHg），运动状态下>4.0 kPa（30 mmHg）。目前多将肺动脉高压分为5类。①动脉型肺动脉高压：例如特发性肺动脉高压和家族性肺动脉高压。②左心疾病相关肺动脉高压：由主要累及左心房和左心室的心脏疾病、二尖瓣及主动脉瓣疾病所致。③呼吸系统疾病和（或）缺氧相关的肺动脉高压：包括COPD、间质性肺病、睡眠呼吸障碍等。④慢性血栓和（或）栓塞性疾病所引起的肺动脉高压。⑤其他疾病所致肺动脉高压：例如结节病和组织细胞增多症等。

由COPD等慢性呼吸系统疾病所致的肺动脉高压，其主要发病机制包括以下几点。

1. 肺血管功能性改变

COPD和其他慢性呼吸系统疾病发展到一定阶段，可以出现肺泡低氧和动脉血低氧血症。肺泡气氧分压（PaO_2）下降可引起局部肺血管收缩和支气管舒张，以利于调整通气/血流比例，并保证肺静脉血的氧合作用，这是机体的一种正常保护性反应。但长期缺氧引起肺血管持续收缩，即可导致肺血管病理性改变，产生肺动脉高压。这是目前研究最为广泛而深入的机制，主要可概括为以下几个方面。

（1）体液因素：正常时，肺循环是一个低阻、低压系统，低度的肺动脉张力是由多种收缩血管物质和舒张血管物质共同维持的。缺氧可以使肺组织中多种生物活性物质的含量发生变化，其中包括具有收缩血管作用物质，如内皮素、组胺、5-羟色胺（5-HT）、血管紧张素Ⅱ（AT-Ⅱ）、白三烯、血栓素（TXA_2）、前列腺素 F_2（PGF_2），也包括具有舒张血管作用的物质，如一氧化氮、前列环素 I_2（PGI_2）及前列腺素 E_1（PGE_1）等。肺血管对低氧的收缩反应是上述多种物质共同变化的结果。缺氧使收缩血管物质与舒张血管物质之间正常的比例发生改变，收缩血管物质的作用占优势，从而导致肺血管收缩。

（2）神经因素：缺氧和高碳酸血症可刺激颈动脉窦和主动脉体化学感受器，反射性地引起交感神经兴奋，儿茶酚胺分泌增加，使肺动脉收缩。缺氧后存在肺血管肾上腺素能受体失衡，使肺血管的收缩占优势，也有助于肺动脉高压的形成。

（3）缺氧对肺血管的直接作用：缺氧可直接使肺血管平滑肌膜对 Ca^{2+} 的通透性增高，使 Ca^{2+} 内流增加，肌肉兴奋－收缩耦联效应增强，引起肺血管收缩。

2. 肺血管器质性改变

慢性缺氧除了可以引起肺动脉收缩外，还可以导致肺血管构型重建，其具体机制尚不清楚，可能涉及肺脏内、外多种生长因子表达的改变以及由此产生的一系列生物学变化，如血小板衍生生长因子、胰岛素样生长因子、表皮生长因子等。其他各种伴随慢性胸肺疾病而产生的肺血管病理学改变也都可以参与肺动脉高压的发病。

3. 血液黏稠度增加和血容量增多

COPD 严重者可出现长期慢性缺氧，促红细胞生长素分泌增加，导致继发性红细胞生成增多，血液黏滞性增高，使肺血流阻力增高。缺氧可使醛固酮增加，使水、钠潴留；缺氧使肾小动脉收缩，肾血流减少也加重水、钠潴留，血容量增多。COPD 患者还存在肺毛细血管床面积减少和肺血管顺应性下降等因素，血管容积的代偿性扩大明显受限，因而肺血流量增加时，可引起肺动脉高压。

（二）右心功能的改变

慢性胸肺疾病影响右心功能的机制主要为肺动脉高压引起右心后负荷增加，右室后负荷增加后，右心室壁张力增加，心肌耗氧量增加；此外，右心冠状动脉阻力增加，右室心肌血流减少，心肌供氧量减少；还有，低氧血症和呼吸道反复感染时的细菌毒素对心肌可以产生直接损害。这些因素长期作用，最终造成右心室肥大、扩大。当呼吸道发生感染、缺氧加重或其他原因使肺动脉压进一步增高而超过右心室所能负担者时，右心室排出血量就不完全，收缩末期存留的残余血液过多，使右室舒张末期压增高，右心室扩张加重，最后导致右心衰竭。

（三）其他重要器官的损害

各种慢性肺胸疾病所导致的缺氧、高碳酸血症和酸碱平衡紊乱除影响心脏外，尚可使其他重要器官如脑、肝、肾、胃肠及内分泌系统、血液系统等发生病变，引起多个器官的功能损害。

四、临床表现

本病发展缓慢，临床上除原有肺、胸疾病的各种症状和体征外，主要是逐步出现的肺、心功能不全以及其他器官受损的征象，往往表现为急性发作期与缓解期交替出现，肺、心功能不全亦随之进一步恶化，急性发作次数愈多，肺、心功能损害亦愈重。下面按其功能代偿期与失代偿期分别加以阐述。

（一）肺、心功能代偿期

1. 症状

表现肺、胸基础疾病的症状，如 COPD 患者可有咳嗽、咳痰、气促，活动后可有心悸、呼吸困难、乏力和劳动耐力下降。急性感染可使上述症状加重。

2.体征

除可见肺、胸疾病的体征外，尚可见肺动脉高压和右室扩大的体征，如 $P_2 > A_2$，三尖瓣区出现收缩期杂音，剑突下心脏搏动增强。部分患者因肺气肿使胸腔内压升高，阻碍腔静脉回流，可有颈静脉充盈，呼气期尤为明显，吸气期充盈减轻；此期肝下界下移是由膈肌下降所致，不要误认为是右心衰竭的表现。

（二）肺、心功能失代偿期

1.呼吸衰竭

（1）症状：呼吸困难加重，夜间为甚，常有头痛、失眠、食欲下降，但白天嗜睡，甚至出现表情淡漠、神志恍惚、谵妄等肺性脑病的表现。

（2）体征：明显发绀、球结膜充血、水肿，严重时可有视网膜血管扩张、视乳头水肿等颅内压升高的表现。腱反射减弱或消失，出现病理反射。因高碳酸血症可出现周围血管扩张的表现，如皮肤潮红、多汗。

2.右心衰竭

（1）症状：除肺、胸疾病的症状更明显外，尚可见心悸、食欲下降、腹胀、恶心等右心衰竭的表现。

（2）体征：发绀更明显、颈静脉怒张、心率增快，可出现心律失常，剑突下可闻及收缩期杂音，甚至出现舒张期杂音。肝大且有压痛，肝颈静脉回流征阳性，下肢水肿，重者可有腹水。

五、实验室和辅助检查

（一）X线检查

除有肺、胸基础疾病及急性肺部感染的特征外，尚有肺动脉高压和右心增大征象，包括右下肺动脉干增宽，肺动脉段凸出，心尖圆隆、上翘等（图12-1）。

（二）心电图检查

心电图对肺源性心脏病诊断的阳性率约为 $60.1\% \sim 88.2\%$。典型慢性肺源性心脏病的心电图可见电轴右偏，顺钟向转位，肺型 P 波，V_1 导联上 QRS 波群呈 qR，V_5 R/S ＜ 1，$R_{v1} + S_{v5}$ ＞1.05 mV。

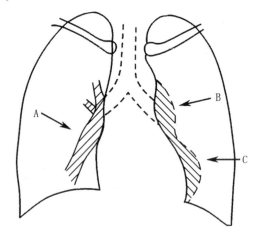

图 12-1　慢性肺源性心脏病 X 线正位胸片

A. 右下肺动脉干增宽；B. 肺动脉段凸出；C. 心尖圆隆、上翘

（三）超声心动图检查

诊断符合率为 60.6%～87%，较心电图和 X 线检查的敏感性高。典型表现为出现肺动脉高压征象，右心房增大，右心室肥大、增大。

（四）心向量图检查

阳性率可达 80%～95%，较心电图敏感，主要表现为右心增大图形。

（五）动脉血气分析

用以判断有无缺氧、CO_2 潴留和酸碱平衡紊乱及其严重程度，对于指导肺源性心脏病急性发作期的治疗具有重要意义。

（六）血液检查

血液流变学检查可了解红细胞变形性等变化；凝血功能检查有助于了解有无血液高凝状态；血电解质测定可了解电解质紊乱；血常规检查可见红细胞、血红蛋白升高，合并感染时，白细胞总数升高，中性粒细胞升高。

六、诊断与鉴别诊断

根据患者有严重 COPD 或其他胸肺疾病史，并有 $P_2 > A_2$、剑突下心音增强、颈静脉怒张、肝大及压痛、肝颈静脉反流征阳性、下肢水肿及体静脉压升高等肺动脉高压、右心室增大或右心功能不全的表现，结合心电图、胸部 X 线、超声心动图、心电向量图有肺动脉高压和右心室肥大、扩大的征象，可以做出诊断。

肺源性心脏病应与以下疾病进行鉴别。

（一）冠状动脉粥样硬化性心脏病（冠心病）

冠心病患者可发生全心衰竭，并出现肝大、下肢水肿及发绀，这些表现均与肺源性心脏病相似，且肺源性心脏病患者心电图 $V_1 \sim V_3$ 可呈 QS 型，酷似心肌梗死的心电图改变，故两者易于混淆。但冠心病患者多有心绞痛或心肌梗死病史，心脏增大主要为左心室大，心尖区可闻及收缩期杂音。X 线检查显示心左缘向左下扩大。心电图显示缺血型 ST-T 图形，或出现异常 Q 波。冠心病出现心律失常者多为持久性；而肺源性心脏病患者出现的心律失常多为短期性，随着呼吸衰竭和右心衰竭的好转心律失常可以好转或消失，有助于两者之鉴别。值得注意的是，由于肺源性心脏病和冠心病都多发于老年人，两者伴发存在于同一患者临床并非少见，使诊断和鉴别诊断十分困难。应详细询问病史，认真进行体格检查，结合有关的心、肺功能检查，加以鉴别。

（二）原发性心肌病

原发性心肌病右心衰竭引起肝大、肝颈静脉反流征阳性、下肢水肿和腹水，与肺源性心脏病相似。尤其是伴有呼吸道感染者，可出现咳嗽、咳痰、肺部啰音、明显的呼吸困难及发绀，容易误诊为肺源性心脏病。但原发性心肌病多见于中青年，无明显慢性呼吸道疾病史，无明显肺气肿体征，无突出的肺动脉高压征，心电图无明显顺时钟向转位及电轴右偏，而以心肌广泛损害多见。心脏大多呈普遍性增大。超声心动图检查可见各心室腔明显增大，室间隔和左室后壁运动幅度减低,可资鉴别。

(三) 风湿性心脏病

慢性肺源性心脏病时右心室肥大,心脏呈顺钟向转位,三尖瓣左移,可出现由三尖瓣相对狭窄和相对性关闭不全引起的舒张中期杂音和(或)收缩期杂音,有时可酷似风湿性二尖瓣狭窄并关闭不全时的双期杂音,仅凭心脏听诊进行鉴别较为困难。但风湿性心脏病多见于青少年,有风湿活动史,X线表现为左心房扩大为主。其他瓣膜如主动脉瓣常有病变。而慢性肺源性心脏病好发于40岁以上患者,常有慢性肺、胸疾病史和右心室肥大体征,X线检查左心房不大。心电图在Ⅱ、Ⅲ、aVF导联上常出现肺型P波。心脏彩超检查可明确诊断。

(四) 发绀型先天性心脏病

这类患者常有右心增大、肺动脉高压及发绀等表现,有时可与慢性肺源性心脏病相混淆。先天性心脏病患者多于儿童和青年时发病,但也有少数到老年时才出现比较明显的临床表现;体检无肺气肿体征;心脏听诊可闻及特征性杂音。对诊断有疑问者应行心脏彩超检查,对个别鉴别诊断特别困难者可行心导管及心脏造影检查。

七、治疗

(一) 肺、心功能代偿期

采用中西医结合的综合措施,增强患者的免疫功能,延缓肺、胸基础疾病的进展,去除急性发作的诱发因素,减少或避免急性加重期的发生,希望使肺、心功能得到部分恢复。继发于COPD者的具体治疗方法参见COPD稳定期治疗措施。

(二) 肺、心功能失代偿期

治疗原则为积极控制感染,通畅气道,改善呼吸功能,纠正缺氧与二氧化碳潴留,控制呼吸衰竭和心力衰竭,处理并发症。

1. 呼吸衰竭的治疗

参考痰细菌培养及药物敏感试验,选择有效的抗生素,控制支气管、肺部感染；在没有细菌学培养结果前，可先进行经验性治疗。使用支气管舒张药和祛痰药，吸痰、通畅呼吸道。合理给氧以纠正缺氧，积极纠正二氧化碳潴留。纠正酸碱失衡及电解质紊乱。

2. 右心衰竭的治疗

对慢性肺源性心脏病出现右心衰竭的患者，一般经过氧疗、控制呼吸道感染、改善呼吸功能、纠正低氧和解除二氧化碳潴留后，心力衰竭症状可减轻或消失，患者尿量增多，水肿消退，肿大的肝缩小、压痛消失，不需常规使用利尿剂和强心剂。病情较重者或上述治疗无效者，可酌情选用利尿剂和强心剂。

（1）利尿剂：通过抑制肾脏钠、水重吸收而增加尿量，消除水肿，减少循环血容量，减轻右心前负荷，纠正右心衰竭。但是利尿剂使用过多、利尿过猛，对慢性肺源性心脏病患者也有其不利的一面。包括：①大量利尿后可以使痰液变黏稠、不易咳出。②可导致低钾、低钠、低氯等电解质紊乱。③可使血液黏滞性进一步升高。因此，其使用原则为小剂量、联合使用排钾和保钾利尿剂，疗程宜短，间歇用药。一般可用氢氯噻嗪（双氢克尿塞）25 mg，每天1～3次，联合螺内酯40 mg，每天1～2次。重度而急需行利尿的患者可用呋塞米20 mg，肌内注射或口服，使用过程中注意补充钾盐和其他电解质。

（2）强心剂：对使用洋地黄治疗肺源性心脏病右心衰竭的评价不一，主要是因为肺源性心脏病缺氧而使得心脏对洋地黄的敏感性增高，易致中毒如出现心律失常，甚至猝死。因此，对肺源性心脏病右心衰竭使用洋地黄应持慎重态度。然而，对肺源性心脏病右心衰竭一概反对使用洋地黄亦是不合适的。在下列情况仍应考虑使用洋地黄：①感染已控制，呼吸功能已改善，经利尿剂治疗右心功能仍未能改善者。②合并室上性快速心律失常，如室上性心动过速、心房颤动（心室率＞100次/分）者。③以右心衰竭为主要表现而无明显急性感染的患者。④合并急性左心衰竭者。其用药原则是选用作用快、排泄快的强心剂，小剂量（常规剂量的1/2～1/3）给药，常用毛花苷丙 0.2～0.4 mg 或毒毛旋子苷 K 0.125～0.25 mg 加入葡萄糖液 20 mL 内缓慢静脉注射。应注意纠正低氧和低钾血症，不宜依据心率快慢作为观察疗效的指标，因为低氧和低钾血症均可引起心率增快。

3.血管扩张剂

从理论上推测，血管扩张剂可使肺动脉扩张，降低肺动脉高压，以减轻右心负荷，改善右心功能，但实际应用效果并不理想。而且，许多血管扩张剂在降低肺动脉压的同时也能引起体循环动脉血压下降，导致冠状动脉血流减少等不良效应；此外，肺血管扩张后常可影响肺内通气/血流的比例，加重低氧血症。临床试用过的药物很多，如硝酸甘油、酚妥拉明、硝苯地平、卡托普利等，疗效均不确实。近年来新开发的治疗肺动脉高压的药物包括前列环素（依前列醇）、内皮素受体拮抗剂（波生坦）、磷酸二酯酶抑制剂（西地那非）等，对特发性肺动脉高压等具有一定临床疗效，但对继发于 COPD 等支气管肺疾病的肺动脉高压无效。

（三）并发症的治疗

慢性肺源性心脏病除肺脏和心脏功能严重损伤外，全身其他器官均可受累及，出现多种并发症，须及时发现并积极治疗，方可降低病死率。

1.肺性脑病

肺性脑病是由于呼吸衰竭所致缺氧、二氧化碳潴留而引起精神障碍和神经系统症状的一种综合征。但必须除外脑动脉硬化、严重电解质紊乱、单纯性碱中毒、感染中毒性脑病等。肺性脑病是慢性肺源性心脏病死亡的首要原因，应积极防治。对于不准备实施机械通气的患者应特别注意慎用镇静剂，以免导致严重呼吸抑制，危及患者生命。

2.酸碱失衡及电解质紊乱

慢性肺源性心脏病出现呼吸衰竭时，由于缺氧和二氧化碳潴留，当机体发挥最大限度代偿能力仍不能保持体内酸碱平衡时，可发生各种不同类型的酸碱失衡及电解质紊乱，使呼吸衰竭、心力衰竭、心律失常等更为恶化，对治疗及预后皆有重要意义。应进行监测，及时采取治疗措施。

3. 心律失常

心律失常多表现为房性期前收缩及阵发性室上性心动过速，其中以紊乱性房性心动过速最具特征性。也可有心房扑动及心房颤动。少数病例由于急性严重心肌缺氧，可出现心室颤动以至心搏骤停。应注意与洋地黄中毒等引起的心律失常相鉴别。一般的心律失常经过控制呼吸道感染，纠正缺氧、二氧化碳潴留、酸碱失衡及电解质紊乱，可自行消失；如持续存在，可根据心律失常的类型选用药物。

4. 休克

慢性肺源性心脏病休克并不多见，一旦发生，预后不良。发生原因有严重感染、失血（多由上消化道出血所致）和严重心力衰竭或心律失常。

八、预后

继发于 COPD 等支气管、肺疾病的慢性肺源性心脏病常由于 COPD 等的反复急性发作而反复加重。虽然每次发作经积极治疗多数可以缓解，但对患者肺、心和全身重要脏器都会造成严重打击；随着心肺功能的损害逐渐加重，远期多数预后不良。积极治疗虽然不能从根本上逆转慢性肺源性心脏病的自然病程，但可在一定程度上延缓病情进展，从而延长患者寿命，提高患者生活质量。

九、预防

由于慢性肺源性心脏病是各种原发肺、胸疾病发展至晚期的并发症，病变已很难逆转，故做好预防工作对于降低肺源性心脏病死亡率非常重要。主要是积极防治引起本病的 COPD 等慢性支气管肺疾病。

第十三章

弥散性间质性肺疾病

第一节　特发性肺纤维化

一、概述

特发性肺纤维化（idiopathic pulmonary fibrosis，IPF）是病因未明的慢性进展型纤维化性间质性肺炎的一种特殊类型，好发于老年人，病变局限于肺部，组织病理学和（或）影像学表现具有普通型间质性肺炎（usual interstitial pneumonia，UIP）的特征。所有表现为原因不明的慢性劳力性呼吸困难，并且伴有咳嗽、双肺底爆裂音和杵状指的成年患者均应考虑 IPF 的可能性。其发病率随年龄增长而增加，典型症状一般在 60～70 岁出现，<50 岁的 IPF 患者罕见。男性明显多于女性，多数患者有吸烟史。IPF 发病率近几年呈现明显增长的趋势，美国总人口中 IPF 患病率为 14.0/10 万～42.7/10 万，发病率为 6.8/10 万～16.3/10 万。诊断 IPF 需要排除其他各种间质性肺炎，包括其他类型的特发性间质性肺炎及与环境暴露、药物或系统性疾病相关的间质性肺疾病。IPF 是一种致死性疾病，尚缺乏有效的治疗药物。IPF 的死亡率随年龄增长而增加，IPF 中位生存期 2～3 年，但其自然病程变异很大，且无法预测，总体预后不良。

二、诊断

IPF 是病因未明的慢性进展性纤维化型间质性肺炎的一种特殊类型，好发于老年人，病变局限于肺部，组织病理学和（或）影像学表现具有 UIP 的特征。

对于成人患者，诊断间质性肺疾病（interstitial lung disease，ILD）和疑诊 IPF 的诊断需要符合：①排除其他已知病因的 ILD（例如家庭和职业环境暴露、结缔组织疾病和药物）。②未行外科肺活检的患者，HRCT 呈现 UIP 型表现。③接受外科肺活检的患者，HRCT 和肺活检组织病理类型符合特定的组合。通过有丰富 ILD 诊断经验的呼吸内科医师、影像科医师和病理科医师之间的多学科讨论，仔细排除其他可能的病因，是获得准确诊断最为重要的环节。在多学科讨论不可行的情况下，建议把患者推荐给对 ILD 有丰富经验的临床专家。由于有高质量证据表明，高分辨率 CT（high resolution computed tomography，HRCT）表现对诊断 UIP 有高度的特异性，外科肺活检对于诊断 IPF 并非必要。结合一定的临床资料（包括完整的病史、职业和环境接触史、家族史、体格检查、肺功能测试和实验室检查），若 HRCT 表现为典型的 UIP 型时足以诊断 IPF。

（一）临床表现

（1）所有表现为原因不明的慢性劳力性呼吸困难，并且伴有咳嗽、双肺底爆裂音和杵状指的成年患者均应考虑 IPF 的可能性。其发病率随年龄增长而增加，典型症状一般在 60～70 岁出现，<50 岁的 IPF 患者罕见。男性明显多于女性，多数患者有吸烟史。起病隐袭，主要表现为干咳、进行性呼吸困难，活动后明显。本病少有肺外器官受累，但可出现全身症状，如疲倦、关节痛及体重下降等，发热少见。晚期出现发绀，偶可发生肺动脉高压、肺源性心脏病和右心功能不全等。

（2）IPF 的急性加重：近期研究结果表明，每年约 5%～10% 的 IPF 患者会发生急性呼吸功能恶化，这些急性发作可继发于一些常见的临床状况，如肺炎、肺栓塞、气胸或心力衰竭。在没有明确诱因下，这种急性呼吸功能恶化被称为"IPF 急性加重"。目前尚不清楚 IPF 急性加重仅仅是一种隐匿的呼吸系统并发症的表现（如肺栓塞、感染），还是 IPF 疾病本身的病理生理学变化导致的病情进展。

IPF 急性加重的诊断标准包括：1 个月内出现不能解释的呼吸困难加重；存在低氧血症的客观证据；影像学表现为新近出现的肺部浸润影；除外其他诊断（如感染、肺栓塞、气胸或心力衰竭）。急性加重可在 IPF 病程的任何时候发生，有时还可是本病的首发症状；临床表现主要为咳嗽加重，发热，伴或不伴有痰量增加。有研究认为，胸部手术和支气管肺泡灌洗术可能诱发 IPF 急性加重，但尚不明确这种情况是真正的 IPF 急性加重还是与操作相关的并发症。

IPF 急性加重的组织学表现为急性或机化性弥漫性肺泡损伤（diffuse alveolar damage，DAD），少数病例表现为远离纤维化区域的相对正常肺组织内的机化性肺炎。极少数情况下，肺活检标本中仅有单纯的 UIP 或仅有 DAD 的机化期改变而无典型 UIP 型表现。

（二）检查

（1）HRCT 是 IPF 诊断流程中的重要组成部分。HRCT 上UIP 的特征为胸膜下和肺基底部的网格状阴影和蜂窝影，常伴有牵张性支气管扩张，尤其是蜂窝影对 IPF 的诊断有很重要的意义。HRCT 上的蜂窝影指成簇的囊泡样气腔，蜂窝壁边界清楚。囊泡直径在3～10 mm之间，偶尔可大至 25 mm。磨玻璃影常见，但病变范围少于网格状影。胸腔积液，则提示 UIP 型病变可能由其他疾病所致。HRCT 上出现大量微结节、气体陷闭、非蜂窝样囊泡、大量磨玻璃样改变、肺实变或者病变以沿支气管血管束分布为主，应该考虑其他诊断。部分患者可伴纵隔淋巴结轻度增大（短径通常＜1.5 cm）。

HRCT 诊断 UIP 的阳性预测值为 90%～100%。若 HRCT 无蜂窝影，但其他影像特征符合 UIP 标准，定义为可能 UIP，需进行外科肺活检确诊。HRCT 不符合 UIP 型的患者，外科肺活检的病理表现仍有可能是 UIP 型表现。

根据 HRCT 表现进行 IPF 诊断分级如下。

"典型 UIP"（符合以下四项）：①病灶以胸膜下，基底部为主。②异常网状影。③蜂窝肺伴或不伴牵张性支气管扩张。④缺少第三级中任何一项（不符合 UIP 条件）。

"UIP 可能"（符合以下三项）：①病灶以胸膜下，基底部为主。②异常网状影。③缺少第三级中任何一项（不符合 UIP 条件）。

"不符合 UIP"（具备以下七项中任何一项）：①病灶以中上肺为主。②病灶以支气管周围为主。③广泛的毛玻璃影（程度超过网状影）。④多量的小结节（两侧分布，上肺占优势）。⑤囊状病变（两侧多发，远离蜂窝肺区域）。⑥弥散性马赛克征/气体陷闭（两侧分布，3 叶以上或更多肺叶受累）。⑦支气管肺段/叶实变。

（2）组织病理。

UIP 的组织病理学特征和主要诊断标准：低倍镜下病变的不均一性，即瘢痕形成和蜂窝样改变的纤维化区域与病变轻微或正常的肺实质区域交替出现。病变主要位于胸膜下和间隔旁的肺实质，一般情况下炎症反应轻，表现为淋巴细胞和浆细胞在肺间质中的斑片状浸润伴 Ⅱ 型肺泡上皮细胞和细支气管上皮细胞增生。纤维化区域主要由致密胶原组成，伴上皮下散在的成纤维母细胞灶。蜂窝样改变区域由囊状纤维化气腔构成，这些气腔内衬细支气管上皮细胞，充满黏液和炎症细胞。纤维化和蜂窝样改变区域的间质内常有平滑肌上皮细胞化生。病理学上需要与 UIP 鉴别的疾病相对较少，尤其是病理改变符合 UIP 型表现时。主要的鉴别诊断在于与其他可引起 UIP 样病变的疾病的鉴别，如结缔组织疾病、慢性外源性过敏性肺泡炎和尘肺（尤其是石棉肺）。"不可分类的纤维化"指肺活检标本镜下表现为纤维化，但不符合上述 UIP 型的诊断标准；若其镜下表现缺乏典型的某些疾病（如外源性过敏性肺泡炎、结节病等）的组织病理学特征，但有典型的 IPF 的临床表现和影像学表现时，经仔细的多学科讨论后仍有可能诊断为 IPF。

UIP 病理诊断标准分级：分为典型 UIP、可能 UIP、疑似UIP 和非 UIP 4 个等级：①"典型 UIP"，满足以下 4 条：明显结构破坏和纤维化，伴或不伴胸膜下蜂窝样改变；肺实质呈现斑片状纤维化；现成纤维细胞灶；缺乏不支持 UIP 诊断特征（非UIP）。②"可能 UIP"，满足以下条件中的 3 条：明显结构破坏和纤维化，伴或不伴胸膜下蜂窝样改变；缺少斑片受累或成纤维细胞灶，但不能二者均无；缺乏不支持 UIP 诊断的特征（非 UIP）；或仅有蜂窝肺改变。③"疑似 UIP"，满足以下 3 条：斑片或弥漫肺实质纤维化，伴或不伴肺间质炎症；缺乏典型 UIP 的其他标准；缺乏不支持 UIP 诊断的依据（非 UIP）。④"非 UIP"，满足以下任 1 条：透明膜形成；机化性肺炎；肉芽肿；远离蜂窝区有明显炎性细胞浸润；显著的气道中心性病变；支持其他诊断的特征。

（3）肺功能检查：IPF 的肺功能检测在判断、检测疾病进展、估计预后方面意义重大。典型肺功能改变为限制性通气功能障碍，表现为肺总量（TLC）、功能残气量（functional residual capacity，FRC）和残气量（residual volume，RV）下降。1 秒钟用力呼气容积/用力肺活量（FEV_1/FVC）正常或增加。单次呼吸法一氧化碳弥散（DL_{CO}）降低，即在通气功能和肺容积正常时，DL_{CO} 也可降低。

（4）血气检测：IPF 的血气检测在判断、检测疾病进展、估计预后方面意义重大。IPF 患者的通气/血流比例失调，PaO_2、$PaCO_2$ 下降，肺泡动脉血氧分压差 $[P(A-a)O_2]$ 增大。

（5）肺泡灌洗液检查：BAL 的细胞学分析可能有助于诊断某些特定类型的 ILD。对疑诊 IPF 的患者，BALF 最主要的作用是排除慢性外源性过敏性肺泡炎；BALF 中淋巴细胞增多（≥40%）时应该考虑慢性外源性过敏性肺泡炎的可能。因此，绝大多数 IPF患者的诊断流程中不应该进行 BALF 细胞学分析，但可能适用于少数患者。

（6）经支气管镜肺活检（transbronchial lung biopsy，TBLB）：TBLB 有助于某些疾病的诊断（例如结节病等肉芽肿性疾病），但 HRCT 表现为 UIP 型时，可以大致排除这些疾病。对于怀疑 UIP 而需要进行组织病理学分析的病例，TBLB 的特异度和阳性预测值尚不明确。虽然 TBLB 的标本有时可以见到 UIP 的组织学特征，但对 UIP 诊断的敏感度和特异度尚不明确，TBLB 的取材部位和取样数目也不明确。因此，绝大多数 IPF 患者的诊断评价中不应该使用经支气管镜肺活检，但可能适用于少数患者。

（7）结缔组织疾病相关血清学检查：关于血清学筛查对疑诊 IPF 患者的评估价值，目前尚无明确的研究结论。结缔组织疾病可以出现 UIP 型表现，绝大多数疑诊的 IPF 患者应该进行结缔组织疾病相关的血清学检测，但可能不适用于少数患者。

（三）病因诊断

部分慢性外源性过敏性肺泡炎的表现与 IPF 很相似，需要特别注意通过全面评价来明确该患者是否有慢性外源性过敏性肺泡炎的可能。BALF 中淋巴细胞增多（≥40%）提示该病的存在，进一步调查患者的环境暴露因素，必要时安排外科肺活检。符合结缔组织疾病诊断标准的患者不能诊断 IPF。目前没有临床或血清学特征性表现的年轻患者，尤其是年轻女性，可能在以后的观察中逐渐表现出结缔组织疾病的临床特征。所以，对于较年轻（<50 岁）的患者，需高度警惕存在结缔组织病的可能。

（四）诊断注意事项

IPF 需要与脱屑型间质性肺炎（desquamative interstitial pneumonia，DIP）、急性间质性肺炎（acute interstitial pneumonitis，AIP）、弥散性肺泡损伤（diffuse alveolar damage，DAD）、非特异性间质性肺炎（nonspecific interstitial pneumonia，NSIP）、特发性闭塞性机化性肺炎（bronchiolitis obliterans with organizing pneumonia，BOOP）相鉴别。

1. 脱屑型间质性肺炎

男性多发，绝大多数为吸烟者。起病隐袭、干咳、进行性呼吸困难。半数患者有杵状指（趾）。肺功能呈限制性通气功能障碍，弥散功能降低，但不如 IPF/UIP 显著。RBILD 临床表现同 DIP，杵状指（趾）相对少见。DIP 最显著的病理学改变是肺泡腔内肺泡巨噬细胞（alveolar macrophage，AM）均匀分布，见散在多核巨细胞。与此相伴的是轻、中度肺泡间隔增厚，伴少量炎性细胞浸润，无明显的纤维化和成纤维细胞灶。低倍镜下病变均匀分布，时相一致，与 UIP 分布多样性形成鲜明对比。AM 聚积以细支气管周围气腔为主，而远端气腔不受累时，这一病理便称为 RBILD。影像学早期出现双肺磨玻璃样改变，后期出现线状、网状、结节状间质影像，通常不出现蜂窝样改变。RBILD 患者，HRCT 出现网状结节影，未见磨玻璃影。

2. 急性间质性肺炎

病因不明，起病急剧，临床表现为咳嗽、严重呼吸困难，很快进入呼吸衰竭。多数病例发病前有"感冒"样症状，半数以上患者发热。病理学表现为弥散性肺泡损伤（DAD）机化期改变。影像学表现为双侧弥散性网状、细结节及磨玻璃样阴影，急骤进展可融合成斑片乃至实变影。

3. 非特异性间质性肺炎

可发生于任何年龄，男多于女，主要表现为咳嗽、气短，少数患者有发热。病理学表现为肺泡壁明显增厚，呈不同程度的炎症和纤维化，病变时相一致，但缺乏 UIP、DIP 或 AIP 的特异性改变。肺泡结构破坏较轻，肺泡间隔内由淋巴细胞和浆细胞混合构成的慢性炎症细胞浸润是 NSIP 的特点。影像学显示双侧间质性浸润影，双肺斑片磨玻璃阴影是本病 CT 特征性所见。

4. 慢性外源性过敏性肺泡炎

急性期暴露于大量抗原物质后4～6 h后出现咳嗽、寒战和肌肉疼痛，症状可持续8～12 h，白细胞总数和嗜酸粒细胞计数增加。亚急性期为吸入少量抗原后发生的亚急性过敏性肺泡炎，其临床症状极似慢性支气管炎。慢性期为长期暴露在抗原下，可发生不可逆的肺部纤维化。病理学病变主要累及肺泡、肺泡间隔、血管和终末细支气管，其病理改变与病期有关。

（1）急性期：肺泡壁和细支气管壁水肿，有大量淋巴细胞浸润，浆细胞也明显增加，尚有单核细胞、组织细胞，而嗜酸粒细胞浸润较少。约2周左右水肿消退，大量瘤样上皮性肉芽肿和朗格汉斯细胞产生，许多肉芽肿被胶原纤维包裹。肺肉芽肿为急性期典型病变。

（2）慢性期：以间质纤维化，肺泡壁淋巴细胞浸润，胶原纤维增生为主，尤其在细支气管和所属小动脉有时因肌纤维和内皮细胞增生而增厚。而肉芽肿病变此时基本消失。支气管肺泡灌洗显示中淋巴细胞比例增高，IgG 和 IgM 的比例也增高。血清学检查阴性患者，可做激发试验。肺功能典型改变为限制性通气障碍。影像学早期或轻症患者可无异常发现，有时临床表现和 X 线改变不相一致。典型病例急性期在中、下肺野见弥散性肺纹理增粗，或细小、边缘模糊的散在小结节影。病变可逆转，脱离接触后数周阴影吸收。慢性晚期，肺部呈广泛分布的网织结节状阴影，伴肺体积缩小。常有多发性小囊性透明区，呈蜂窝肺。怀疑本病应仔细询问接触史，行血清沉淀抗体测定，支气管肺泡灌洗，肺功能检查等进行综合分析，必要时行肺活检。

5. 特发性闭塞性机化性肺炎

多发于 40～60 岁，最常见症状是持续性干咳，其次为轻度呼吸困难和体重减轻。约有 1/3 的患者表现为咽痛、发热、乏力等流感样症状。约 2/3 的患者肺部可闻及爆裂音。病理学病变主要累及终末和呼吸性细支气管、肺泡管，管壁内常有单核细胞浸润，管腔内则可有水肿性肉芽组织充填，肉芽组织栓内常有巢状慢性炎症细胞浸润。肺功能主要表现为限制性通气功能障碍和弥散功能障碍，很少表现为阻塞性通气功能障碍。影像学检查表现无特异性，多种多样。典型改变是双侧斑片状或磨玻璃样肺泡性浸润影，可呈游走性，类似肺嗜酸细胞增多症。有时也可呈孤立性肺炎型，或弥散性间质性肺炎型。开胸肺活检对确诊 BOOP 有重要价值。

三、临床分型

IPF 临床无分型。根据静息状态下的肺功能结果和（或）影像学的病变程度，把 IPF 分为"轻度""中度""重度"以及"早期"和"晚期"，但目前尚不明确上述分期是否与临床决策直接相关。

四、治疗

（一）康复措施

1. 门诊治疗

患者临床症状轻，不影响生活与工作者，可采取门诊治疗。

2. 住院治疗

有并发症或病情进行性加重的患者需住院治疗。

（二）非药物治疗

有静息低氧血症的 IPF 患者应该接受长期氧疗。多数 IPF 患者应该接受肺康复治疗，但对于少数患者肺康复治疗可能是不合理的选择。多数 IPF 引起的呼吸衰竭应该接受机械通气，但对于少数患者机械通气可能是合理的选择。

（三）外科治疗

某些合适的 IPF 患者应该接受肺移植治疗（强推荐，低质量级别），术前是否需要机械通气已成为判别肺移植后早期病死率的危险因素，因此呼吸机依赖已被许多中心认为是肺移植的相对或绝对禁忌证。

（四）活动

适当活动，避免过度劳累。

（五）饮食

无特殊要求。

五、药物治疗

（一）药物治疗原则

目前尚无治疗 IPF 的有效药物，但一些临床药物试验的结果提示某些药物可能对 IPF 患者有益。用于治疗 IPF 的药物有糖皮质激素、免疫抑制剂、秋水仙碱、环孢素、干扰素、抗氧化药物（乙酰半胱氨酸）、抗凝药物和降低肺动脉压等。目前尚缺乏足够证据支持应该常规使用这些药物治疗。

（二）药物选择

根据患者病情及委员会推荐级别，对一些治疗的推荐意见是弱反对，表明这些治疗的收益与风险尚不明确，还需要更高质量的研究结果来证实。弱反对的药物可能适用于一些特定的患者，对于充分知情并强烈要求药物治疗的患者，推荐选用这些弱反对的药物。

（1）IPF 患者不应该接受糖皮质激素单药、秋水仙碱以及环孢素治疗（强推荐，很低质量证据）。

（2）IPF 患者不应该接受糖皮质激素与免疫抑制剂（如硫唑嘌呤、环磷酰胺）的联合治疗（强推荐，低质量证据）。

（3）多数 IPF 患者不应该接受糖皮质激素、硫唑嘌呤及乙酰半胱氨酸联合治疗，不应该接受乙酰半胱氨酸单药治疗，但对于少数患者可能是合理的治疗措施（弱推荐，低质量证据）。

（4）PF 患者不应该接受干扰素 γ-1b 治疗（强推荐，高质量证据）。

（5）IPF 患者不应该接受波生坦、益赛普治疗（强推荐，中等质量证据）。

（6）多数 IPF 患者不应该接受抗凝治疗，但对少数患者抗凝治疗可能是合理的选择（弱推荐，很低质量证据）。

（7）多数 IPF 患者不应该接受吡非尼酮治疗，但对少数患者该药物可能是合理的选择（弱推荐，低－中等质量证据）。

（三）特发性肺纤维化复发的预防与治疗

特发性肺纤维化因原因不明，可能的高危因素有吸烟、环境暴露、微生物感染、胃食管反流和遗传因素。因此，戒烟、避免危险环境暴露、避免反复感染、积极治疗反流性食管炎等可能有助于 IPF 的预防和急性加重。

（四）特发性肺纤维化并发症和伴发疾病的治疗

IPF 患者的常见并发症和伴发疾病越来越受到人们的关注，主要包括 IPF 急性加重、肺动脉高压、胃食管反流、肥胖、肺气肿和阻塞性睡眠呼吸暂停。目前尚不明确治疗这些伴发的疾病是否会影响 IPF 患者的预后。

1. IPF 急性加重

多数 IPF 急性加重时应该接受糖皮质激素治疗，但对少数患者来说，糖皮质激素治疗可能是不合理的选择（弱推荐，很低质量证据）。

2. IPF 合并肺动脉高压

多数 IPF 患者不应该接受针对肺动脉高压的治疗，但对少数患者来说可能是合理的选择（弱推荐，很低质量证据）。

3. 反流性食管炎

多数 IPF 患者应该接受针对无症状胃食管反流的治疗，但对少数患者来说可能是不合理的选择（弱推荐，很低质量证据）。

4. 肥胖、肺气肿和阻塞性睡眠呼吸暂停

迄今为止尚无 IPF 患者伴发肥胖、肺气肿和阻塞性睡眠呼吸暂停治疗方面的研究资料，因此无法给予推荐意见。

（五）特发性肺纤维化姑息治疗

姑息治疗旨在减轻患者症状和减少痛苦，而不是治疗疾病。姑息治疗的目标是减轻患者生理与精神上的痛苦，为患者及其家属提供心理与精神上的支持。这些治疗措施均需个体化，是疾病辅助治疗的一部分。

IPF 患者咳嗽和呼吸困难等症状的恶化很常见且疗效差。有限的研究结果提示，糖皮质激素和沙利度胺可能缓解 IPF 患者的慢性咳嗽；慢性阿片类药物可用于治疗严重呼吸困难和咳嗽，但需要严密监测药物不良反应。

第二节　肺泡蛋白沉着症

肺泡蛋白沉着症（PAP）是一种以肺泡内有不可溶性磷脂蛋白样物质沉积为特点的弥散性肺部疾病，原因至今未明。其临床症状主要表现为气短、咳嗽和咳痰。胸部 X 线呈双肺弥散性肺部浸润阴影。病理学检查以肺泡内充满有过碘酸雪夫（PAS）染色阳性的磷脂蛋白样物质为特征。该病由 Rosen 于 1958 年首次报道。肺泡蛋白沉着症可分为原发性或特发性（iPAP，约占 90%）、继发性（sPAP，<10%）和先天性（cPAP，2%）。

一、发病机制

肺泡蛋白沉着症的发病机制尚不完全清楚，电镜观察发现肺泡蛋白样沉积物和全肺灌洗物在结构上与由Ⅱ型肺泡上皮细胞分泌的含有层状体的肺泡表面活性物质（SF）非常相似，提示肺泡蛋白沉积物可能与肺泡表面活性物质代谢障碍有关。目前，大多数证据表明肺泡蛋白沉积物是由于肺泡表面活性物质清除障碍所致，而不是产生过多。正常情况下肺泡表面活性物质的产生与清除是一个复杂的动态过程，肺泡Ⅱ型上皮细胞不仅合成和分泌肺泡表面活性物质，而且还与肺泡巨噬细胞一道参与肺泡表面活性物质的清除。当某些因素导致肺泡巨噬细胞和肺泡Ⅱ型细胞功能发生改变，肺泡表面活性物质的清除能力降低，从而引发了表面活性物质在肺泡内的沉积。

（一）特发性 PAP

iPAP 患者体内存在粒细胞巨噬细胞集落刺激因子（GM-CSF）中和抗体，导致维持肺泡巨噬细胞功能的 GM-CSF 不足，肺泡巨噬细胞功能出现障碍，不能有效清除肺泡表面活性物质。

1994 年 Dranoff 等发现在去除 GM-CSF 基因的小鼠肺泡有蛋白样物质沉积，其病理表现与人类 PAP 相似。之后有许多学者对此进行了研究。目前已证实：GM-CSF 基因敲除小鼠肺泡巨噬细胞功能存在缺陷，表现在：细胞直径变大、吞噬功能降低、表面活性物质代谢能力降低、细胞表面的整合素、Toll 样受体-2、Toll 样受体-4 和黏附分子的表达降低、细胞因子（IFN-r、PGE$_2$、TNF-a、IL-6、IL-18、白三烯-C、白三烯-D、白三烯-E4）产生下降。给 GM-CSF 基因敲除小鼠吸入 GM-CSF 可以逆转肺部 PAP 病变，提示GM-CSF在 PAP 发病机制中起重要作用。

在人类，GM-CSF 与 iPAP 之间的关系也已被许多研究所证实。1996 年 Seymour 及其同事首先报道了用 GM-CSF 成功治疗 iPAP 的案例，并发现 iPAP 患者的疗效与给予 GM-CSF 的剂量存在着一定相关性，提示 iPAP 患者体内存在着相对 GM-CSF 不足。通过进一步的研究，Kitamura 及其同事发现，在 11 名 iPAP 患者的支气管肺泡灌洗液（BALF）和 5 名患者的血清中存在抗 GM-CSF 的 IgG 型中和抗体，但是在继发性 PAP、健康对照者以及其他肺部疾病的血清和 BALF 中均未发现 GM-CSF 抗体的存在。随后克利夫兰临床医院进行了系列研究，在 40 例 iPAP 患者的 BALF 和血清中均检测到抗 GM-CSF 中和性抗体存在，其中血清最低滴度为 1∶400，最高滴度为 1∶25 600。而正常健康者中最高滴度仅为 1∶10，当血清滴度的 cutoff 值为 1∶400 时，对 iPAP 的敏感性是 100%，特异性为 100%，20 例 BALF 标本中均存在抗 GM-CSF 抗体，并且滴度均不低于 1∶100，而正常健康者和其他肺部疾病者均未检测到此抗体，这提示 iPAP 患者出现的相对 GM-CSF 不足是由于体内中和抗体的存在。

（二）先天性 PAP

肺泡表面活性物质相关蛋白 B（SP-B）基因突变已被证实与先天性肺泡蛋白沉着症（cPAP）有关，目前，已经证实 SP-B 基因至少存在 2 个突变位点，一个是第 121 位碱基 C 被三个碱基 GAA 所替代，另一个是第 122 位点上缺失了一个碱基 T，两种基因突变均可导致肺泡表面活性物质中 SP-B 缺失，但先天性肺泡蛋白沉着症的临床表现差异很大，提示可能还有其他位点或新的 SP 基因突变参与。另外 GM-CSF /IL-3/IL-5 受体 βc 链缺陷，导致 GM-CSF 不能与其受体结合也是先天性 PAP 的原因之一。

（三）继发性 PAP

某些感染、理化因素和矿物粉尘吸入，如马利兰、苯丁酸氮芥、矽尘和铝尘等可能与肺泡蛋白沉着症有关，另外有些疾病特别是血液系统恶性肿瘤，如髓白血病、淋巴瘤、Fanconi 氏贫血以及 IgG 型免疫球蛋白病等也可发生肺泡蛋白沉着症。其发病机制目前尚不完全清楚，可能与上述状态下，导致肺泡巨噬细胞功能受损有关。

总之，肺泡蛋白沉着症的发病机制目前尚不完全清楚，上述任何一种病因均不能完全解释所有病例。需要今后进一步研究。

二、病理表现

(一)肉眼观察

肺大部呈实变，胸膜下可见弥散性黄色或灰黄色小结节或小斑块，结节直径由数毫米到2 cm不等，切面可见黏稠黄色液体流出。如不合并感染，胸膜表面光滑。

(二)光镜检查

肺泡及细支气管腔内充满无形态的、过碘酸雪夫（PAS）染色阳性的富磷脂物质。肺泡间隔正常或肺泡隔数目增多，但间隔内无明显的纤维化。肺泡腔内除偶尔发现巨噬细胞外无炎症表现。

(三)电镜检查

肺泡腔内碎片中存在着大量的层状结构，由盘绕的三层磷脂构成，其结构类似肺泡表面活性物质。

三、临床表现

本病发病率约为0.37/10万，患病率约为3.7/100万。男性多于女性，男女比约2.5∶1，任何年龄均可发病，但30～50岁的中年人常见，平均40岁，约占病例数的80%。3/4的患者有吸烟史。

本病的临床表现差异很大，有的可无任何临床症状，仅在体检时发现，此类约占1/3；约有1/5的患者则以继发性肺部感染症状为首发表现，有咳嗽、发热、胸部不适等；另有约1/2的患者隐匿起病，表现为咳嗽、呼吸困难、乏力，少数病例可有低热和咯血，呼吸道症状与肺部病变受累范围有一定关系。体格检查一般无特殊阳性发现，肺底有时可闻及少量捻发音，虽然呼吸道症状与肺部病变受累范围有关，但临床体征与胸部X线表现不平衡是本病的特征之一。重症患者可出现发绀、杵状指和视网膜斑点状出血。极少数病例可合并肺源性心脏病。

肺泡蛋白沉着症患者合并机会感染的概率较大，为15%左右，除了常见的致病菌外，一些特殊的病原菌如奴卡菌属、真菌、组织胞浆菌、分枝杆菌及巨细胞病毒等较为常见。

四、X线表现

常规的胸部X线表现为双肺弥散性细小的羽毛状或结节状浸润影，边界模糊，并可见支气管充气症。这些病变往往以肺门区密度较高，外周密度较低，酷似心源性肺水肿。病变一般不发生钙化，也不伴有胸膜病变或肺门及纵隔淋巴结肿大。

胸部CT检查，尤其高分辨CT（HRCT）可呈磨玻璃状和（或）网状及斑片状阴影，可为对称或不对称性，有时可见支气管充气症。病变与周围肺组织间常有明显的界限且边界不规则，形成较特征性的"地图样"改变。病变部位的小叶内间隔和小叶间间隔常有增厚，表现为多角形态，称为"疯狂的堆砌"。

五、实验室检查

（一）血常规

多数患者血红蛋白正常，仅少数轻度增高，白细胞一般正常。血沉正常。

（二）血生化检查

多数患者的血清乳酸脱氢酶（LDH）明显升高，而其特异性同工酶无明显异常。一般认为血清LDH升高与病变程度及活动性有关，其升高的机制可能与肺泡巨噬细胞和肺泡Ⅱ型上皮细胞死亡的增多有关。少数患者还可有球蛋白的增高，但无特异性。近年来，有学者发现肺泡蛋白沉着症患者血清中肺泡表面活性物质相关蛋白A（SP-A）和肺泡表面活性物质相关蛋白D（SP-D）较正常人明显升高，但SP-A在特发性肺纤维化（IPF）、肺炎、肺结核和泛细支气管炎患者也有不同程度地升高，而SP-D仅在IPF、

PAP 和结缔组织并发的肺间质纤维化（CTD-ILD）患者中明显升高，因此，对不能进行支气管镜检查的患者，行血清 SP-A 和 SP-D 检查可有一定的诊断和鉴别诊断意义。

（三）痰检查

虽然早在 20 世纪 60 年代，就有学者发现 PAP 患者痰中 PAS 染色阳性，但由于其他肺部疾病（如慢性支气管炎、支气管扩张、肺炎）和肺癌患者的痰液也可出现阳性，加之 PAP 患者咳痰很少，故痰的检查在 PAP 患者的使用受到很大限制。近年来，有学者报道，在 PAP 患者痰中 SP-A 浓度较对照组高出约400 倍，此对照组疾病包括慢性支气管炎、支气管哮喘、肺气肿、IPF、肺炎和肺癌患者，提示痰 SP-A 检查在肺部鉴别诊断中有一定意义，但需进一步研究证实。

（四）GM-CSF 抗体检测

特发性 PAP 患者血清和 BALF 中均可检测到抗 GM-CSF 抗体，而在先天性 PAP、继发性 PAP 以及其他肺疾病中无此抗体存在，因此．对临床诊断有实用价值，但目前尚无商品化的试剂盒。

（五）支气管肺泡灌洗液检查

典型的支气管肺泡灌洗液呈牛奶状或泥浆样。肺泡蛋白沉积物的可溶性很低，一般放置20 min左右，即可出现沉淀。支气管肺泡灌洗液的细胞分类对 PAP 诊断无帮助。BALF 中可以以巨噬细胞为主，也可以淋巴细胞为主，CD4/CD8 比值可以增高也可降低。BALF 的生化检查如 SP-A、SP-D 可明显升高。将 BALF 加福尔马林离心沉淀后，用石蜡包埋，进行病理切片检查。可见独特的组织学变化：在弥散性的嗜酸颗粒的背景中，可见大的、无细胞结构的嗜酸性小体；PAS 染色阳性，而奥星蓝染色及黏蛋白卡红染色阴性。

（六）肺功能

可呈轻度的限制性通气功能障碍，表现为肺活量和功能残气量的降低，但肺弥散功能降低最为显著，可能是由于肺泡腔内充满蛋白样物质有关。动脉血气分析示动脉血氧分压和氧饱和度降低，动脉 CO_2 也因代偿性过度通气而降低。Martin 等报道 PAP 患者吸入纯氧时测得的肺内分流可高达 20%，较其他弥散性肺间质纤维化患者的 8.9% 明显升高。

（七）经纤支镜肺活检和开胸肺活检

病理检查可发现肺泡腔内有大量无定型呈颗粒状的嗜酸性物质沉积，PAS 染色阳性，奥星蓝染色及黏蛋白卡红染色阴性。肺泡间隔可见轻度反应性增厚和肺泡Ⅱ型上皮细胞的反应型增生。但由于经纤支镜肺活检的组织较小，病理阴性并不能完全排除该病。

六、诊断

由于肺泡蛋白沉着症患者的症状不典型，故诊断主要依据胸部 X 线检查和支气管肺泡灌洗或经纤支镜肺活检。PAP 的胸部 X 线表现需与肺水肿、肺炎、肺霉菌病、结节病、结缔组织疾病相关的间质性肺病、硅沉着病、肺孢子菌肺炎及特发性肺纤维化等相鉴别。支气管肺泡灌洗和经纤支镜肺活检是目前诊断 PAP 的主要手段。如支气管肺泡灌洗液外观浑浊，呈灰黄色，静置后可分层，则提示有 PAP 可能。光镜下若见到大量无定型、嗜酸性碎片，PAS 染色阳性，而奥星蓝染色及黏蛋白卡红染色阴性，则可明确诊断。经纤支镜肺活检组织若见到典型病理表现也可明确诊断。血清和 BALF 中抗 GM-CSF 抗体检查对 iPAP 有诊断价值。

七、治疗

由于部分肺泡蛋白沉着症患者的肺部浸润可以自行缓解，因此，对于症状轻微或无临床症状的患者，可以不马上进行治疗，适当观察一段时间，当患者症状明显加重或患者不能维持正常活动时，可以考虑进行治疗。

（一）药物治疗

对于症状轻微或生理功能损害较轻的患者，可以考虑使用溶解黏液的气雾剂或口服碘化钾治疗，但效果均不可靠。有人曾试用胰蛋白酶雾化吸入，虽然可使部分患者症状有所改善，但体外试验发现胰蛋白酶并不能消化肺泡蛋白沉着症患者的肺泡内沉积物，加之胰蛋白酶雾化吸入疗程长。可引起支气管痉挛、发热、胸痛、支气管炎等不良反应，因而逐渐被临床放弃。糖皮质激素对肺泡蛋白沉着症无治疗作用，而且由于本病容易合并感染，糖皮质激素的使用可能会促进继发感染，所以临床上不提倡使用糖皮质激素。

（二）全肺灌洗

全肺灌洗是治疗肺泡蛋白沉着症最为有效的方法。虽然到目前为止尚无随机对照研究，但有足够的证据表明全肺灌洗可以改善患者的症状、运动耐受能力、提高动脉血氧分压、降低肺内分流，改善肺功能。近年来还有学者证实全肺灌洗可以改善肺泡巨噬细胞功能，降低机会感染的发病率。

全肺灌洗的适应证：只要患者诊断明确，日常活动受到明显限制，均可认为具有全肺灌洗的指征。Rogers 等提出的指征是：①诊断明确。②分流率大于 10％。③呼吸困难等症状明显。④显著的运动后低氧血症。

全肺灌洗需在全身麻醉下进行，患者麻醉后经口插入双腔气管插管，在确定双腔管的位置正确后，分别向支气管内套囊（一般位于左主支气管内）和气管套囊充气，以确保双侧肺完全密闭，然后用 100％的纯氧给双肺通气至少 20 min，以洗出肺泡内的氮气。患者可取平卧位，也可取侧卧位。在用 100％的纯氧给双肺通气 20 min 后，在呼气末，夹闭待灌洗侧肺的呼吸通路，接通灌洗通路，以 100 mL/min 左右的速度向肺内注入加温至 37 ℃的生理盐水，当肺充以相当于功能残气量（FRC）的生理盐水后，再滴入大概相当于肺总量（通常 500～1 200 mL）盐水，然后吸出同量的肺灌洗液。这个过程反复进行，直至流出液完全清亮，总量一般 10～20 L。灌洗结束前，应将患者置头低脚高位进行吸引。

在进行全肺灌洗过程中应密切监测患者的血压、血氧饱和度及灌洗肺的液体平衡。一侧肺灌洗之后，是否立即行对侧肺灌洗，需取决于患者的当时情况而定。如果患者情况不允许，可予 2～3 d 后再行另一侧肺灌洗。全肺灌洗的主要优点是灌洗较为彻底，患者可于灌洗后 48 h 内症状和生理指标得到改善，一次灌洗后可以很长时间不再灌洗。其缺点是所需技术条件较高，具有一定的危险性。全肺灌洗的主要并发症是：①肺内分流增加，影响气体交换。②灌注的生理盐水流入对侧肺。③低血压。④液气胸。⑤支气管痉挛。⑥肺不张。⑦肺炎等。

（三）经纤维支气管镜分段支气管肺泡灌洗

经纤维支气管镜分段支气管肺泡灌洗具有安全、简便、易推广使用、可反复进行以及患者易接受等优点。灌洗液一般采用无菌温生理盐水。每次灌洗时，分段灌洗一侧肺，每一肺段或亚段每次灌入温生理盐水 100～200 mL，停留数秒钟后，以适当负压将液体吸出，然后反复进行 2～3 次，再进行下一肺段灌洗。全肺灌洗液总量可达 2 000～4 000 mL。每次灌洗前应局部给予少量 2%利多卡因以减轻刺激性咳嗽，吸引时可拍打肺部或鼓励患者咳嗽，以利于液体咳出。由于整个灌洗过程较长，可给予患者鼻导管吸氧。灌洗后肺部常有少量细湿啰音，第 2 天常可自动消失。必要时可适当使用口服抗生素，以预防感染。经纤维支气管镜分段支气管肺泡灌洗与全肺灌洗相比，前者对肺泡蛋白沉积物的清除不及后者，因而常需反复多次灌洗。

（四）GM-CSF 疗法

到目前为止 GM-CSF 治疗 iPAP 例数最多的一组报道来源于美国克利夫兰临床医院，他们于 2004 年应用重组入 GM-CSF 对 25 例 iPAP 患者进行了治疗研究，有 21 例完成了治疗方案。结果显示：9 例（43%）无效，12 例（57%）有效。在有效组，所有患者胸片评分均有改善，肺总量（TLC）平均增加了 0.9 L，一氧化碳弥散量（DLco）平均提高了 5 mL/（min·mmHg），平均肺泡-动脉氧分压差降低了 2.7 kPa（20 mmHg），在 5 μg/（kg·d）皮下注射剂量下，GM-CSF 疗法总体耐受良好，局部红斑和硬结的发生率为 36%，一例出现了嗜中性粒细胞减少，但停药后嗜中性粒细胞数日恢复。没有使用 GM-CSF 出现迟发性反应报道。

综合国外现有资料，GM-CSF 治疗 iPAP 总有效率为 50％左右，并且存在着剂量递增现象（有些患者需要在加大剂量情况下，才能取得临床疗效），剂量从 5 μg/（kg·d）到 18 μg/（kg·d）不等，疗程 3 到 12 个月。有个别报道应用 GM-CSF 吸入治疗 iPAP 的案例。

虽然 GM-CSF 治疗 iPAP 取得了一定的疗效，但仍然有一些重要的问题，如：GM-CSF 的合适剂量是多少？疗程多长？GM-CSF 剂量与抗体的滴度有何相关性？以及给予 GM-CSF 的途径等没有解决，故这种新疗法的疗效尚需更多临床实验证实。

（五）血浆置换

血浆置换可以去除血液中各种分子，包括抗体、冷球蛋白、免疫复合物，因此该方法被用在自身免疫性疾病的治疗。iPAP 患者由于体内存在 GM-CSF 抗体，理论上说，可以进行血浆置换。目前仅有 1 例报道，iPAP 患者应用血浆置换后抗体滴度从 1：6 400下降到 1：400，同时伴随着胸部影像学和氧合的改善。如果今后有更多的临床病例证实该方法有效，将为 iPAP 的治疗提供另一条途径。

（六）基因治疗

由于肺泡蛋白沉着症可能与 SP-B 基因突变、GM-CSF 表达低下以及 GM-CSF/IL-3/IL-5 受体 β 链缺陷等有关，因而存在着基因治疗的可能性。目前已有学者将正常 SP-B 基因、GM-CSF 基因通过病毒载体转入动物体内，并且成功表达，今后能否用于临床治疗尚需进一步研究。

八、预后

20％～25％的肺泡蛋白沉着症患者可以自行缓解，大部分患者需要进行治疗。肺泡灌洗使肺泡蛋白沉着症患者的预后有了明显改善。有 60％的患者经灌洗治疗后，病情可以改善或痊愈。有少数患者尽管反复灌洗，病情仍呈进行性发展，最终可发展为肺间质纤维化。影响肺泡蛋白沉着症预后的另一重要因素是肺部继发感染，由于肺泡蛋白沉着症患者肺泡巨噬细胞功能障碍、肺泡表面活性物质异常导致下呼吸道防御功能降低以及肺泡腔内蛋白样物质沉积易于细菌生长等因素共同存在，使得肺泡蛋白沉着症患者发生肺部感染，尤其是机会感染的概率大大增加，是导致死亡的重要因素。

第十四章

肺部肿瘤

第一节　原发性支气管肺癌

原发性支气管肺癌起源于支气管黏膜或腺体，简称肺癌。肺癌是严重危害人类健康的疾病，根据世界卫生组织（WHO）2003 年公布的资料显示，肺癌无论是发病率（120 万/年）还是死亡率（110 万/年），均居全球癌症首位。在我国，肺癌已超过癌症死因的 20%，且发病率及死亡率均持续增长。2000—2005 年，我国肺癌的发病人数即增加了 11.6 万，死亡人数增加了 10.1 万。目前肺癌还是一种预后极差的疾病，只有 15% 的患者在确诊时病变局限，5 年生存率可达 50%，86% 的患者在确诊后 5 年内死亡。要改善肺癌生存率，需依靠规范有序的诊断、分期，以及根据其临床行为制订多学科的治疗（综合治疗）方案，为患者个体提供可能治愈或有效缓解的优选方法。

一、病因与发病机制

肺癌的病因与发病机制尚未完全清楚，研究表明与下列因素有关。

（一）吸烟

大量研究资料表明，吸烟，特别吸纸烟，是肺癌死亡率进行性增加的首要原因。烟雾中的尼古丁、苯并芘、亚硝胺和少量放射性元素钋等均有致癌作用，尤其易致鳞状上皮细胞癌和未分化小细胞癌。动物实验中也可通过纸烟烟雾和焦油诱发肺癌。严格设计的回顾性和前瞻性调查结果表明，与不吸烟者比较，吸烟者发生肺癌的危险性平均高 9 ～ 10 倍，重度吸烟者至少可达

10~25 倍。吸烟量与肺癌之间存在着明显的量-效关系，开始吸烟的年龄越小，吸烟时间越长，吸烟量越大，肺癌的发病率和死亡率越高。一支烟的致癌危险性相当于 0.01~0.04 Gy 的放射线，每天吸 30 支纸烟，相当于 1.2 Gy 的放射线剂量。被动吸烟或环境吸烟也是肺癌的病因之一，其风险增加 20%~30%。戒烟后肺癌发病危险性逐年减少，戒烟 1~5 年后可减半。美国的研究结果表明，戒烟后 2~15 年期间肺癌发生的危险性进行性减少，此后的发病率相当于终生不吸烟者。

（二）大气污染

无论是美国还是英国，城市居民的肺癌死亡率均高于乡村，而且随城市化的程度而升高。中国的重工业城市（沈阳、鞍山）的肺癌死亡率也高于轻工业城市。大气污染与肺癌的死亡率有关，提示大气污染在肺癌发病中的作用。在重工业城市大气中，存在着 3，4 苯并芘、氧化亚砷、放射性物质、镍、铬化合物、不燃的脂肪族碳氢化合物等致癌物质。污染严重的大城市中，居民每日吸入空气中的苯并芘量可超过 20 支纸烟的含量，并增加纸烟的致癌作用。大气中苯并芘含量每增加 1~6.2 g/1000 m，肺癌的死亡率可增加 1%~15%。

（三）职业因素

工业生产中接触与肺癌发病有关的特殊物质有石棉、砷、铬、镍、铍、煤焦油、芥子气、三氯甲醚、氯甲甲醚、烟草的加热产物，以及铀、镭等放射性物质衰变时产生的氡和氡子气、电离辐射和微波辐射等。这些因素可使肺癌发生危险性增加 3~30 倍。从接触到发生肺癌的时间与暴露的程度有关，通常超过 10 年，平均为 16~17 年。其中石棉是世界公认的致癌物质，可能是人类肺癌中最常见的职业因素。接触石棉的工人中，肺癌、胸膜和腹膜间皮瘤的发病率平均较高，潜伏期可达 20 年或更久。此外，铀暴露和肺癌发生之间也有很密切的关系，特别是小细胞肺癌，吸烟可明显加重这一危险性。

（四）饮食

较少食用含β胡萝卜素的蔬菜和水果，肺癌发生的危险性升高。血清中β胡萝卜素水平低的人，肺癌发生的危险性也高。流行病学调查资料也表明，较多地食用含β胡萝卜素的绿色、黄色和橘黄色的蔬菜和水果，可减少肺癌发生的危险性，这一保护作用对于正在吸烟的人或既往吸烟者特别明显。

（五）遗传因素

虽然肺癌没有明显的孟德尔遗传模式，但其许多特征提示可能与家族相关。如 Rb 基因和 p53 基因遗传突变可能会发生肺癌。肺癌患者的一级亲属患肺癌或其他肿瘤的危险性增加 2～3 倍，且其发生可能与吸烟并不相关。基因流行病学研究也提出了 P450 酶或染色体脆性（致突变物敏感性）基因型与肺癌发生相关。

（六）基因改变

肺癌细胞有许多基因损害，包括显性癌基因的激活和抑癌基因或隐性癌基因的失活。实际上，肺癌细胞可能有多种（可能≥10）基因异常。如对显性基因来说，有 ras 癌基因家族编码区（尤其是肺腺癌的 K-ras 基因）的点突变；myc 癌基因家族的扩增、重组和（或）转录控制丧失（c-、N-和 L-myc；在 NSCLC 中发现 c-myc 改变，然而在 SCLC 中发现所有的 myc 家族成员都有改变）；以及 bcl-2、Her-2/neu 和端粒酶基因的过度表达。非小细胞肺癌有 ras 基因突变者预后不良，而小细胞肺癌出现 c-myc 扩增者预后差。

（七）其他

某些肺疾病与肺癌发病有关。慢性支气管炎患者较无此病者肺癌发病率高 1 倍；结核灶瘢痕可发生腺癌。此外，病毒和真菌感染，土壤中硒和锌含量的降低也可能与肺癌发生有关。

二、病理学

1976 年，WHO 曾将肺癌分为鳞状上皮细胞癌（鳞癌）、小细胞未分化癌、大细胞癌、复合性上皮样癌和腺癌、类癌、支气管腺体肿瘤、上皮样乳头状瘤"混合瘤"及癌肉瘤、肉瘤、间皮瘤、黑色素瘤和未分类肿瘤等 13 类。1981 年 WHO 将这一分类减少为 6 种：①鳞癌，包括梭形细胞（鳞）癌。②腺癌，包括腺管状腺癌、乳头状腺癌、细支气管腺癌、肺泡细胞癌。③腺鳞癌。④未分化癌：分为小细胞癌（包括燕麦细胞型、中间细胞型、复合细胞型）和大细胞癌，包括巨细胞癌、透明细胞癌。⑤类癌（肺内分泌肿瘤）。⑥支气管腺癌，包括腺样囊性癌、黏液上皮样癌和肺泡细胞癌。目前，为临床应用方便将肺癌分为鳞癌、腺癌、大细胞癌和小细胞癌四类，其中腺癌包括细支气管肺泡癌，或将后者分出单独作为一类，共 5 类。从治疗角度出发，临床又常将其概括为小细胞肺癌（small cell lung cancer，SCLC）和非小细胞肺癌（non small cell lung cancer，NSCLC）两大类。

（一）鳞癌

此型肺癌最易发展成息肉或无蒂肿块，位于主要支气管腔，易阻塞管腔引起阻塞性肺炎。有时鳞癌也发展成周围型，倾向于形成中央性坏死和空洞。显微镜下，鳞癌的特征是由很多典型的有丝分裂细胞构成，细胞生长呈复层，形成有角化碎屑的网称为上皮珠。细胞由不同的细胞间桥连接，构成毛刺外观。与其本身的恶性程度一致，支气管上皮可表现为鳞状化生或转变为原位癌。鳞癌倾向于通过支气管管壁生长，也向中央播散。所以在诊断前，生于较小支气管的鳞癌，已长入较大的支气管。鳞癌也常通过侵犯血管和淋巴管后转移到局部淋巴结或远处。

（二）腺癌

腺癌常表现为周围型肺实质肿块。显微镜下可见到腺癌由新生的立方和柱状细胞构成，倾向于形成由纤维基质支持的腺样结构。核可变大或不规则，含有明显的核仁，胞质中可见黏蛋白。腺癌早期即可侵犯血管、淋巴管，常在原发瘤引起症状前即已转移。腺癌的亚型是肺泡细胞癌或称细支气管肺泡癌，发生在细支气管或肺泡壁。显微镜下通常为单一的、分化好、带基底核的柱状细胞覆盖着细支气管和肺泡，可被迫形成乳头皱褶充满肺泡。

这一类型的肺癌可发生于肺外周，保持在原位很长时间。或呈弥漫型，侵犯肺叶的大部分，甚至波及一侧或两侧肺。一些学者认为肺泡细胞癌是独特的，应分类为单独的一个类型，但也有人坚持认为它是分化好的腺癌之一。

（三）小细胞肺癌

通常发生于大支气管，浸润支气管壁，造成管腔狭窄，但不形成分散的支气管内肿瘤。显微镜下可见到肿瘤由相当于淋巴细胞2～4倍大小的恶性细胞组成。核充满染色质，核仁大小类似，很多细胞处于有丝分裂状态。胞浆通常不多，然而有些称为中间亚型的小细胞肺癌可有较多的胞浆。由于在其发生发展的早期多已转移到肺门和纵隔淋巴结，并由于它易侵犯血管，在诊断时大多已有肺外转移。

（四）大细胞肺癌

与鳞癌和腺癌比较，大细胞肺癌缺乏自身特征，由带丰富胞浆的较大的恶性细胞组成，倾向于发生在周围肺实质。大细胞肺癌的诊断率与送检标本是否得当和病理学检查是否全面有关，电镜研究常会提供帮助。这类肿瘤生长迅速，常侵犯淋巴结和血管，易转移到局部淋巴结和远处器官。

（五）其他

有人认为，如果对肿瘤的各部分进行充分的组织学检查，很多肺癌可有两种甚至四种细胞类型，其中以鳞腺癌比较常见。将肿瘤分为不同的细胞类型并不意味着它只由一种类型的细胞组成，只说明该细胞类型占优势。还可将鳞癌和腺癌进一步分为分化好、中度分化和分化差3种。分化好者可能生长慢、转移晚，预后较好。小细胞肺癌和大细胞肺癌基本都是未分化的，不适合这种区分。

三、临床表现

近5%的肺癌患者无症状，仅在胸部X线检查时发现。绝大多数患者可表现或多或少与肺癌有关的症状与体征，可按部位分为

支气管—肺局部、肺外胸内扩展、胸外转移和非转移性胸外表现
4类。

（一）支气管—肺局部表现

常有刺激性干咳，或被患者感觉为"吸烟性咳嗽"。少数表现
为高调金属音性咳嗽或刺激性呛咳。肿瘤向管腔内生长时可有间
歇或持续性痰血，表面糜烂严重侵蚀大血管时可出现咯血，但少
见大咯血者。肿瘤向支气管内生长并引起部分阻塞时，可有呼吸
困难、喘息，偶尔表现为哮鸣，听诊可发现局限或单侧哮鸣音。
气道阻塞还可引起阻塞性肺炎和肺不张。阻塞性肺炎可出现在近
1/3的患者中，表现为肺炎或肺脓肿，伴发热、咳嗽等呼吸道症
状。因其经抗生素治疗即可改善，易误诊为炎症。近半数患者可
有模糊或难以描述的胸痛或钝痛，可为炎症波及部分胸膜或胸壁
引起，也可为肿瘤侵犯所致。

（二）肺外胸内扩展表现

近15%患者肿瘤向肺外生长进入胸腔、胸壁、纵隔或侵犯附
近结构和神经而引起相应症状，约5%的患者表现为声音嘶哑和上
腔静脉阻塞综合征。声音嘶哑是由于肿瘤或转移性癌性淋巴结肿
大压迫喉返神经引起，多见于左侧。上腔静脉阻塞综合征是由于
上腔静脉被附近肿大的转移性淋巴结压迫或右上肺的原发性肺癌
侵犯，以及腔静脉内癌栓阻塞静脉回流引起。表现为头面部和上
半身淤血水肿，颈部肿胀，颈静脉怒张，患者常主诉领口进行性
变紧，前胸壁可见到扩张的静脉侧支循环。肺尖部肺癌又称肺上
沟瘤（pancoast瘤），易压迫颈部交感神经引起同侧瞳孔缩小，上
眼睑下垂，额部少汗等体征，称Horner综合征。约10%的患者有
不同程度的胸水，通常提示肺淋巴回流受阻或肿瘤转移累及胸膜。
1%的患者表现为吞咽困难，是由于肿瘤转移至食管旁的淋巴结造
成食管部分阻塞引起。

（三）胸外转移表现

3%～10%的患者可见到胸腔外转移的症状、体征。以小细胞
肺癌居多，其次为未分化大细胞肺癌、腺癌、鳞癌。可表现为颅

内转移的神经症状，包括颅内压增高，如头疼、恶心、呕吐、精神状态异常。少见的症状为癫痫发作、偏瘫、小脑功能障碍、定向力和语言障碍，此外还可有脑病、小脑皮质变性、外周神经病变、肌无力及精神症状。1%～2%的患者由于肿瘤转移到骨骼，引起骨痛和病理性骨折。常见于小细胞肺癌。大多为溶骨性病变，少数为成骨性。肿瘤转移至脊柱后可压迫椎管引起局部压迫和受阻症状。此外，也常见股骨、肱骨和关节转移，甚至引起关节腔积液。尽管很少见到以腹部肿块为主诉的就诊者，但是肿瘤也可转移到腹部。部分小细胞肺癌可转移到胰腺，表现为胰腺炎症状或阻塞性黄疸。其他细胞类型的肺癌也可转移到胃肠道、肾上腺和腹膜后淋巴结，多无临床症状，需要依靠 CT、MRI 或 PET 作出诊断。

（四）非转移性胸外表现

非转移性胸外表现称为副癌综合征。近 2% 肺癌患者的初诊是因为全身症状或这些与肿瘤远处转移无关的症状和体征，缺乏特异性，主要表现为以下几方面。

1. 库欣综合征

最常见的为小细胞肺癌或支气管类癌。约 2%～5% 的小细胞肺癌患者会有这一表现，在瘤组织中甚至循环血中可测到促肾上腺皮质激素（ACTH）增高。这种激素虽然有自主的生理性作用，但不同于正常的激素，因为地塞米松不能抑制 ACTH 在尿中的终生物 17-OHCS。

2. 抗利尿激素分泌

可引起厌食、恶心、呕吐等水中毒症状，还可伴有逐渐加重的神经并发症。其特征是低钠（血清钠<135 mmol/L）、低渗（血浆渗透压<280 mOsm/kg）。

3. 类癌综合征

典型特征是皮肤、心血管、胃肠道和呼吸功能异常。主要表现为面部、上肢躯干的潮红或水肿，胃肠蠕动增强，腹泻，心动过速，喘息，瘙痒和感觉异常。这些阵发性症状和体征与肿瘤释放不同的血管活性物质有关，除了 5-羟色胺外，还包括缓激肽、血管舒缓素和儿茶酚胺。

4. 异位促性腺激素

合并异位促性腺激素的肺癌不多，大部分是大细胞肺癌，主要为男性轻度乳房发育和增生性骨关节病。

5. 低血糖

这是胰岛素分泌增加或胰岛素样活动的结果，见于鳞癌，切除肿瘤后可减轻。

6. 高钙血症

可由骨转移或肿瘤分泌过多甲状旁腺素相关蛋白引起，常见于鳞癌。患者表现为嗜睡、厌食、恶心、呕吐和体重减轻及精神变化。切除肿瘤后血钙水平可恢复正常。

7. 神经肌肉表现

癌性神经肌肉病变是肺癌最常见的非转移性胸外表现，发生率近 15%。一组病例研究发现，其中 56% 为小细胞肺癌，22% 为鳞癌，16% 为大细胞肺癌，5% 为腺癌。半数患者没有其他的肺癌症状，而且 1/3 的神经肌肉病变发生在其他症状出现前或肺癌明确诊断前一年，因此推论这些症状与转移无关。主要异常有：①小脑退行性变，如共济失调、眩晕、构音障碍。②运动神经病变，表现为进行性消耗、虚弱和肌纤维自发性收缩。③多神经炎合并混合的运动和感觉障碍。④感觉性神经病变，常开始于麻木，有时面部肢体疼痛，逐渐丢失全身的各种感觉，反射减弱，偶尔出现耳聋。⑤精神异常，进行性痴呆，时有抑制性精神混乱、木僵或精神不稳定。⑥肌病，表现为萎缩性轻瘫，特别是肢体肌肉和近端肢体。⑦多发性肌炎，特别是肌肉和近端肢体肌肉疲劳，如盆部和大腿肌肉，消耗明显而且有原发肌纤维变性。⑧自主神经系统异常，如体位低血压。⑨骨骼表现，支气管肺癌最常见的末梢体征是杵状指，有时合并肥大性骨关节病。

四、诊断

具有高度警惕性，详细采集病史，对肺癌症状、体征、影像学检查有一定经验，及时进行细胞学及纤支镜等检查，可使80%～90%的肺癌患者得到确诊。但确诊时大多已为晚期，5年生存率不高。只有提高早期诊断率，才有可能明显改善预后。

（一）早期诊断的症状和体征

对于有下列临床特点，特别40岁以上的吸烟者，应立即采取相应检查，及早进行诊断和鉴别诊断：①持续2周以上的刺激性咳嗽，治疗无效。②原有慢性呼吸道疾病，近期出现咳嗽性质改变。③单侧局限性哮鸣音，不因咳嗽改变。④反复同一部位肺炎，特别是肺段肺炎。⑤原因不明的肺脓肿，无异物吸入史和中毒症状，抗生素治疗效果差。⑥原因不明的关节疼痛及杵状指/趾。⑦影像学发现局限性肺气肿，肺段或肺叶不张，相通支气管有可疑狭窄。⑧孤立性圆形、类圆形病灶和单侧肺门阴影增浓、增大。⑨原有稳定性肺结核病灶，其他部位出现新病灶，抗结核治疗后病灶反而增大或形成空洞，痰结核菌阴性。⑩不明原因的迁移性、栓塞性下肢静脉炎。

（二）影像学检查

1. 中央型肺癌

肿瘤向管腔内生长时可引起支气管阻塞征象。阻塞不完全时呈现段、叶局限性气肿。阻塞完全时，则表现为段、叶不张。肺不张伴有肺门淋巴结肿大时，下缘可表现为倒S状影像，是中央型肺癌特别是右上叶中央型肺癌的典型征象。引流支气管被阻塞后，易导致远端肺组织继发性肺炎或肺脓肿。炎症常呈段、叶分布，近肺门部阴影较浓。抗生素治疗后吸收多不完全，易多次复发。若肿瘤向管腔外生长，可产生单侧性、不规则的肺门肿块。肿块亦可能由支气管肺癌与转移性肺门或纵隔淋巴结融合而成。CT支气管三维重建技术（仿真内窥镜）可发现段支气管以上管腔内的肿瘤或狭窄。

2.周围型肺癌

早期多呈局限性小斑片状阴影，边缘不清，密度较淡，易误诊为炎症或结核。随着肿瘤增大，可形成直径约 0.5～1 cm 密度较高，边缘毛糙的小结节状阴影。肿瘤增大至直径 2～3 cm 后，则呈圆形或类圆形肿块，密度增高，边界清楚。可表现为分叶状，有脐凹或细毛刺状阴影。高分辨 CT 可清晰地显示肿瘤分叶、边缘毛刺、胸膜凹陷征，甚至钙质分布类型、支气管充气征和空泡征。如肿瘤向肺门淋巴结蔓延，可见其间引流淋巴管增粗形成条索状阴影伴肺门淋巴结增大。癌组织坏死与支气管相通后，表现为厚壁、偏心、内缘凹凸不平的癌性空洞。继发感染时，洞内可出现液平。腺癌影像学表现多种多样，可表现为类似支气管肺炎的斑片状浸润阴影。

3.细支气管肺泡癌

结节型的细支气管肺泡癌 X 线多表现为单个的圆形阴影，如为弥漫型，则为两肺大小不等的结节样阴影，边界清楚，密度较深。随病情发展逐渐增多、增大，甚至融合成肺炎样片状阴影。病灶间常有增深的网状阴影，有时可见支气管充气征。常规胸片发现分辨率有限和存在死角，很难发现直径小于 5～6 mm 病变，少数支气管内肿瘤和原位癌也可漏诊。因此，对于不能排除肺癌者，需要及时进行 CT 检查。病灶边缘欠光滑有毛刺常提示为恶性病变，然而病灶边缘光滑也不能排除恶性病变。病灶内存在钙化，尤其是位于中央，均匀环状或爆米花样分布常提示为良性病变，但原发性支气管肺癌偶可出现偏心钙化。影像学征象可提示肺癌的不同细胞类型。约 2/3 的鳞癌为中央型，其余可位于周围，常有空洞。小细胞肺癌也多表现为中央型，发现时常有淋巴结肿大，周围型少于 20%，而且无空洞。50%～60% 的腺癌是周围型病变，常有胸膜受累。细支气管肺泡癌是腺癌的亚型，放射线改变差异很大，可表现为胸片上孤立的周围性结节或多个小结节甚至弥漫性病变。大细胞肺癌更易表现为周围型、边缘光滑、大叶性肿块，常有空洞。

（三）细胞学检查

痰细胞学检查对肺癌诊断有很大帮助。如果收集痰标本方法得当，3次以上的系列痰标本可使中央型肺癌的诊断率提高到80％，周围型肺癌的诊断率达50％。如果患者的痰量不多，可通过吸入加温的10％～15％生理盐水或20％丙烯乙二醇导痰。影响痰细胞学诊断正确性的因素如下。

（1）痰标本不适当，无肺泡巨噬细胞时常提示痰标本可能不是来自下呼吸道，痰中混有脓性分泌物可引起恶性细胞液化。

（2）送检标本次数少，少于3次的系列痰标本可明显减少阳性检出率。

（3）细胞病理学家的经验相当重要，不但需要尽可能仔细地检查痰涂片的全部视野，而且还需要丰富的识别恶性细胞的能力。

纤支镜检查时的灌洗物、刷检物，浅表淋巴结穿刺，经皮或经纤支镜穿刺标本的细胞学检查也可对诊断提供重要帮助。

（四）纤维支气管镜

已被广泛地应用于中央型和周围型病变的诊断。对于纤支镜可见的支气管内病变，刷检的诊断率可达92％，活检诊断率可达93％。纤支镜检查的缺点是活检得到的标本量较少，偶尔在处理黏膜下深部病变时，活检钳不能夹到恶性细胞，可出现假阴性结果，此时增加纤支镜针吸检查可提高诊断率。经支气管镜肺活检（transbronchial lung biopsy，TBLB）可显著提高周围型肺癌的诊断率。对于直径＞4 cm的病变，诊断率可达到50％～80％。但对于直径＜2 cm的病变，诊断率仅20％左右。

（五）针吸细胞学检查

可经皮或经纤支镜进行针吸细胞学检查，还可在超声波、X线或CT引导下进行，目前常用的主要为浅表淋巴结和经超声波引导针吸细胞学检查。

1. 浅表淋巴结针吸细胞学检查

可在局麻或不麻醉时对锁骨上或腋下肿大的浅表淋巴结进行针吸细胞学检查。对于质地硬，活动差的淋巴结可得到很高的诊断率。

2. 经皮针吸细胞学检查

对周围型肺癌的诊断率可达到 95％。病变靠近胸壁者可在超声引导下针吸活检，病变不紧贴胸壁时，可在透视或 CT 引导下穿刺针吸或活检。由于针刺吸取的细胞数量有限，可出现假阴性结果。为提高诊断率，可重复检查。约 29％ 的病变最初细胞学检查为阴性，重复检查几次后发现恶性细胞。因此，高危人群的最初针吸细胞学诊断阴性时，不应放松警惕，还需进一步进行针吸细胞学随访或肺活检等其他诊断性检查，直到病理证明为恶性或特异性的良性病变为止。经皮针吸细胞学检查的常见并发症是气胸，发生率约 25％～30％。肺压缩少于 25％ 者通常可自行吸收，气胸量较多者需胸穿抽气或插管闭式引流。发生气胸的主要诱发因素是原有慢性阻塞性肺疾病（COPD）。有研究表明给 COPD 患者进行经皮针吸细胞学检查后，气胸发生率可达 46％，而无 COPD 者仅有 7％。

3. 经纤支镜针吸细胞学检查

对于周围型病变和气管、支气管旁淋巴肿大或肿块，可经纤支镜针吸细胞学检查。与 TBLB 合用时，可将中央型肺癌的诊断率提高到 95％，弥补活检钳夹不到黏膜下病变时所造成的漏诊。

（六）其他活组织检查

手术摘除浅表淋巴结，如锁骨上、前斜角肌或腋下淋巴结进行病理检查，可判断有无肿瘤转移及其细胞类型。通过纵隔镜检查明确有无纵隔淋巴结转移，对判断手术切除肿瘤可能性颇有帮助。胸腔积液性质不明，疑有胸膜肿瘤或肺癌转移时，可采用胸膜活检或在胸腔镜直视下活检。

（七）剖胸探查

对高度怀疑肺癌的病例，经上述各种方法检查都未能确诊，可耐受手术者，应及时剖胸探查，以免失去手术切除机会。

（八）核医学检查

某些核素，如 ^{67}镓（^{67}Ga）-枸橼酸、^{169}镱（^{169}Yb）-枸橼酸、^{57}钴

(^{57}Co)-博来霉素、^{113}铟（^{113}In）-博来霉素或^{99m}锝（^{99m}Tc）-博来霉素等有亲肿瘤特性，在正常和非肿瘤部位浓聚较少，可以此来鉴别肺肿瘤的良恶性，但特异性差，假阳性可高达35％左右，诊断价值有限。正电子发射计算机体层扫描（PET）对肺癌的敏感性可达95％，对发现转移病灶也很敏感，特异性最多达90％，也有作者提议作为肺癌分期，或评价疗效以及复发和转移的主要参考依据。

（九）肿瘤标志物检查

部分肺癌患者的血清和切除的肿瘤组织中，含有一种或多种生物活性物质，如激素、酶、抗原和癌胚蛋白等。其中神经特异性烯醇化酶（NEC），在小细胞癌中的阳性率可达40％～100％，敏感性为70％，与病情分期，肿瘤负荷密切相关，可考虑作为小细胞癌的血清标志物。癌胚抗原（CEA）在肺腺癌中阳性率达60％～80％，可反映病情变化。鳞癌相关抗原（SCC-Ag）和细胞角蛋白19片段（CYFRA$_{21-1}$）等对诊断和鉴别诊断、观察病情变化也有帮助。但是这些癌标志物往往敏感性还不够高，往往在肿瘤负荷较重时才显著升高，限制了其早期诊断的临床价值。多个癌标志物的联合检测可以部分弥补其不足。胸液癌标志物的诊断价值有时高于血清检查。

五、鉴别诊断

（一）肺结核

1.肺结核球

应与周围型肺癌相鉴别。结核球多见于年轻患者，病灶多见于结核好发部位，如肺上叶尖后段和下叶背段。一般无症状，病灶边界清楚，密度高，可有包膜。有时含钙化点，周围有纤维结节状病灶，多年不变。

2.肺门淋巴结结核

易与中央型肺癌相混淆，多见于儿童、青年，多有发热、盗汗等结核中毒症状。结核菌素试验常阳性，抗结核治疗有效。肺癌多见于中年以上成人，病灶发展快，呼吸道症状比较明显。痰脱落细胞检查和纤支镜检查有助于鉴别诊断。

3. 粟粒型肺结核

应与弥漫型细支气管肺泡癌相鉴别。通常粟粒型肺结核患者年龄较轻，有发热、盗汗等全身中毒症状，呼吸道症状不明显。X线表现为细小、分布均匀、密度较淡的粟粒样结节病灶。经纤支镜肺活组织检查，常可帮助明确诊断。

（二）肺炎

约1/4的早期肺癌以肺炎形式表现，需与一般肺炎鉴别。若起病缓慢，无毒性症状，抗生素治疗后炎症吸收缓慢，或同一部位反复发生肺炎时，应考虑到肺癌可能，尤其是段、叶性病灶，伴有体积缩小者。肺部慢性炎症机化，形成团块状的炎性假瘤，也易与肺癌相混淆。但炎性假瘤往往形态不整，边缘不齐，有密度较高的核心，易伴有胸膜增厚，病灶长期无明显变化。

（三）肺脓肿

癌性空洞继发感染，应与原发性肺脓肿鉴别。前者先有肺癌症状，如刺激性咳嗽、反复痰血，随后出现感染、咳嗽加剧。原发性肺脓肿起病急，中毒症状严重，多有寒战、高热、咳嗽、咳大量脓臭痰等症状。肺部X线表现为均匀的大片状炎症阴影，空洞内常见较深液平。血常规检查可发现白细胞和中性粒细胞增多。

（四）结核性胸膜炎

结核性胸膜炎的胸液多为透明，草黄色，有时为血性。癌性胸液则多为血性。肿瘤阻塞淋巴管时，可引起漏出性胸液。胸水常规、结核菌和病理检查，有助于诊断。

（五）结节病

典型的结节病表现为双侧肺门及纵隔对称性淋巴结肿大，可伴有肺内网状、结节状或片状阴影。组织活检病理证实或符合结节病。

（六）纵隔淋巴瘤

颇似中央型肺癌，常为双侧性，可有发热等全身症状，但支气管刺激症状不明显，痰脱落细胞检查阴性。

（七）肺部良性肿瘤

许多良性肿瘤在影像学上与恶性肿瘤相似，其中尤以支气管腺瘤、错构瘤等更难鉴别。

六、治疗

治疗方案主要根据肿瘤的组织学分类、临床分期和患者对治疗的耐受性决定。通常 SCLC 发现时已转移，难以通过外科手术根治，主要依赖化疗或放化疗综合治疗。相反，NSCLC 可为局限性，对化疗反应较 SCLC 差，部分外科手术或放疗可根治，少数化疗失败后可从靶向治疗获益。因此，应重视有机组合手术、化疗和放疗，甚至辅以免疫和中草药的多学科综合治疗，部分 NSCLC 还可考虑靶向治疗。

（一）SCLC

未经治疗的 SCLC 的中位生存期为 6～17 周，经联合化疗治疗的患者中位生存期可达 40～70 周，化疗与放疗等综合治疗能延长其生存期。这些治疗应限于既往未行化疗或放疗后可走动的、没有其他基础疾病，且心、肝、肾能接受不良反应以及骨髓功能良好、吸空气时动脉氧分压 >6.6 kPa （50 mmHg）且无 CO_2 潴留的患者。对于在以上某方面有限制的患者，必须调整初次综合治疗方案或化疗方案。

1. 化疗

很多药物对 SCLC 有效，其中有效率达到 30% 以上的单药有环磷酰胺（CTX）、异环磷酰胺（IFO）、阿霉素（ADM）、甲氨蝶呤（MTX）、长春新碱（VCR）、足叶乙苷（VP-16）、卡铂（CBP）、鬼臼噻吩苷（VM-26）和六甲嘧胺等。另一些有效的为顺铂（DDP）、洛莫司汀（CCNU）、长春地辛（VDS）、长春碱（VLB）和丙卡巴肼等。尽管是同一种药物，对于初治或复治病例可产生明显不同的效果。如 VP-16 和 VM-26 对无治疗史者的有效率可达 $54\%～56\%$ 以上，但有过治疗史后可降至 22%。单药有效率并不理想，总的有效率为15％～45％，完全缓解者少于 5％，平均有效期仅 2～4 个月。

目前多主张使用对 SCLC 有效率较高的单药组成联合化疗方案，可明显提高有效率和生存率，再配合放疗或其他综合治疗可进一步提高有效率和无症状存活期。在联合化疗中，所用的药物数量与疗效有关。一般认为 3 种药物联合优于 2 种药联合，4 种药联合又优于 3 种药联合，但尚无证据表明 4 种药物以上联合有更多的优越性。药物的剂量也明显影响疗效，如将 CTX 的单药剂量提高，可达到 55％的完全缓解率，说明在设计联合化疗方案时不应只注意追求多种药物，还应注意个别药物的最佳有效剂量。

此外，在选用优化联合化疗方案时，应为复发治疗的选药留有余地。已有证据表明，即使对于多病灶复发的病例，选用初治中未曾使用的药物，也可达到 20％～25％的有效率。另一需要研究的问题是交替更换化疗药物种类是否克服耐药。尽管 SCLC 对化疗敏感，但可在诊断时或治疗过程中出现耐药，耐药克隆产生的可能性与快速分裂的细胞数成正比。足量的多药联合化疗可杀死整个肿瘤细胞群，但由于多数化疗药物均可抑制骨髓或产生不良反应，不可能同时使用所有的有效药物。为此，一些作者探讨交替使用对等的无交叉耐药的联合化疗方案，以产生较高的治愈率。

已有结果表明，用 VP-16、VDS 和 IFO 3 个周期（周期 1、3、5），DDP、ADM 和 VCR 3 个周期（周期 2、4、6）和 IFO、MTX 与 CCNU 2 个周期（周期 7、8），每 21 天为 1 个周期的治疗结果与连续用 CTX、ADM 和 VCR 8 个周期比较，可明显提高疗效和生存率。也有研究结果提示交替化疗并无明显的优越性，但由于这一疗法可减少某些与药物累积剂量有关的毒性，对有合并症的患者有益，值得进一步探索。

大多数 SCLC 患者在化疗后 10～12 个月内复发。一般认为，如果初次诱导化疗的疗效较好，而且复发距离末次化疗结束的时间较长，仍可使用原化疗方案，有时有效率可达 50％。对于多病灶复发的病例，可选用初治中未使用过的药物，有效率可达 20%～25%，中位有效期可达 2～3 个月。未接受过 EP 方案的患者，选用 EP 方案可产生一定疗效，并应对局部复发的病例采取放疗，可达到30%～40%的姑息疗效。常使用的联合方案是足叶乙苷加顺铂或卡铂，3 周1 次，共 4～6 个周期。其他常用的方案为足叶乙苷、顺铂和异环磷酰胺。初次联合化疗可能会导致中重度的粒细胞减少（例如粒细胞数 $0.5\times10^9/L\sim1.5\times10^9/L$）和血小板减少症（血小板计数$<50\times10^9/L\sim100\times10^9/L$）。初始 4～6 个周期治疗后，患者应重新分期以决定是否已进入完全临床缓解（所有临床明显的病变和癌旁综合征完全消失）、部分缓解或无反应或进展（见于 10%～20%的患者）。治疗后进展或无反应的患者应该调换新的化疗药物。

2. 放疗

对明确有颅脑转移者应给予全脑高剂量放疗（40 Gy），也有报道对完全缓解的患者可给予预防性颅脑放射（PCI），能显著地降低脑转移率（存活≥2 年，未行 PCI 的患者 60%～80%发生脑转移），但是生存受益少（5%）。也有一些研究表明 PCI 后可发生认知力缺陷，因此是否行 PCI，需将放疗的危险和受益告知患者，慎重决定。对有症状、胸部或其他部位病灶进展，尚未放疗的患者，可给予全剂量（如对胸部肿瘤团块给予 40 Gy）放疗。放疗的主要并发症是急性放射性肺炎，通常发生在放疗 1～3 个月后。另一些并发症是食管炎、心包炎和骨髓炎，发生率不高。可试用激素治疗这些并发症，但疗效有限。选择束流调强立体适形放疗和呼吸门控放疗可以减少放疗的并发症。

3. 综合治疗

大多数局限期的 SCLC 可给予足叶乙苷加铂类药物化疗，以及同步放化疗的综合治疗。同步放化疗能降低局部治疗的失败率并提高生存期，同步的益处与放化疗的急慢性毒性必须充分评估以求最大获益，应选择合适的患者（局限期、行动状态评分 0～1 且基础肺功能良好），给予全部剂量的放疗并尽可能减少对肺功能的损伤。对于广泛期病变，通常不提倡初始胸部放疗，然而对情况良好的患者（如行动状态评分 0～1、肺功能好以及仅一个部位的扩散者）可在化疗基础上增加放疗。对所有患者，如果化疗不足以缓解局部肿瘤症状，可增加一个疗程的放疗。尽管 SCLC 常规不推荐手术，偶尔也有患者仅有相当于 NSCLC 纵隔淋巴结阴性的 I 或 II 期病变，可符合切除术的要求。

（二）NSCLC

1. 局限性病变

（1）手术：对于可耐受手术的 I a、I b、II a 和 II b 期 NSCLC，首选手术。III a 期病变若患者的年龄、心肺功能和解剖位置合适，也可考虑手术。术前化疗（新辅助化疗）可使许多原先不能手术者降级而能够手术，胸腔镜电视辅助胸部手术（VATS）可用于肺功能欠佳的周围型病变的患者。

（2）根治性放疗：III 期患者以及拒绝或不能耐受手术的 I、II 期患者均可考虑根治性放疗。是否采用高剂量放疗需根据病变的范围和胸部容量所需要的射线量决定，治疗剂量通常是 55～60 Gy，已有远处转移、恶性胸腔积液或累及心脏的患者一般不考虑根治性放疗。放疗射线可累及肺实质和胸内其他器官，如脊髓、心脏和食管。对有严重肺部基础疾病的患者应采取折中方案，因为射线会损害肺功能。

（3）根治性综合治疗：对产生 Pancoast 综合征的肺上沟瘤可采用放疗和手术联合治疗。联合放化疗可用于局部晚期病变（III b 期及部分 III a 期），术前 III a 期可采用新辅助化疗。对于 III a 期患者，N_2 期病变可选择手术加术后放化疗、新辅助化疗加手术或新辅助放化疗加手术。对 III b 期和肿瘤体积大的 III a 期病变，与单纯放疗相比，新辅助化疗（含顺铂的方案 2～3 个周期）加放疗（60 Gy）中位生存期可从 10 个月提高至 14 个月，5 年生存率从 7% 提高至 17%。虽然有报道设计合理的同步放化疗可提高生存率，但可增加脊髓毒性和食管炎。需进行随机临床试验来评价有抗 NSCLC 活性的新药在辅助及新辅助方案中的使用，包括紫杉类（紫杉醇和多烯紫杉醇)、长春瑞滨和吉西他滨等。

2.播散性病变

不能手术的 NSCLC 患者中 70％预后差。行为状态（PS）评分为 0（无症状）、1（有症状，完全能走动）、2（＜50％的时间卧床）、3（＞50％的时间卧床）和 4（卧床不起）的相应中位生存期分别为 34、25、17、8 和 4 周。治疗的核心为标准的医学管理、正确使用止痛药物、适当应用放疗和化疗。

（1）化疗：播散性 NSCLC 的化疗应仔细权衡可能的益处和毒性。联合化疗可有限增加生存率、缓解症状以及提高生活质量，可使 30％～40％的患者缓解，近 5％的患者完全缓解，中位生存期为 9～10 个月，1 年生存率为 40％。因此，若患者可走动、要求化疗，既往没有化疗史且能理解并接受这一治疗的风险/受益，可给予 4 个周期左右化疗。虽然已有多种化疗药物可治疗 NSCLC，但大多反应率低、毒性高。其中仅有 DDP、IFO、丝裂霉素 C（MMC）、VDS、VLB、VP-16、去甲长春碱（NVB）等单药的抗瘤活性大于 15％。有效单药的中位生存期仅 3～5 个月。联合用药可一定程度改善有效率，但完全缓解率仍很低。化疗应使用标准方案，如紫杉醇＋卡铂、紫杉醇＋顺铂、长春瑞滨＋顺铂、双氟胞苷＋顺铂或丝裂霉素 C＋长春地辛＋顺铂等以 DDP 为基础的化疗方案。但是由于存在化疗耐药性，单一化疗难以根治晚期 NSCLC，即使初始化疗有效者最终也要复发。对其中 PS 评分较好，有条件接受再次化疗者可考虑二线化疗，以在改善或维持生活质量的基础上延长生存期。对 NSCLC 有活性的二线药物，包括多烯紫杉醇和培美曲塞均已应用到临床，并得到了较好的反应率。适当的支持治疗（止吐药、用顺铂时补充体液和盐水、监测血细胞计数和血生化、监测出血或感染的征象以及在需要时给予促红细胞生成素和粒细胞集落刺激因子）并且根据粒细胞计数的最低点调整化疗剂量都是必要的。改良的止吐药可使患者的耐受性提高。

（2）放疗：如果患者的原发瘤阻塞支气管引起阻塞性肺炎、

咯血、上呼吸道或上腔静脉阻塞等症状，应考虑放疗，也可对无症状的患者给予预防性治疗，防止出现胸内主要症状。通常 1 个疗程为 2～4 周，给予 30～40 Gy，缓解症状的概率为咯血 84%、上腔静脉综合征 80%、呼吸困难 60%、咳嗽 60%、肺萎陷 23%、骨转移疼痛 66% 以及声带麻痹 6%。心脏压塞可予心包穿刺术和放疗，颅脑或脊髓压迫和臂丛神经受累亦可通过放疗缓解。对于颅脑转移和脊髓压迫者，也常给予地塞米松（25～75 mg/d，分 4 次）并迅速减至缓解症状所需的最低剂量。

（3）靶向治疗：肿瘤分子靶向治疗是以肿瘤组织或细胞中所具有的特异性（或相对特异性）分子为靶点，利用分子靶向药物特异性阻断该靶点的生物学功能，选择性从分子水平来逆转肿瘤细胞的恶性生物学行为，从而达到抑制肿瘤生长甚至使肿瘤消退的目的。部分药物已经在晚期 NSCLC 治疗中显示出较好的临床疗效，已经被一些指南纳为二线治疗，其中包括以表皮生长因子受体为靶点的靶向治疗，代表药物为吉非替尼（gefitinib），厄洛替尼（erlotinib）和单克隆抗体（MAb）西妥昔单抗（cetuximab），可考虑用于化疗失败者或者无法接受化疗的患者。此外是以肿瘤血管生成为靶点的靶向治疗，其中贝伐单抗（bevacizumab，rhu MAb-VEGF）联合化疗能明显提高化疗晚期 NSCLC 的有效率，并延长肿瘤中位进展时间，但鳞癌患者治疗前有咯血、脑转移、正进行抗凝治疗或高凝体质者禁用。

（4）转移灶治疗：肺腺癌患者常见颅脑转移，然而尚未证明有必要行颅脑预防性放疗或对无症状的患者进行颅脑 CT 扫描。胸腔转移很常见，可行胸腔穿刺术抽液并注射化疗药物博来霉素 45～60 mg/次或丝裂霉素 C 10～20 mg/次，同时给予地塞米松 5～10 mg/次，常可取得明显疗效。如果积液反复出现且伴有症状，可置胸腔引流管注入滑石粉或细菌细胞壁骨架等封闭胸腔。通过引流管彻底引流胸腔液体后，注入 1% 利多卡因 15 mL 和 50 mL 生理盐水，然后将 10 g 无菌滑石粉（溶于 100 mL 生理盐水）或细菌细胞壁骨架制剂注入胸腔。若可耐受则夹管 4 小时，

嘱患者转换不同的体位以促进药物的分布。在引流量＜100 mL/d
24～48 小时后拔除引流管。VATS 也可用于引流并治疗大量恶性
胸腔积液。术后或放疗后出现的气管内肿瘤复发，可经纤维支气
管镜给予钕-YAG（钇－铝－石榴红）激光或其他微创治疗，可使
80％～90％的患者缓解。

（三）免疫治疗

随着动物肿瘤特异性移植抗原的发现，开展了一系列特异性
和非特异性肿瘤免疫治疗的研究。部分免疫调节剂，如 BCG、短
小棒状杆菌、左旋咪唑、可溶性肿瘤抗原试用于临床后，取得了
有限的疗效。胸腺素、TIL 细胞也可起到一定的辅助治疗作用。

（四）中药

目前部分中药具有一定的免疫调节作用和抑瘤作用，不良反
应不大。但尚缺乏反应率较高经过多中心临床验证能使肺癌达到
部分或完全缓解的中药。

第二节　肺部转移癌

肺转移性肿瘤指肺外部位肿瘤经某种途径转移到肺，有时也
将肺肿瘤的肺转移归于其中。肺是恶性肿瘤转移最高发的器官之
一，大约 40％～50％的恶性肿瘤患者在其病程中会发生肺部转移，
在全部恶性肿瘤死亡病例尸检中约有 30％证实有肺转移，更有
20％死于肺转移肿瘤的患者不能发现原发病灶。人群中肺转移肿
瘤的发病率为 6/10 万。肺转移的临床病例中，约 80％～90％为多
发性转移，10％～20％为局限性或孤立性。肺转移瘤多发生于原
发肿瘤发现后 2 年内，偶可有 5～10 年者。可在原发肿瘤发现前或
同时发现，多数在原发肿瘤后发现。20 世纪 80 年代前报道认为，
女性生殖器官肿瘤肺转移最多见，其次为消化道肿瘤。近年来认
为，消化道肿瘤肺转移呈上升趋势，占据首位，妇科肿瘤为第二
位。国内有学者报道，肺转移肿瘤中，消化道肿瘤占第 1 位，其

次为妇科肿瘤和泌尿系统肿瘤，这可能与女性生殖系统肿瘤诊断水平和治疗效果提高，肝癌发病率上升有关。

一、肺转移性肿瘤的转移途径

肺转移性肿瘤的主要转移途径为血行转移与淋巴道转移，以血行播散为常见，此外，还有直接浸润和沿支气管播散者。

（1）血行转移：血供丰富的恶性肿瘤如绒毛膜上皮细胞癌（简称绒癌）、甲状腺癌、肉瘤类（如骨肉瘤）、白血病等，常循血路转移到肺。由于静脉壁薄，管腔内压力低，癌细胞容易侵蚀静脉，通过体循环回流到肺。胃肠道及盆腔内恶性肿瘤经门脉系统到肝，再经肝静脉、下腔静脉回心入肺。

（2）淋巴转移：颈部、纵隔及胸腔肿瘤可通过淋巴逆流方式致肺转移。各脏器的恶性肿瘤细胞经淋巴引流至相应淋巴结，逐级上行，最后经胸导管入左锁骨下静脉播散到肺。如胃癌转移的主要途径，首先引流到胃冠状静脉旁淋巴结等局部淋巴结，再扩散到腹主动脉旁淋巴结，然后癌细胞既可以经肝门淋巴结到达肝内、由血路入肺，癌细胞也可经后腹壁上行，经腹膜后淋巴结上行到左锁骨上淋巴结，或上行到纵隔淋巴结，再逆行到肺。

（3）直接浸润：食管、纵隔恶性肿瘤可直接侵犯邻近的肺组织。

（4）支气管播散：如弥漫型细支气管－肺泡细胞癌。

（5）手术接种：如纵隔肿瘤手术时肿瘤细胞掉落种植到肺组织表面。

几乎任何恶性肿瘤都可转移到肺，除原发肺癌自身转移之外，最常见的原发肿瘤是乳腺癌、胃肠道肿瘤、肾癌、黑色素瘤、肉瘤、淋巴瘤及白血病、生殖细胞肿瘤和卵巢癌。肾透明细胞癌、绒癌、Wilms瘤、骨肉瘤等常在刚出现原发灶时即有肺转移。

二、病因与发病机制

来自于胸部以及全身其他器官的原发性恶性肿瘤细胞，通过直接浸润蔓延；淋巴管系统；或血液循环在肺部形成的实体瘤灶。一般原发于女性生殖系统及男性消化系统者占第一、二位，软组织肿瘤也容易发生肺转移，其中以成骨肉瘤多见。病因为原发癌或肉瘤释放出恶性细胞，通过血液循环播散到肺内，逐渐生长，并出现明显的临床转移灶。

三、临床表现

症状轻重与原发肿瘤的组织类型、转移途径、肿瘤大小与部位密切相关，多数病例有原发病的症状、体征，而早期肺转移症状很少，尤其血行播散的单个结节基本无症状，少数有咳嗽、痰血、气急。并发胸膜转移、癌性淋巴管炎，有上腔静脉受压时可有相应的临床症状。晚期有明显呼吸困难，尤其是癌性淋巴管炎者，也可以先出现肺部症状、体征，而原发病灶表现不明显。据报道，肺部转移性肿瘤以男性为多，占 60% 左右。年龄从幼儿到老年不等，其中骨、软组织肉瘤以 20～30 岁多见，肝癌多发生在 40 岁以下。转移癌发生的时间与原发肿瘤的生物学特点和机体的免疫功能有关。例如甲状腺癌是一种发展缓慢的恶性肿瘤，其发生转移也较迟缓，另有一些恶性肿瘤在原发癌尚未发现时即出现肺部转移，如儿童的肾母细胞瘤在初次诊断时约有 20%～30% 已有肺转移。主要症状包括咳嗽、喘鸣、咯血、胸痛、气急、消瘦等。患者可以显示为发热、咳痰、肺部体检异常等间质性肺炎或阻塞性肺炎的表现。胸痛往往意味着胸壁或胸膜腔受累。气急可由于大范围正常肺组织被肿瘤所代替，也可由于大气道被堵塞或外压狭窄所致。急性起病的气急或胸痛往往预示着肿瘤转移而导致的胸腔积液、肿瘤出血、气胸或肺栓塞。

四、诊断

肺转移灶的诊断主要依据 X 线胸片和 CT 检查，其次有磁共振（MRI）和正电子发射断层扫描（PET）。胸片上发现的任何异常，都应该仔细检查并与以往 X 线片对照，以确定其形态学上有否动态改变。确定肺内转移灶最佳手段为 CT 检查，可发现心后区域、胸膜下等处病灶，高分辨 CT 可发现 2～3 mm 的小结节，诊断转移性肿瘤的特异性可达 60%～90%，其较高的特异性有赖于肿瘤病史。如果诊断肺转移灶有困难，随访病灶增大、增多有利于确立诊断。增强 CT 对淋巴结转移的诊断有帮助。MRI 对肺内病灶的显示不如 CT，唯一优势在于不能进行增强 CT 检查的病例 MRI 有助于纵隔、肺尖和横膈沟病灶与血管的鉴别。PET 不但能显示肺内、外病灶，而且对病灶良恶性及预后判断有帮助，目前 PET/CT 显示 PET 和 CT 的融合图像，兼有 PET 和 CT 扫描的优势。根据肺转移肿瘤的胸部 X 线检查特点可归纳为如下类型。

（一）孤立结节型

孤立结节型占 10%左右，病灶多为圆形或椭圆形，双下肺多见，边缘光滑锐利，密度均一，中到高密度，少数可有分叶，极少数病灶与炎症相似，表现为片状模糊阴影。

（二）多发性病灶

1. 多发结节型

约占 50%～60%，病灶大小不等，直径在 0.5～3.5 cm 之间，密度中等，少数偏高，边缘光整清楚，分布于中下肺野，肺尖部较少见。

2. 多发团块型

占 10%左右，形似棉花团状，直径＞多发结节型，中心密度高，周边低，有融合趋势。

3. 广泛粟粒型

病灶呈粟粒状，分布不均匀，以中下肺野较多，中心密度高。

（三）淋巴管炎型

一侧或双侧肺内见不规则增粗僵硬的线状纹理，自肺门向肺野延伸，可伴小结节影，伴肺容量受限，晚期常有肺门淋巴结肿大或上纵隔增宽。

（四）空洞型

占 5%左右，薄壁空洞或厚壁空洞，以后者为多，空洞壁凹凸不平伴液平，多见于原发肿瘤有空洞者，或头颈部鳞癌、女性生殖系统肿瘤。空洞本身与预后无关。胸膜处病变伴空洞可出现自发性气胸。

（五）中央型

较少见，表现为肺门肿大，或肺内肿块，或节段性肺不张，阻塞性肺炎。X线片检查不敏感，易与原发性肺癌混淆，纤维支气管镜活检可证实。

（六）胸腔积液

以单侧胸腔积液多见，多伴有肺内多发阴影，少部分可不伴结节影。

转移肿瘤胸部 X 线具有多种表现，可为单个、多个或弥漫性肺结节，但多为双侧性、边界清楚、主要位于肺的外周；虽然钙化常意味着良性病变（肉芽肿或错构瘤），但来源于骨肉瘤的肺转移灶也常有钙化，其他较少见的还有滑膜肉瘤、软骨肉瘤、甲状腺癌、乳腺癌等；弥漫性淋巴管炎常表现为线型和结节网织状，见于胸部邻近脏器的肿瘤如乳腺、胃、胰腺癌转移；棉絮状转移灶提示来源于绒癌；空洞多见于上皮来源肿瘤；气管腔内型可有阻塞性肺炎表现，但很少发生。大部分转移灶是在肺外肿瘤随访胸片时发现，部分病例肺内转移灶可先于原发灶发现。

五、鉴别诊断

肺部转移性肿瘤和原发癌的鉴别主要还是依据病史，有无肺或其他脏器的恶性肿瘤史，局部瘤灶有否复发及临床症状。①一般原发性肺癌的呼吸道症状明显多于转移性肺肿瘤，但是原发性周围型肺癌临床上往往缺乏典型症状或无症状，与孤立性肺癌较难鉴别。②对 X 线和 CT 表现，原发性肺癌多见分叶性肿块，边界毛糙伴僵硬的触须、胸膜凹陷征，密度不均一，或偏心空洞、空泡征。转移性肺癌多为数个或多个结节灶，边界光滑，无分叶和毛刺。③转移灶发生的时间和位置与原发肿瘤的生物学行为有关，甲状腺癌病程较长，主要通过血道转移，以弥漫性结节状为主，淋巴结肿大较少，乳腺癌发展慢、病程也较长，可通过血道或淋巴道转移，晚期病例可直接侵犯胸壁和胸膜，出现胸腔积液，消化道肿瘤多通过门静脉或下腔静脉转移入肺，原发灶切除 1 年后出现肺转移者约占 50%，个别结肠癌在 10 年后出现肺转移，鼻咽癌转移大都经淋巴道下行到纵隔淋巴结。确诊肺转移性肿瘤最终还依赖于病理。痰癌细胞检查简便、快速，但对大部分血源性转移灶阳性率低，对淋巴管型及腔内型可获 40%～60% 阳性。纤维支气管镜适合于 2 cm 以上或弥漫广泛转移灶的病例，阳性率可超过 50%，部分腔内型则可能阳性率更高。经皮肺穿刺活检、胸液的脱落细胞检查也可作病理诊断。肺细针穿刺诊断肺转移可达到 80% 的敏感性和近似 100% 的特异性。

光镜病理特征可提示原发部位：乳头状腺癌最常来源于甲状腺、卵巢和肺；印戒细胞癌来源于胃肠道；莲座恶性细胞是神经母细胞瘤的特征。许多恶性肿瘤细胞形态及组织结构相似，单靠形态学观察（HE 染色）很难作出正确诊断，往往需要借助其他辅助手段。免疫组化技术把传统的病理形态学推向分子水平，这一有力的辅助工具使得许多肿瘤来源得以明确诊断。广谱 CK、CK7、p63 可以用于判断肿瘤是否为上皮源性。绝大多数癌标记广谱 CK 阳性；CK7 则是肺、乳腺及卵巢腺癌、移行细胞癌（尿路上皮癌）的比较特异性标记物；p63 主要标记基底细胞和肌上皮细胞，也是鳞状细胞癌和皮肤基底细胞癌的标记物。TTF-1 是一种核蛋白，除了甲状腺组织或来源于甲状腺的肿瘤表达外，胎儿肺组织及成人 Ⅱ 型肺泡上皮中也有表达，但 Ⅰ 型肺泡上皮不表达。它主要用于标记肺腺癌、小细胞癌和神经内分泌癌。肺鳞癌 TTF-1 表达阴性。

SP-B 是肺表面活性复合物的抗原决定簇之一，表达于 Ⅱ 型肺泡上皮细胞，在肺腺癌中存在表达。CD56 是神经细胞黏附分子的一种，近年来研究表明，它在神经内分泌肿瘤中呈高表达。CgA、Syn 也是目前广泛应用于临床病理诊断的神经内分泌肿瘤标记物，但该两种抗体的特异性高，敏感性稍差。LCA 尽管不表达于癌中，该标记物却具有很高的实用意义，它能有效地鉴别细胞挤压、结构不清的小细胞区域是否为浸润的淋巴细胞。前列腺癌的 PSA 阳性，甲状腺癌的甲状腺球蛋白阳性，生殖细胞肿瘤对 HCG 或 AFP 抗体有反应。多种标记物联合应用有利于准确判断肿瘤来源。对怀疑为肿瘤的肺穿刺标本联合应用以上免疫组化标记物，结合组织学形态，基本上可以有效解决诊断问题。

六、治疗

对大多数病例，肺转移灶的治疗取决于对原发灶的处理。少数如肉瘤等肿瘤，转移只局限于肺，偶可通过切除原发和转移灶而治愈。睾丸癌、绒癌等肿瘤通过系统化疗可使肺内播散灶消失。肾癌等肿瘤如果有少数生长缓慢的肺转移灶，可切除而提高患者无瘤生存期。如果条件许可，清除原发灶和手术切除肺部转移灶是最理想的治疗目标，可辅助术前或术后放疗与化疗。两类肺转移肿瘤患者不宜手术切除：第一，转移到其他器官者；第二，身体状况不能耐受手术者。在过去，肺转移灶切除仅限于单结节者，现在双侧和多个病灶切除也通常被外科医生接受。手术治疗患者的 5 年生存率可达 25%～30%。手术切除后主要影响预后因素有肿瘤类型、原发灶清除到肺转移的间隔时间、肺转移灶数目、肿瘤倍增时间、有无肺外转移及医疗条件等。

第十五章

呼吸衰竭

第一节　急性呼吸衰竭

一、病因和发病机制

急性呼吸衰竭（acute respiratory failure，ARF）简称急性呼衰，是指患者既往无呼吸系统疾病，由于突发因素，在数秒或数小时内迅速发生呼吸抑制或呼吸功能突然衰竭，在海平面大气压、静息状态下呼吸空气时，由于通气和（或）换气功能障碍，导致缺氧伴或不伴二氧化碳潴留，产生一系列病理生理改变的紧急综合征。

病情危重时，因机体难以得到代偿，如不及时诊断，尽早抢救，会发生多器官功能损害，乃至危及生命。必须注意在实际临床工作中，经常会遇到在慢性呼吸衰竭的基础上，由于某些诱发因素而发生急性呼吸衰竭。

（一）急性呼吸衰竭分类

一般呼吸衰竭分为通气和换气功能衰竭两大类，亦有人分为三类，即再加上一个混合型呼吸衰竭。其标准如下。

换气功能衰竭（Ⅰ型呼吸衰竭）以低氧血症为主，PaO_2 ＜8.0 kPa（60 mmHg），$PaCO_2$＜6.7 kPa（50 mmHg），P（A－a）O_2＞3.3 kPa（25 mmHg），PaO_2/PaO_2＜0.6。

通气功能衰竭（Ⅱ型呼吸衰竭）以高碳酸血症为主，$PaCO_2$＞6.7 kPa（50 mmHg），PaO_2 正常，P（A－a）O_2＜3.3 kPa（25 mmHg），PaO_2/PaO_2＞0.6。

混合性呼吸衰竭（Ⅲ型呼吸衰竭）：$PaCO_2$＜8.0 kPa

(60 mmHg)，$PaCO_2 > 6.7 \text{ kPa}$ （50 mmHg），P（A－a）O_2 $>3.3 \text{ kPa}$（25 mmHg）。

急性肺损伤和急性呼吸窘迫综合征属于 I 型呼吸衰竭。

（二）急性呼吸衰竭的病因

可以引起急性呼吸衰竭的疾病很多，多数是呼吸系统的疾病。

1. 各种导致气道阻塞的疾病

急性病毒或细菌性感染，或烧伤等物理化学性因子所引起的黏膜充血、水肿，造成上气道（指隆突以上至鼻的呼吸道）急性梗阻。异物阻塞也可以引起急性呼吸衰竭。

2. 引起肺实质病变的疾病

感染性因子引起的肺炎为此类常见疾病，误吸胃内容物，淹溺或化学毒性物质以及某些药物、高浓度长时间吸氧也可引起吸入性肺损伤而发生急性呼吸衰竭。

3. 肺水肿

（1）各种严重心脏病、心力衰竭引起的心源性肺水肿。

（2）非心源性肺水肿，有人称之为通透性肺水肿，如急性高山病、复张性肺水肿。急性呼吸窘迫综合征（ARDS）为此种肺水肿的代表。此类疾病可造成严重低氧血症。

4. 肺血管疾病

肺血栓栓塞是可引起急性呼吸衰竭的一种重要病因，还包括脂肪栓塞、气体栓塞等。

5. 胸部疾病

如胸壁外伤、连枷胸、自发性气胸或创伤性气胸、大量胸腔积液等影响胸廓运动，从而导致通气减少或吸入气体分布不均，均有可能引起急性呼吸衰竭。

6. 脑损伤

镇静药和对脑有毒性的药物、电解质平衡紊乱及酸、碱中毒、脑和脑膜感染、脑肿瘤、脑外伤等均可导致急性呼吸衰竭。

7. 神经肌肉系统疾病

即便是气体交换的肺本身并无病变，因神经或肌肉系统疾病造成肺泡通气不足也可发生呼吸衰竭。如安眠药物或一氧化碳、有机磷等中毒，颈椎骨折损伤脊髓等直接或间接抑制呼吸中枢。也可因多发性神经炎、脊髓灰白质炎等周围神经性病变，多发性肌炎、重症肌无力等肌肉系统疾病，造成肺泡通气不足而呼吸衰竭。

8. 睡眠呼吸障碍

睡眠呼吸障碍表现为睡眠中呼吸暂停，频繁发生并且暂停时间显著延长，可引起肺泡通气量降低，导致乏氧和CO_2潴留。

二、病理生理

（一）肺泡通气不足

正常成人在静息时有效通气量约为 4 L/min，若单位时间内到达肺泡的新鲜空气量减少到正常值以下，则为肺泡通气不足。

由于每分钟肺泡通气量（VA）的下降，引起缺氧和CO_2潴留，PaO_2 下降，$PaCO_2$ 升高。同时，根据肺泡换气公式：$PaO_2 = (PB - PH_2O) \times FiO_2 - PaCO_2/R$（$PaO_2$，PB 和 PH_2O 分别表示肺泡气氧分压、大气压和水蒸气压力，FiO_2 代表吸入气氧浓度，R 代表呼吸商），由已测得的 $PaCO_2$ 值，就可推算出理论的肺泡气氧分压理论值。如 $PaCO_2$ 为 9.3 kPa（70 mmHg），PB 为 101.08 kPa(760 mmHg)，37 ℃时 PH_2O 为6.3 kPa(47 mmHg)，R 一般为 0.8，则 PaO_2 理论值为 7.2 kPa（54 mmHg）。假若 $PaCO_2$ 的升高单纯因 VA 下降引起，不存在影响气体交换肺实质病变的因素，则说明肺泡气与动脉血的氧分压差 [P（A-a）O_2] 应该在正常范围，一般为0.4～0.7 kPa（3～5 mmHg），均在 1.3 kPa（10 mmHg）以内。所以，当 $PaCO_2$ 为 9.3 kPa（70 mmHg)时，PaO_2 为 7.2 kPa（54 mmHg），动脉血氧分压应当在 6.7 kPa（50 mmHg）左右，则为高碳酸血症型的呼吸衰竭。

通气功能障碍分为阻塞性和限制性功能障碍。阻塞性通气功能障碍多由气道炎症、黏膜充血水肿等因素引起的气道狭窄导致。由于气道阻力与管径大小呈负相关，故管径越小，阻力越大，肺泡通气量越小，此为阻塞性通气功能障碍缺氧和二氧化碳潴留的主要机制。而限制性通气功能障碍主要机制则是胸廓或肺的顺应性降低导致的肺泡通气量不足，进而导致缺氧或合并二氧化碳潴留。

（二）通气/血流灌流（V/Q）失调

肺泡的通气与其灌注周围的毛细血管血流的比例必须协调，才能保证有效的气体交换。正常肺泡每分通气量为 4 L，肺毛细血管血流量是 5 L，两者之比是 0.8。如肺泡通气量与血流量的比率>0.8，示肺泡灌注不足，形成死腔，此种无效腔效应多见于肺泡通气功能正常或增加，而肺血流减少的疾病（如换气功能障碍或肺血管疾病等），临床以缺氧为主。肺泡通气量与血流量的比率<0.8，使肺动脉的混合静脉血未经充分氧合进入肺静脉，则形成肺内静脉样分流，多见于通气功能障碍，肺泡通气不足，临床以缺氧或伴二氧化碳潴留为主。通气/血流比例失调，是引起低氧血症最常见的病理生理学改变。

（三）肺内分流量增加（右到左的肺内分流）

在肺部疾病如肺水肿、急性呼吸窘迫综合征（ARDS）中，肺泡无气所致肺毛细血管混合静脉血未经气体交换，流入肺静脉引起右至左的分流增加。动—静脉分流使静脉血失去在肺泡内进行气体交换的机会，故 PaO_2 可明显降低，但不伴有 $PaCO_2$ 的升高，甚至因过度通气反而降低，至病程晚期才出现二氧化碳蓄积。另外用提高吸入氧气浓度的办法（氧疗）不能有效地纠正此种低氧血症。

（四）弥散功能障碍

肺在肺泡—毛细血管膜完成气体交换。它由六层组织构成，由内向外依次为：肺泡表面活性物质、肺泡上皮细胞、肺泡上皮细胞基膜、肺间质、毛细血管内皮细胞基膜和毛细血管内皮细胞。弥散面积减少（肺气肿、肺实变、肺不张）和弥散膜增厚（肺间质纤维化、肺水肿）是引起弥散量降低的最常见原因。因 O_2 的弥散能力仅为 CO_2 的 1/20，故弥散功能障碍只产生单纯缺氧。由于正常人肺泡毛细血管膜的面积大约为 $70 m^2$，相当于人体表面积的 40 倍，故人体弥散功能的储备巨大，虽是发生呼吸衰竭病理生理改变的原因之一，但常需与其他三种主要的病理生理学变化同时发生、参与作用使低氧血症出现。吸氧可使 PaO_2 升高，提高肺泡膜两侧的氧分压时，弥散量随之增加，可以改善低氧血症。

（五）氧耗量增加

氧耗量增加是加重缺氧的原因之一，发热、寒战、呼吸困难和抽搐均将增加氧耗量。寒战耗氧量可达 $500 mL$，健康者耗氧量为 $250 mL/min$。氧耗量增加，肺泡氧分压下降，健康者借助增加肺泡通气量代偿缺氧。氧耗量增加的通气功能障碍患者，肺泡氧分压得不到提高，故缺氧也难以缓解。

总之，不同的疾病发生呼吸衰竭的途径不全相同，经常是一种以上的病理生理学改变的综合作用。

（六）缺 O_2、CO_2 潴留对机体的影响

1. 对中枢神经的影响

脑组织耗氧量约占全身耗量的 $1/5 \sim 1/4$。中枢皮质神经原细胞对缺氧最为敏感，缺 O_2 程度和发生的急缓对中枢神经的影响也不同。如突然中断供 O_2，改吸纯氮 20 秒可出现深昏迷和全身抽搐。逐渐降低吸 O_2 的浓度，症状出现缓慢，轻度缺 O_2 可引起注意力不集中、智力减退、定向障碍；随缺 O_2 加重，PaO_2 低于 $6.7 kPa$（$50 mmHg$）可致烦躁不安、意识恍惚、谵妄；低于 $4.0 kPa$（$30 mmHg$）时，会使意识消失、昏迷；低于 $2.7 kPa$（$20 mmHg$）则会发生不可逆转的脑细胞损伤。

CO_2 潴留使脑脊液氢离子浓度增加，影响脑细胞代谢，降低脑细胞兴奋性，抑制皮质活动；随着 CO_2 的增加，对皮质下层刺激加强，引起皮质兴奋；若 CO_2 继续升高，皮质下层受抑制，使中枢神经处于麻醉状态。在出现麻醉前的患者，往往有失眠、精神兴奋、烦躁不安的先兆兴奋症状。

缺 O_2 和 CO_2 潴留均会使脑血管扩张，血流阻力减小，血流量增加以代偿之。严重缺 O_2 会发生脑细胞内水肿，血管通透性增

加，引起脑间质水肿，导致颅内压增高，挤压脑组织，压迫血管，进而加重脑组织缺 O_2，形成恶性循环。

2．对心脏、循环的影响

缺 O_2 可刺激心脏，使心率加快和心搏量增加，血压上升。冠状动脉血流量在缺 O_2 时明显增加，心脏的血流量远超过脑和其他脏器。心肌对缺 O_2 非常敏感，早期轻度缺 O_2 即在心电图上有变化，急性严重缺 O_2 可导致心室颤动或心搏骤停。缺 O_2 和 CO_2 潴留均能引起肺动脉小血管收缩而增加肺循环阻力，导致肺动脉高压和增加右心负荷。

吸入气中 CO_2 浓度增加，可使心率加快，心搏量增加，使脑、冠状血管舒张，皮下浅表毛细血管和静脉扩张，而使脾和肌肉的血管收缩，再加心搏量增加，故血压仍升高。

3．对呼吸影响

缺 O_2 对呼吸的影响远较 CO_2 潴留的影响为小。缺 O_2 主要通过颈动脉窦和主动脉体化学感受器的反射作用刺激通气，如缺 O_2 程度逐渐加重，这种反射迟钝。

CO_2 是强有力的呼吸中枢兴奋剂，吸入 CO_2 浓度增加，通气量成倍增加，急性 CO_2 潴留出现深大快速的呼吸；但当吸入 CO_2 浓度超过 12％时，通气量不再增加，呼吸中枢处于被抑制状态。而慢性高碳酸血症，并无通气量相应增加，反而有所下降，这与呼吸中枢反应性迟钝；通过肾脏对碳酸氢盐再吸收和 H^+ 排出，使血 pH 无明显下降；还与患者气道阻力增加、肺组织损害严重、胸廓运动的通气功能减退有关。

4．对肝、肾和造血系统的影响

缺 O_2 可直接或间接损害肝功能使谷丙转氨酶上升，但随着缺 O_2 的纠正，肝功能逐渐恢复正常。动脉血氧降低时，肾血流量、肾小球滤过量、尿排出量和钠的排出量均有增加；但当 PaO_2 ＜5.3 kPa(40 mmHg) 时，肾血流量减少，肾功能受到抑制。

组织低氧分压可增加红细胞生成素促使红细胞增生。肾脏和肝脏产生一种酶，将血液中非活性红细胞生成素的前身物质激活成生成素，刺激骨髓引起继发性红细胞增多。有利于增加血液携氧量，但亦增加血液黏稠度，加重肺循环和右心负担。

轻度 CO_2 潴留会扩张肾血管，增加肾血流量，尿量增加；当 $PaCO_2$ 超过 8.7 kPa（65 mmHg），血 pH 明显下降，则肾血管痉挛，血流减少，HCO_3^- 和 Na^+ 再吸收增加，尿量减少。

5. 对酸碱平衡和电解质的影响

严重缺 O_2 可抑制细胞能量代谢的中间过程，如三羧酸循环、氧化磷酸化作用和有关酶的活动。这不但降低产生能量效率，还因产生乳酸和无机磷引起代谢性酸中毒。由于能量不足，体内离子转运的钠泵遭损害，使细胞内钾离子转移至血液，而 Na^+ 和 H^+ 进入细胞内，造成细胞内酸中毒和高钾血症。代谢性酸中毒产生的固定酸与缓冲系统中碳酸氢盐起作用，产生碳酸，使组织二氧化碳分压增高。

pH 取决于碳酸氢盐与碳酸的比值，前者靠肾脏调节（1～3 天），而碳酸调节靠肺（数小时）。健康人每天由肺排出碳酸达 15 000 mmol 之多，故急性呼吸衰竭 CO_2 潴留对 pH 影响十分迅速，往往与代谢性酸中毒同时存在时，因严重酸中毒引起血压下降、心律失常，乃至心脏停搏。而慢性呼吸衰竭因 CO_2 潴留发展缓慢，肾碳酸氢根排出减少，不致使 pH 明显降低。因血中主要阴离子 HCO_3^- 和 Cl^- 之和为一常数，当 HCO_3^- 增加，则 Cl^- 相应降低，产生低氯血症。

三、临床表现

因低氧血症和高碳酸血症所引起的症状和体征是急性呼吸衰竭时最主要的临床表现。由于造成呼吸衰竭的基础病因不同，各种基础疾病的临床表现自然十分重要，需要注意。

（一）呼吸困难

呼吸困难是呼吸衰竭最早出现的症状。可表现为频率、节律和幅度的改变。早期表现为呼吸困难，呼吸频率可增加，深大呼吸、鼻翼煽动，进而辅助呼吸肌肉运动增强（三凹征，three depression），呼吸节律紊乱，失去正常规则的节律。呼吸频率增加（30～40 次/分）。中枢性呼吸衰竭，可使呼吸频率改变，如陈—施呼吸（Cheyne-Stokes respiration）、比奥呼吸（Biot's respiration）等。

（二）低氧血症

当动脉血氧饱和度低于 90%，PaO_2 低于 6.7 kPa（50 mmHg）时，可在口唇或指甲出现发绀，这是缺氧的典型表现。但患者的发绀程度与体内血红蛋白含量、皮肤色素和心脏功能相关，所以发绀是一项可靠但不特异的诊断体征。因神经与心肌组织对缺氧均十分敏感，在机体出现低氧血症时常出现中枢神经系统和心血管系统功能异常的临床征象。如判断力障碍、运动功能失常、烦躁不安等中枢神经系统症状。缺氧严重时，可表现为谵妄、癫痫样抽搐、意志丧失以致昏迷、死亡。肺泡缺氧时，肺血管收缩，肺动脉压升高，使肺循环阻力增加，右心负荷增加，乃是低氧血症时血流动力学的一项重要变化。在心、血管方面常表现为心率增快、血压升高。缺氧严重时则可出现各种类型的心律失常，进而心率减慢，周围循环衰竭，甚至心搏停止。

（三）高碳酸血症

由于急性呼吸衰竭时，二氧化碳蓄积进展很快，因此产生严重的中枢神经系统和心血管功能障碍。高碳酸血症出现中枢抑制之前的兴奋状态，如失眠，躁动，但禁忌给予镇静或安眠药。严重者可出现肺性脑病（"CO_2 麻醉"），临床表现为头痛、反应迟钝、嗜睡、以至神志不清、昏迷。急性高碳酸血症主要通过降低脑脊液 pH 而抑制中枢神经系统的活动。扑翼样震颤也是二氧化碳蓄积的一项体征。二氧化碳蓄积引起的心血管系统的临床表现因血管扩张或收缩程度而异。如多汗，球结膜充血水肿，颈静脉充盈，周围血压下降等。

（四）其他重要脏器的功能障碍

严重的缺氧和二氧化碳蓄积损伤肝、肾功能，出现血清转氨酶增高，碳酸酐酶活性增加，胃壁细胞分泌增多，出现消化道溃疡、出血。当 $PaO_2 < 5.3$ kPa（40 mmHg）时，肾血流减少，肾功能抑制，尿中可出现蛋白、血细胞或管型，血液中尿素氮、肌酐含量增高。

（五）水、电解质和酸碱平衡的失调

严重低氧血症和高碳酸血症常有酸碱平衡的失调，如缺氧而通气过度可发生急性呼吸性碱中毒；急性二氧化碳潴留可表现为呼吸性酸中毒。严重缺氧时无氧代谢引起乳酸堆积，肾脏功能障碍使酸性物质不能排出体外，二者均可导致代谢性酸中毒。代谢性和呼吸性酸碱失衡又可同时存在，表现为混合性酸碱失衡。

酸碱平衡失调的同时，将会发生体液和电解质的代谢障碍。酸中毒时钾从细胞内逸出，导致高血钾，pH 值每降低 0.1 血清钾大约升高 0.7 mmol/L。酸中毒时发生高血钾，如同时伴有肾衰竭（代谢性酸中毒），易发生致命性高血钾症。在诊断和处理急性呼吸衰竭时均应予以足够的重视。

又如当测得的 PaO_2 的下降明显超过理论上因肺泡通气不足所引起的结果时，则应考虑存着除肺泡通气不足以外的其他病理生理学变化，因在实际临床工作中，单纯因肺泡通气不足引起呼吸衰竭并不多见。

四、诊断

一般说来，根据急慢性呼吸衰竭基础病史，如胸部外伤或手术后、严重肺部感染或重症革兰阴性杆菌败血症等，结合其呼吸、循环和中枢神经系统的有关体征，及时做出呼吸衰竭的诊断是可能的。但对某些急性呼吸衰竭早期的患者或缺氧、二氧化碳蓄积程度不十分严重时，单依据上述临床表现做出诊断有一定困难。动脉血气分析的结果直接提供动脉血氧和二氧化碳分压水平，可作为诊断呼吸衰竭的直接依据。而且，它还有助于我们了解呼吸衰竭的性质和程度，指导氧疗，呼吸兴奋剂和机械通气的参数调节，以及纠正电解质、酸碱平衡失调有重要价值故血气分析在呼吸衰竭诊断和治疗上具有重要地位。

急性呼吸衰竭患者，只要动脉血气证实 $PaO_2 < 8.0$ kPa（60 mmHg），常伴 $PaCO_2$ 正常或＜4.7 kPa（35 mmHg），则诊断为 I 型呼吸衰竭，若伴 $PaCO_2 > 6.7$ kPa（50 mmHg），即可诊断为 II 型呼吸衰竭。若缺氧程度超过肺泡通气不足所致的高碳酸血症，则诊断为混合型或 III 型呼吸衰竭。

应当强调的是不但要诊断呼吸衰竭的存在与否，尚需要判断呼吸衰竭的性质，是急性呼吸衰竭还是慢性呼吸衰竭基础上的急性加重，更应当判别产生呼吸衰竭的病理生理学过程，明确为 I 型或 II 型呼吸衰竭，以利采取恰当的抢救措施。

此外还应注意在诊治过程中，应当尽快去除产生呼吸衰竭的基础病因，否则患者经氧疗或机械通气后因得到足够的通气量维持氧和二氧化碳分压在相对正常的水平后可再次发生呼吸衰竭。

五、治疗

急性呼吸衰竭是需要抢救的急症。对它的处理要求迅速、果断。数小时或更短时间的犹豫、观望或拖延，可以造成脑、肾、心、肝等重要脏器因严重缺氧发生不可逆性的损害。同时及时、合宜的抢救和处置才有可能为去除或治疗诱发呼吸衰竭的基础病因争取到必要的时间。治疗措施集中于立即纠正低氧血症，急诊插管或辅助通气、足够的循环支持。

（一）氧疗

通过鼻导管或面罩吸氧，提高肺泡氧分压，增加肺泡膜两侧氧分压差，增加氧弥散能力，以提高动脉氧分压和血氧饱和度，是纠正低氧血症的一种有效措施。氧疗作为一种治疗手段使用时，要选择适宜的吸入氧流量，应以脉搏血氧饱和度＞90％为标准，并了解机体对氧的摄取与代谢以及它在体内的分布，注意可能产生的氧毒性作用。

由于高浓度（$FiO_2 > 21\%$）氧的吸入可以使肺泡气氧分压提高。若因 PaO_2 降低造成低氧血症或主因通气/血流失调引起的 PaO_2 下降，氧疗可以改善。氧疗可以治疗低氧血症，降低呼吸功和减少心血管系统低氧血症。

根据肺泡通气和 PaO_2 的关系曲线，在低肺泡通气量时，吸入低浓度的氧气，即可显著提高 PaO_2，纠正缺氧。所以通气与血流比例失调的患者吸低浓度氧气就能纠正缺氧。

弥散功能障碍患者，因二氧化碳的弥散能力为氧的弥散能力20倍，需要更大的肺泡膜分压差才足以增强氧的弥散能力，所以应吸入更高浓度的氧（$>35\%\sim45\%$）才能改善缺氧。

由肺内静脉分流增加的疾病导致的缺氧，因肺泡内充满水肿液，肺萎陷，尤在肺炎症血流增多的患者，肺内分流更多，所以需要增加外源性呼气末正压（PEEP），才可使萎陷肺泡复张，增加功能残气量和气体交换面积，提高 PaO_2，SaO_2，改善低氧血症。

（二）保持呼吸道通畅

进行各种呼吸支持治疗的首要条件是通畅呼吸道。呼吸道黏膜水肿、充血，以及胃内容物误吸或异物吸入都可使呼吸道梗阻。保证呼吸道的畅通才能保证正常通气，所以是急性呼吸衰竭处理的第一步。

1. 开放呼吸道

首先要注意清除口咽部分泌物或胃内反流物，预防呕吐物反流至气管，使呼吸衰竭加重。口咽部护理和鼓励患者咳痰很重要，可用多孔导管经鼻孔或经口腔负压吸引法，清除口咽部潴留物。吸引前短时间给患者吸高浓度氧，吸引后立即重新通气。无论是直接吸引或是经人工气道吸引均需注意操作技术，管径应适当选择，尽量避免损伤气管黏膜，在气道内一次负压吸引时间不宜超过 $10\sim15$ 秒，以免引起低氧血症、心律失常或肺不张等因负压吸引造成的并发症。此法亦能刺激咳嗽，有利于气道内痰液的咳出。对于痰多、黏稠难咳出者，要经常鼓励患者咳痰。多翻身拍背，协助痰液排出；给予祛痰药使痰液稀释。对于有严重排痰障碍者可考虑用纤支镜吸痰。同时应重视无菌操作，使用一次性吸引管，或更换灭菌后的吸引管。吸痰时可同时作深部痰培养以分离病原菌。

2. 建立人工气道

当以上措施仍不能使呼吸道通畅时，则需建立人工气道。所谓人工气道就是进行气管插管，于是吸入气体就可通过导管直接抵达下呼吸道，进入肺泡。其目的是为了解除上呼吸道梗阻，保护无正常咽喉反射患者不致误吸，和进行充分有效的气管内吸引，以及为了提供机械通气时必要的通道。临床上常用的人工气道为气管插管和气管造口术后置入气管导管两种。

气管插管有经口和经鼻插管两种。前者借喉镜直视下经声门插入气管，容易成功，较为安全。后者分盲插或借喉镜、纤维支气管镜等的帮助，经鼻沿后鼻道插入气管。与经口插管比较需要一定的技巧，但经鼻插管容易固定，负压吸引较为满意，与机械通气等装置衔接比较可靠，给患者带来的不适也较经口者轻，神志清醒患者常也能耐受。唯需注意勿压伤鼻翼组织或堵塞咽鼓管、鼻窦开口等，造成急性中耳炎或鼻窦炎等并发症。

近年来已有许多组织相容性较理想的高分子材料制成的导管与插管，为密封气道用的气囊也有低压、大容量的气囊问世，鼻插管可保留的时间也在延长。具体对人工气道方法的选择，各单位常有不同意见，应当根据病情的需要，手术医生和护理条件的可能，以及人工气道的材料性能来考虑。肯定在 3 天（72 h）以内可以拔管时，应选用鼻或口插管，需要超过 3 周时当行气管造口置入气管导管，3~21 天之间的情况则当酌情灵活掌握。

使用人工气道后，气道的正常防御机制被破坏，细菌可直接进入下呼吸道；声门由于插管或因气流根本不通过声门而影响咳嗽动作的完成，不能正常排痰，必须依赖气管负压吸引来清除气道内的分泌物；由于不能发音，失去语言交流的功能，影响患者的心理精神状态；再加上人工气道本身存在着可能发生的并发症。因此人工气道的建立常是抢救急性呼吸衰竭所不可少的，但必须充分认识其弊端，慎重选择，尽力避免可能的并发症，及时撤管。

3. 气道湿化

无论是经过患者自身气道或通过人工气道进行氧化治疗或机械通气，均必须充分注意到呼吸道黏膜的湿化。因为过分干燥的气体长期吸入将损伤呼吸道上皮细胞和支气管表面的黏液层，使黏膜纤毛清除能力下降，痰液不易咳出，肺不张，容易发生呼吸道或肺部感染。

保证患者足够液体摄入是保持呼吸道湿化最有效的措施。目前已有多种提供气道湿化用的温化器或雾化器装置，可以直接使用或与机械通气机连接应用。

湿化是否充分最好的标志，就是观察痰液是否容易咳出或吸出。应用湿化装置后应当记录每日通过湿化器消耗的液体量，以免湿化过量。

（三）改善 CO_2 的潴留

高碳酸血症主要是由于肺泡通气不足引起，只有增加通气量才能更好地排出二氧化碳，改善高碳酸血症。现多采用呼吸兴奋剂和机械通气支持，以改善通气功能。

1. 呼吸兴奋剂的合理应用

呼吸兴奋剂能刺激呼吸中枢或周围化学感受器，增强呼吸驱动、呼吸频率，潮气量，改善通气，同时氧耗量和二氧化碳的产出也随之增加。故临床上应用呼吸兴奋剂时要严格掌握适应证。

常用的药物有尼可刹米（可拉明）和洛贝林，用量过大可引起不良反应，近年来在西方国家几乎被淘汰。取而代之的有多沙普仑（doxapram），对末梢化学感受器和延脑呼吸中枢均有作用，增加呼吸驱动和通气，对原发性肺泡低通气、肥胖低通气综合征有良好疗效，可防止 COPD 呼吸衰竭氧疗不当所致的 CO_2 麻醉。其治疗量和中毒量有较大差距故安全性大，一般用 $0.5\sim2$ mg/kg 静脉滴注，开始滴速 1.5 mg/min，以后酌情加快，其可致心律失常，长期用有肝毒性及并发消化性溃疡。阿米三嗪（almitrine）通过刺激颈动脉体和主动脉体的化学感受器兴奋呼吸，无中枢兴奋作用，对肺泡通气不良部位的血流重新分配而改善 PaO_2，阿米三嗪不用于哺乳、孕妇和严重肝病，也不主张长期应用以防止发生外周神经病变。

COPD 并意识障碍的呼吸衰竭患者，临床常见大多数 COPD 患者的呼吸衰竭与意识障碍程度呈正相关，患者意识障碍后自主翻身、咳痰动作、对呼吸兴奋剂的反应均迟钝，并易于吸入感染，对此种病情，可明显改善通气外，并有改善中枢神经兴奋和神志作用，因而患者的防御功能增强，呼吸衰竭的病情亦随之好转。

间质性肺疾病、肺水肿、ARDS 等疾病，无气道阻塞但有呼吸中枢驱动增强，这种患者 PaO_2、$PaCO_2$ 常均降低，由于患者呼吸功能已增强，故无应用呼吸兴奋剂的指征，且呼吸兴奋剂可加重呼吸性碱中毒的程度而影响组织获氧，故主要应给予氧疗。

COPD 并膈肌疲劳、无心功能不全、无心律失常，心率 ≤100 次/分的呼吸衰竭 可选用氨茶碱，其有舒张支气管、改善小气道通气、减少闭合气量，抑制炎性介质和增强膈肌、提高潮气量作用，已观察到血药浓度达 13 mg/L 时对膈神经刺激则膈肌力量明显增强，且可加速膈肌疲劳的恢复。以上的茶碱综合作用使呼吸功减少、呼吸困难程度减轻，同时由于呼吸肌能力的提高对咳嗽、排痰等气道清除功能加强，还有助于药物吸入治疗，以及对呼吸机撤离的辅助作用；剂量以 5 mg/kg 于 30 min 静脉滴注使达有效血浓度，继以 0.5～0.6 mg/（kg·h）静脉滴注维持有效剂量，在应用中注意对心率、心律的影响，及时酌情减量和停用。

COPD、肺源性心脏病呼吸衰竭合并左心功能不全、肺水肿的患者，应先用强心利尿剂使肺水肿消退以改善肺顺应性，用抗生素控制感染以改善气道阻力，再使用呼吸兴奋剂才可取得改善呼吸功能的较好疗效。否则，呼吸兴奋剂虽可兴奋呼吸，但增加 PaO_2 有限，且呼吸功耗氧和生成 CO_2 量增多，反使呼吸衰竭加重。此种患者亦应不用增加心率和影响心律的茶碱类和较大剂量的阿米三嗪，小剂量阿米三嗪（<1.5 mg/kg）静脉滴注后即可达血药峰值，增强通气不好部位的缺氧性肺血管收缩，和增加通气好的部位肺血流，从而改善换气使 PaO_2 增高，且此种剂量很少发

生不良反应，但剂量大于 1.5 mg/kg 可致全部肺血管收缩，且使肺动脉压增高、右心负荷增大。

不宜使用呼吸兴奋剂的情况：①使用肌肉松弛剂维持机械通气者：如破伤风肌强直时、有意识打掉自主呼吸者。②周围性呼吸肌麻痹者：多发性神经根神经炎、严重重症肌无力、高颈髓损伤所致呼吸肌无力、全脊髓麻痹等。③自主呼吸频率＞20 次/分，而潮气量不足者：呼吸频率能够增快，说明呼吸中枢对缺 O_2 或 CO_2 潴留的反应性较强，若使用呼吸兴奋剂不但效果不佳，而且加速呼吸肌疲劳。④中枢性呼吸衰竭的早期：如安眠药中毒早期。⑤患者精神兴奋、癫痫频发者。⑥呼吸兴奋剂慎用于缺血性心脏病、哮喘状态、严重高血压及甲亢患者。

2. 机械通气

符合下述条件应实施机械通气：①经积极治疗后病情仍继续恶化。②意识障碍。③呼吸形式严重异常，如呼吸频率＞35～40 次/分或＜6～8 次/分，或呼吸节律异常，或自主呼吸微弱或消失。④血气分析提示严重通气和（或）氧合障碍：PaO_2 ＜6.7 kPa（50 mmHg），尤其是充分氧疗后仍 ＜6.7 kPa（50 mmHg）。⑤$PaCO_2$ 进行性升高，pH 动态下降。

机械通气初始阶段，可给高 FiO_2（100％）以迅速纠正严重缺氧，然后依据目标 PaO_2、PEEP 水平、平均动脉压水平和血流动力学状态，酌情降低 FiO_2 至 50％以下。设法维持 SaO_2＞90％，若不能达到上述目标，即可加用 PEEP、增加平均气道压，应用镇静剂或肌松剂。若适当 PEEP 和平均动脉压可以使 SaO_2＞90％，应保持最低的 FiO_2。

正压通气相关的并发症包括呼吸机相关肺损伤、呼吸机相关肺炎、氧中毒和呼吸机相关的膈肌功能不全。

（四）抗感染治疗

呼吸道感染是呼吸衰竭最常见的诱因。建立人工气道机械通气和免疫功能低下的患者易反复发生感染。如呼吸道分泌物引流通畅，可根据痰细菌培养和药物敏感实验结果，选择有效的抗生素进行治疗。

（五）营养支持

呼吸衰竭患者因摄入能量不足、呼吸做功增加、发热等因素，机体处于负代谢，出现低蛋白血症，降低机体的免疫功能，使感染不宜控制，呼吸肌易疲劳不易恢复。可常规给予高蛋白、高脂肪和低糖类，以及多种维生素和微量元素，必要时静脉内高营养治疗。

第二节　慢性呼吸衰竭

一、病因

慢性呼吸衰竭最常见的病因是支气管、肺疾病，如 COPD、重症肺结核、肺间质纤维化等，此外还有胸廓、神经肌肉病变及肺血管疾病，如胸廓、脊椎畸形，广泛胸膜肥大粘连、肺血管炎等。

二、发病机制和病理生理

（一）缺氧和二氧化碳潴留的发生机制

1. 肺通气不足

在 COPD 时，细支气管慢性炎症所致管腔狭窄的基础上，感染使气道炎性分泌物增多，阻塞呼吸道造成阻塞性通气不足，肺泡通气量减少，肺泡氧分压下降，二氧化碳排出障碍，最终导致 PaO_2 下降，$PaCO_2$ 升高。

2. 通气/血流比例失调

正常情况下肺泡通气量为 4 L/min，肺血流量 5 L/min，通气/血流比值为 0.8。病理状态下，如慢性阻塞性肺气肿，由于肺内病变分布不均，有些区域有通气，但无血流或血流量不足，使通气/血流＞0.8，吸入的气体不能与血液进行有效的交换，形成无效腔效应。在另一部分区域，虽有血流灌注，但因气道阻塞，肺泡通气不足，使通气/血流＜0.8，静脉血不能充分氧合，形成动脉－静脉样分流。通气/血流比例失调的结果主要是缺氧，而不伴二氧化碳潴留。

3. 弥散障碍

由于氧和二氧化碳通透肺泡膜的能力相差很大，氧的弥散力仅为二氧化碳的1/20。病理状态下，弥散障碍主要影响氧交换产生以缺氧为主的呼吸衰竭。

4. 氧耗量增加

发热、寒战、呼吸困难和抽搐等均增加氧耗，正常人此时借助增加通气量以防止缺氧的发生。而COPD患者在通气功能障碍基础上，如出现氧耗量增加的因素时，则可出现严重的缺氧。

（二）缺氧对机体的影响

1. 对中枢神经系统的影响

缺氧对中枢神经系统影响的程度随缺氧的程度和急缓而不同。轻度缺氧仅有注意力不集中、智力减退、定向力障碍等。随着缺氧的加重可出现烦躁不安、神志恍惚、谵妄，甚至昏迷。各部分脑组织对缺氧的敏感性不一样，以皮质神经元最为敏感，因此临床上缺氧的最早期表现是精神症状。严重缺氧可使血管通透性增加，引起脑间质和脑细胞水肿，颅内压急剧升高，进而加重脑组织缺氧，形成恶性循环。

2. 对心脏、循环的影响

缺氧可使心率增加，血压升高，冠状动脉血流量增加以维持心肌活动所必需的氧。心肌对缺氧十分敏感，早期轻度缺氧心电图即有变化，急性严重缺氧可导致心室颤动或心搏骤停。长期慢性缺氧可使心肌纤维化、硬化。肺小动脉可因缺氧收缩而增加肺循环阻力，引起肺动脉高压、右心肥大，最终导致肺源性心脏病，右心衰竭。

3. 对呼吸的影响

轻度缺氧可通过颈动脉窦和主动脉体化学感受器的反射作用刺激通气。但缺氧程度缓慢加重时，这种反射变得迟钝。

4. 缺氧对肝、肾功能和造血系统的影响

缺氧直接或间接损害肝细胞,使丙氨酸氨基转移酶升高,缺氧纠正后肝功能可恢复正常。缺氧可使肾血流量减少,肾功能受到抑制。慢性缺氧可引起继发性红细胞增多,在有利于增加血液携氧量的同时,亦增加了血液黏稠度,甚至可加重肺循环阻力和右心负荷。

5. 对细胞代谢、酸碱平衡和电解质的影响

严重缺氧使细胞能量代谢的中间过程受到抑制,同时产生大量乳酸和无机磷的积蓄引起代谢性酸中毒。因能量的不足,体内离子转运钠泵受到损害,使钾离子由细胞内转移到血液和组织间液,钠和氢离子进入细胞内,造成细胞内酸中毒及高钾血症。

(三)二氧化碳潴留对人体的影响

1. 对中枢神经的影响

轻度二氧化碳潴留,可间接兴奋皮质,引起失眠、精神兴奋、烦躁不安等兴奋症状;随着二氧化碳潴留的加重,皮质下层受到抑制,使中枢神经处于麻醉状态,表现为嗜睡、昏睡,甚至昏迷。二氧化碳潴留可扩张脑血管,严重时引起脑水肿。

2. 对心脏和循环的影响

二氧化碳潴留可使心率加快,心排血量增加,脑血管、冠状动脉、皮下浅表毛细血管及静脉扩张,而部分内脏血管收缩,早期引起血压升高,严重时导致血压下降。

3. 对呼吸的影响

二氧化碳是强有力的呼吸中枢兴奋剂,随着吸入二氧化碳浓度的增加,通气量逐渐增加。但当其浓度持续升高至12%时通气量不再增加,呼吸中枢处于抑制状态。临床上Ⅱ型呼吸衰竭患者并无通气量的增加原因在于存在气道阻力增高、肺组织严重损害和胸廓运动受限等多种因素。

4. 对肾脏的影响

轻度二氧化碳潴留可使肾血管扩张,肾血流量增加,尿量增加。严重二氧化碳潴留时,由于 pH 的下降,使肾血管痉挛,血流

量减少，尿量随之减少。

5. 对酸碱平衡的影响

二氧化碳潴留可导致呼吸性酸中毒，血 pH 值取决于碳酸氢盐和碳酸的比值，碳酸排出量的调节靠呼吸，故呼吸在维持酸碱平衡中起着十分重要的作用。慢性呼吸衰竭二氧化碳潴留发展较慢，由于肾脏的调节使血 pH 维持正常称为代偿性呼吸性酸中毒。急性呼吸衰竭或慢性呼吸衰竭的失代偿期，肾脏尚未发生代偿或代偿不完全，使 pH 下降称为失代偿性呼吸性酸中毒。若同时有缺氧、摄入不足、感染性休克和肾功能不全等因素使酸性代谢产物增加，pH 值下降，则与代谢性酸中毒同时存在，即呼吸性酸中毒合并代谢性酸中毒。如在呼吸性酸中毒的基础上大量应用利尿剂，而氯化钾补充不足，则导致低钾低氯性碱中毒，即呼吸性酸中毒合并代谢性碱中毒，此型在呼吸衰竭中很常见。

三、临床表现

除引起慢性呼吸衰竭原发病的症状体征外，主要是缺氧和二氧化碳潴留引起的呼吸衰竭和多脏器功能紊乱的表现。

（一）呼吸困难

呼吸困难是临床最早出现的症状，主要表现在呼吸节律、频率和幅度的改变。COPD 所致的呼吸衰竭，开始只表现为呼吸费力伴呼气延长，严重时则为浅快呼吸，因辅助呼吸肌的参与可表现为点头或提肩样呼吸。并发肺性脑病、二氧化碳麻醉时，则出现呼吸浅表、缓慢甚至呼吸停止。

（二）发绀

发绀是缺氧的典型症状。由于缺氧使血红蛋白不能充分氧合，当动脉血氧饱和度＜90％时，可在口唇、指端、耳垂、口腔黏膜等血流量较大的部位出现发绀。但因发绀主要取决于血液中还原血红蛋白的含量，故贫血患者即使血氧饱和度明显降低，也可无发绀表现，而 COPD 患者由于继发红细胞增多，即使血氧饱和度轻度减低也会有发绀出现。此外发绀还受皮肤色素及心功能的影响。

（三）神经精神症状

缺氧和二氧化碳潴留均可引起精神症状。但因缺氧及二氧化碳潴留的程度、发生急缓及机体代偿能力的不同而表现不同。慢性缺氧多表现为记忆力减退，智力或定向力的障碍。急性严重缺氧可出现精神错乱、躁狂、昏迷、抽搐等症状。轻度二氧化碳潴留可表现为兴奋症状，如失眠、烦躁、夜间失眠而白天嗜睡，即昼睡夜醒；严重二氧化碳潴留可导致肺性脑病的发生，表现为神志淡漠、肌肉震颤、抽搐、昏睡甚至昏迷。肺性脑病是典型二氧化碳潴留的表现，在肺性脑病前期，即发生二氧化碳麻醉状态之前，切忌使用镇静、催眠药，以免加重二氧化碳潴留，诱发肺性脑病。

（四）血液循环系统

严重缺氧、酸中毒可引起心律失常、心肌损害、周围循环衰竭、血压下降。二氧化碳潴留可使外周浅表静脉充盈、皮肤红润、潮湿、多汗、血压升高，因脑血管扩张可产生搏动性头痛。COPD因长期缺氧、二氧化碳潴留，可导致肺动脉高压，右心衰竭。严重缺氧可导致循环淤滞，诱发弥散性血管内凝血（DIC）。

（五）消化和泌尿系统

由于缺氧使胃肠道黏膜充血水肿、糜烂渗血，严重者可发生应激性溃疡引起上消化道出血。严重呼吸衰竭可引起肝、肾功能异常，出现丙氨酸氨基转移酶、血尿素氮升高。

四、诊断

根据患者有慢性肺部疾病史或其他导致呼吸功能障碍的疾病，如COPD、严重肺结核等，新近呼吸道感染史以及缺氧、二氧化碳潴留的临床表现，结合动脉血气分析，不难做出诊断。

血气分析在呼吸衰竭的诊断及治疗中是必不可少的检查项目，不仅可以明确呼吸衰竭的诊断，并有助于了解呼吸衰竭的性质、程度，判断治疗效果，对指导氧疗、机械通气各种参数的调节，纠正酸碱失衡和电解质紊乱均有重要意义。常用血气分析指标如下。

（一）动脉血氧分压（PaO_2）

动脉血氧分压（PaO_2）是物理溶解于血液中的氧分子所产生的分压力，是决定血氧饱和度的重要因素，反映机体氧合状态的重要指标。正常值 $12.7 \sim 13.3$ kPa（$95 \sim 100$ mmHg）。随着年龄增长 PaO_2 逐渐降低。当 $PaO_2 < 7.98$ kPa（60 mmHg）可诊断为呼吸衰竭。

（二）动脉血氧饱和度（SaO_2）

动脉血氧饱和度（SaO_2）是动脉血中血红蛋白实际结合的氧量与所能结合的最大氧量之比，即血红蛋白含氧的百分数，正常值为 $96\% \pm 3\%$。SaO_2 作为缺氧指标不如 PaO_2 灵敏。

（三）pH

pH 值是反映体液氢离子浓度的指标。动脉血 pH 值是酸碱平衡中最重要的指标，它可反映血液的酸碱度，正常值 $7.35 \sim 7.45$。pH 值低于 7.35 为失代偿性酸中毒，大于 7.45 为失代偿性碱中毒。但 pH 值的异常并不能说明酸碱失衡的性质，即是代谢性还是呼吸性；pH 值在正常范围，不能说明没有酸碱失衡。

（四）动脉血二氧化碳分压（$PaCO_2$）

动脉血二氧化碳分压是物理溶解于血液中的二氧化碳气体的分压力。它是判断呼吸性酸碱失衡的重要指标，亦是衡量肺泡通气的可靠指标。正常值为 $4.7 \sim 6.0$ kPa（$35 \sim 45$ mmHg），平均 5.32 kPa（40 mmHg）。$PaCO_2 > 6.0$ kPa（45 mmHg），提示通气不足。如是原发性的，为呼吸性酸中毒；如是继发性的，可以是由于代偿代谢性碱中毒而引起的改变。如 $PaCO_2 < 4.7$ kPa（35 mmHg），提示通气过度，可以是原发性呼吸性碱中毒，也可以是为了代偿代谢性酸中毒而引起的继发性改变。当 $PaCO_2 > 6.7$ kPa（50 mmHg）时，可结合 $PaO_2 < 8.0$ kPa（60 mmHg）诊断为呼吸衰竭（Ⅱ型呼吸衰竭）。

（五）碳酸氢离子（HCO_3^-）

HCO_3^- 是反映代谢方面的指标，但也受呼吸因素的影响，$PaCO_2$ 增加时 HCO_3^- 也略有增加。正常值 $22\sim27$ mmol/L，平均值 24 mmol/L。

（六）剩余碱（BE）

只反映代谢的改变，不受呼吸因素影响。正常值为 $-3\sim+3$ mmol/L。血液偏碱时为正值，偏酸时为负值，BE$>+3$ mmol/L 为代谢性碱中毒，BE<-3 mmol/L 为代谢性酸中毒。

（七）缓冲碱（BB）

指 1 L 全血（以 BBb 表示）或 1 L 血浆（以 BBp 表示）中所有具缓冲作用的阴离子总和，正常值：42（$40\sim44$）mmol/L。

五、治疗

（一）保持气道通畅

保持气道通畅是纠正呼吸衰竭的重要措施。

1. 清除气道分泌物

鼓励患者咳嗽，对于无力咳痰或意识障碍者应加强呼吸道护理，帮助翻身拍背。

2. 稀释痰液、化痰祛痰

痰液黏稠不易咳出者给予口服化痰祛痰药（如强利痰灵片 1.0，每日 3 次；或盐酸氨溴索15 mg，必要时用）或雾化吸入药物治疗。

3. 解痉平喘

对有气道痉挛者，可雾化吸入 β_2 受体激动剂或溴化异丙托品，口服氨茶碱（或静脉滴注）、舒喘灵、特布他林等。

4. 建立人工气道

经以上处理无效或病情危重者，应采用气管插管或气管切开，并给予机械通气辅助呼吸。机械通气的适应证：①意识障碍，呼吸不规则。②气道分泌物多而黏稠，不易排出。③严重低氧血症和（或）CO_2 潴留，危及生命［如 $PaO_2 \leqslant 6.0$ kPa（45 mmHg），$PaCO_2 \geqslant 9.3$ kPa（70 mmHg）］。④合并多器官功能障碍。在机械通气治疗过程中应密切观察病情，监测血压、心率、加强护理、随时吸痰，根据血气分析结果随时调整呼吸机治疗参数，预防并发症的发生。

（二）氧疗

吸氧是治疗呼吸衰竭必需的措施。

1. 吸氧浓度

对于 Ⅰ 型呼吸衰竭，以缺氧为主，不伴有 CO_2 潴留，应吸入较高浓度（>35%）的氧，使 PaO_2 提高到 8.0 kPa（60 mmHg）或 SaO_2 在 90% 以上。对于既有缺氧又有 CO_2 潴留的 Ⅱ 型呼吸衰竭，则应持续低浓度吸氧（小于 35%）。因慢性呼吸衰竭失代偿者缺氧伴 CO_2 潴留是由通气不足所造成，由于 CO_2 潴留，其呼吸中枢化学感受器对二氧化碳反应性差，呼吸的维持主要靠低氧血症对颈动脉窦、主动脉体化学感受器的驱动作用。若吸入高浓度氧，首先 PaO_2 迅速上升，使外周化学感受器丧失低氧血症的刺激，解除了低氧性呼吸驱动从而抑制呼吸中枢。患者的呼吸变浅变慢，$PaCO_2$ 随之上升，严重时可陷入二氧化碳麻醉状态。

2. 吸氧的装置

一般使用双腔鼻管、鼻导管或鼻塞吸氧，吸氧浓度% = 21 + 4 × 吸入氧流量（L/min）。对于慢性 Ⅱ 型呼吸衰竭患者，长期家庭氧疗（1～2 L/min，每天 16 h 以上），有利于降低肺动脉压，改善呼吸困难和睡眠，增强活动能力和耐力，提高生活质量，延长患者的寿命。

（三）增加通气量、减少 CO_2 潴留

除治疗原发病、积极控制感染、通畅气道等治疗外，增加肺泡通气量是有效排出 CO_2 的关键。根据患者的具体情况，若有明显嗜睡，可给予呼吸兴奋剂，常用药物有尼可刹米与洛贝林［如 5% 或 10% 葡萄糖液 300 mL + 尼可刹米 0.375 ×（3～5）支，静脉滴注，每日 1～2 次］。通过刺激呼吸中枢和外周化学感受器，增

加呼吸频率和潮气量以改善通气。需注意必须在气道通畅的基础上应用，且患者的呼吸肌功能基本正常，否则治疗无效且增加氧耗量和呼吸功，对脑缺氧、脑水肿、有频繁抽搐者慎用。主要适用于以中枢抑制为主、通气量不足引起的呼吸衰竭，对以肺炎、弥散性肺病变等以肺换气障碍为主的呼吸衰竭患者不宜应用。近年来尼可刹米与洛贝林这两种药物在西方国家几乎被多沙普仑取代，此药对镇静催眠药过量引起的呼吸抑制和 COPD 并发急性呼吸衰竭有显著的呼吸兴奋作用，对于慢性呼吸衰竭患者可口服呼吸兴奋剂，阿米三嗪 $50\sim100$ mg，一日二次，该药通过刺激颈动脉体和主动脉体的化学感受器而兴奋呼吸中枢，从而增加通气量。

（四）水电解质紊乱和酸碱失衡的处理

多种因素均可导致慢性呼吸衰竭患者发生水、电解质紊乱和酸碱失衡。

（1）应根据患者心功能状态酌情补液。

（2）未经治疗的慢性呼吸衰竭失代偿的患者，常表现为单纯性呼酸或呼酸合并代谢性酸中毒，此时治疗的关键是改善通气，增加通气量，促进 CO_2 的排出，同时积极治疗代酸的病因，补碱不必太积极。如 pH 过低，可适当补碱，先一次给予 5% 碳酸氢钠 $100\sim150$ mL 静脉滴注，使 pH 升至 7.25 左右即可。因补碱过量有可能加重 CO_2 潴留。

（3）如经利尿剂、糖皮质激素等药物治疗，又未及时补钾、补氯，则易发生呼酸合并代谢性碱中毒，此时除积极改善通气外，应注意补氯化钾，必要时（血 pH 值明显增高）可补盐酸精氨酸（10% 葡萄糖液 500 mL ＋盐酸精氨酸 $10\sim20$ g），并根据血气分析结果决定是否重复应用。

（五）治疗原发病

呼吸道感染是呼吸衰竭最常见的诱因，故病因治疗首先是根据敏感致病菌选用有效抗生素，积极控制感染。

六、预防

首先应加强慢性胸肺疾病的防治，防止肺功能逐渐恶化和呼吸衰竭的发生。已有慢性呼吸衰竭的患者应注意预防呼吸道感染。

七、预后

取决于慢性呼吸衰竭患者原发病的严重程度及肺功能状态。

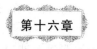

第十六章

急性呼吸窘迫综合征

急性肺损伤/急性呼吸窘迫综合征（ALI/ARDS）是指由心源性以外的各种非内外致病因素导致的急性、进行性缺氧性呼吸衰竭为特征的综合征群。ALI 和 ARDS 具有性质相同的病理生理改变，严重的 ALI 被定义为 ARDS。

一、病因

引起 ARDS 的有关疾病及原因可分为肺内因素（直接因素）和肺外因素（间接因素）。

（一）直接肺损伤因素

病毒、细菌等各种病原体引起的重症肺部感染，胃内容物吸入和淹溺等，肺挫伤和放射性损伤等，吸入有毒气体及氧中毒等。

（二）间接肺损伤因素

任何原因引起的休克，以脓毒性或败血症性休克和创伤性休克最为常见，重症胰腺炎、大量输血、体外循环、弥散性血管内凝血（DIC）等。

二、发病机制

ARDS 发病机制十分复杂，迄今尚未完全阐明。但已确认 ARDS 是全身炎症反应（systemic inflammatory response，SIR）在肺部的表现，也是机体正常炎症反应过度的结果。肺脏是接受心脏全部排血量的唯一器官，受循环中炎症细胞和介质损伤最大，所以肺是受损最为严重的靶器官。

（一）肺泡毛细血管通透性增加，导致间质和肺泡性肺水肿

1. 参与的多种细胞被激活

（1）肺泡上皮细胞和毛细血管内皮细胞的损伤：包括感染时

内毒素、脂多糖（LPS）、有毒气体、脂肪栓子产生的游离脂肪酸等的直接损伤。肺泡上皮细胞具有屏障保护作用，是典型的类脂孔生物膜，可阻止约 90% 的非脂溶性分子的跨膜运动。损伤后膜孔增大，具有屏障作用的细胞脂层剥脱，渗透性增加。血管内皮细胞损伤后各种介质如血栓素 A_2（TXA_2）、血小板活化因子（PAF）和白三烯（LTs）等引起内皮细胞变形、收缩，细胞连接部位形成裂隙，通透性增加。上皮细胞和内皮细胞被激活，还可产生和释放多种细胞因子，诱发其他介质释放，形成恶性循环，加重了损伤组织的渗漏。

（2）多形核中性粒细胞（PMN）、单核巨噬细胞被激活：PMN 是细胞损伤和肺损伤的主要效应细胞，细菌内毒素、脂多糖、肺上皮细胞和内皮细胞释放的介质、细胞因子趋化 PMN 到肺组织，并滞留于损伤区，进一步被激活，单核巨噬细胞亦被激活。此两种细胞膜上还原辅酶 Ⅱ（NADPH）氧化酶活性增强，引起呼吸爆发，释放大量氧自由基，可导致严重的肺损伤；释放多种蛋白酶，其中弹性蛋白酶和胶原酶可消化基膜、动脉壁和肺弹性组织结构。两种细胞被激活亦进一步释放大量炎性介质和细胞因子，加重和放大了肺上皮细胞和内皮细胞损伤的程度。

2. 导致肺损伤的各种炎性介质释放

（1）氧自由基：包括超氧阴离子（O_2^-）、羟自由基（HO^-）和单线态氧（$^1O_2$）。过氧化氢（H_2O_2）虽不是自由基，但可形成 HO^- 和次氯酸（HOCl）等有害物质。ARDS 发病后 6~24 h，肺巨噬细胞迅速增多，其所摄取的氧几乎全部被还原为 O_2^-，约 80% 的 O_2^- 又被歧化为 H_2O_2，O_2^- 和 H_2O_2 又形成 HO^-。90% 的氧自由基启动细胞膜上的脂过氧化，是导致肺损伤的主要环节。

（2）花生四烯酸代谢产物：花生四烯酸存在于细胞膜磷脂中，经磷脂酶 A_2（PLA_2）催化形成。花生四烯酸再经脂氧化酶途径生成白细胞三烯（LTs），其中 LTB_4 是 PMN 的趋化因子，LTC_4、LTD_4、LTE_4 均有较强的增加微循环渗漏作用。花生四烯酸经环氧化酶途径产生 TXA_2、前列腺素（PGs），可使血小板聚集、肺血管收缩。

（3）肿瘤坏死因子（TNF）：主要由激活的单核巨噬细胞释放，可能是肺损伤的启动因子，是感染性休克的主要炎性介质，有"广谱性炎性介质"之称。它能激活 PMN，并使 PMN 在肺内聚集，与肺毛细血管内皮细胞黏附并损伤内皮细胞。

（4）PAF：PAF 来自血小板和 PMN 等细胞，并使 PMN 和血小板激活和在肺内聚集，释放氧自由基和各种介质，加重肺损伤。PAF 可刺激平滑肌细胞和纤维母细胞，使血管修复，最终导致弥散性肺纤维化。

（5）白细胞介素（IL）：是一组活性极强的细胞因子，主要产生于单核巨噬细胞和淋巴细胞。与 ARDS 关系密切的主要是 IL-1、IL-8。IL-1 亦是急性肺损伤的启动因子，IL-8 是强力的 PMN 趋化因子，招募 PMN 到损伤区。在 IL-8 的作用下，PMN 与血管内皮细胞黏附，在黏附分子作用下，PMN 穿越血管内皮到达损伤区域。

（二）肺泡表面活性物质减少

感染、创伤、有毒气体吸入和误吸均可直接引起 II 型肺泡上皮细胞受损，使肺泡表面活性物质生成减少；缺氧引起过度通气，使表面活性物质消耗增加；肺泡内水肿液中蛋白水解酶、磷脂酶使表面活性物质灭活增加。表面活性物质减少，使肺泡表面张力增加，产生肺泡萎陷、肺泡群不张。间质水肿、毛细血管淤血、肺泡壁增厚、肺硬度增加也均限制肺泡扩张。

（三）凝血和纤溶系统失衡

上述多种病因均可产生机体交感神经兴奋，血儿茶酚胺升高，严重感染等因素可促使 TNF-α、IL-6、C 反应蛋白和组胺、5-羟色胺等炎性介质释放，通过刺激内皮细胞表达组织因子（TF）等途径，引起促凝状态的发展。同时随着病情进展，缺氧、酸中毒等因素的作用增强，微循环淤血，血流缓慢，内皮细胞损伤，聚集的血小板、白细胞和沉淀的纤维蛋白形成微血栓，即发生 DIC。此外严重感染的细菌栓子、大量库存血输入的纤维蛋白凝集颗粒等均可造成肺栓塞，产生循环障碍。肺微血管栓塞后，不仅增加循环阻力，而且进一步释放出血管活性物质与酸性产物，使肺小静脉进一步收缩，肺毛细血管淤血加重，通透性进一步增加。

三、病理和病理生理

（一）病理

不同原因引起的 ARDS，其病理变化大致相同，病理总的特征为肺体积增加，含水量增加导致重量增加。

肺外观呈暗红色或紫红色肝样变。可以分为 3 个连续并有部分重叠的时期，因而 ARDS 的病理改变并非绝对的均一和绝对的弥散。

1. 渗出期

见于发病后第 1 周，出现肺水肿，肺泡灶性出血，白细胞浸润。镜检可见毛细血管淤血、充血，红细胞和白细胞渗出于肺间质，微血栓形成及灶性出血，间质水肿。电镜下 Ⅰ 型上皮细胞损伤早于 Ⅱ 型上皮细胞，受损明显。3～5 d 后，肺泡壁透明膜形成，大片肺泡萎陷不张。

2. 增生期

损伤后 1～3 周，Ⅱ 型上皮细胞化生代替 Ⅰ 型上皮细胞，增生覆盖脱落的基膜，肺泡囊和肺泡管开始出现纤维化，肌性小动脉内膜纤维增生。

3. 纤维化期

3～4 周后，肺泡隔和气腔壁广泛不规则纤维化，肺血管床广泛管壁增厚，动脉变形扭曲，肺毛细血管扩张。

（二）病理生理

1. 呼吸窘迫、通气增加、低碳酸血症

产生原因为：①低氧血症；②微循环障碍及间质水肿刺激毛细血管旁 J 感受器；③肺变硬，弹性阻力增加；④呼吸功增加。

2. 低氧血症

产生原因为：①肺容量减少，功能残气量降低，导致肺泡通气量降低；肺水肿及肺不张，使肺顺应性降低，结果引起 V/Q 比例降低，产生肺内静－动脉血分流。②肺小血管收缩和栓塞，使部分肺泡呈死腔样通气。③间质水肿，肺泡膜增厚，弥散障碍。④呼吸功增加，耗氧量增加。⑤肺微血栓使肺循环阻力增加，引起肺动静脉吻合支开放，产生肺内解剖分流。

3. 肺动脉高压

肺循环阻力增加，肺动脉高压形成。

4. 酸碱失衡

早期以代谢性酸中毒伴呼吸性碱中毒为常见，晚期可出现代谢性酸中毒和呼吸性酸中毒。

四、临床表现

ARDS 的临床表现复杂多样，其中基础疾病、肺损伤和同时并发的其他器官功能损害的表现常同时存在。起病急剧，肺部症状多在原发病后数小时到 3 d 内出现。咳血痰或血水样泡沫痰，甚至由鼻腔涌出。但早期也可无咳痰，仅有刺激性干咳。呼吸频数（每分钟超过 28 次），或呼吸极度窘迫，伴呼吸三凹征，发绀，且呈进行性加重，并且不能用通常的氧疗使之改善。早期肺底部可听到捻发音，两肺呼吸音粗，随病情进展，两肺可满布中、小水泡音。

Connors 等依据 ARDS 的病程、病理生理和临床分为以下四期。

1. 急性损伤期

原发病后出现呼吸快，过度通气，低碳酸血症。

2. 稳定期

急性肺损伤后 6～48 h 内，呼吸逐渐窘迫，发绀，肺部无（有）体征。

3. 急性呼吸衰竭期

呼吸窘迫加重，发绀明显，低氧血症，两肺湿啰音或管样呼吸音，X 线片上可见两肺浸润影。

4. 终末期

低氧血症、高碳酸血症，神志改变，X 线片上肺大片浸润、纤维化。

五、实验室检查

（一）肺功能测定

ARDS 时，肺容量、肺活量、残气和功能残气均减少，呼吸死腔进行性增加，但无呼气流速受限。肺顺应性也随病情进展进行性降低。

（二）血气分析

（1）PaO_2：常低于 7.98 kPa（60 mmHg），即使吸入氧浓度超过 50%，PaO_2 亦很难超过 6.65 kPa（50 mmHg）。

（2）氧合指数（PaO_2/FIO_2）：急性肺损伤时不大于 39.9 kPa（300 mmHg），ARDS 时不大于 26.6 kPa（200 mmHg）。当氧合指数由 39.9 kPa 逐渐下降至 26.6 kPa 时，应警惕急性肺损伤已发展到 ARDS。

（3）肺泡动脉氧分压差 [P（A-a）O_2]：吸空气时 P（A-a）O_2 由正常的 1.33～2.67 kPa（10～20 mmHg）上升且可超过 6.65 kPa（50 mmHg）。

（4）肺分流量（QS/QT）ARDS 时可由正常的 3% 上升到 10%，甚至超过 30%。

（5）$PaCO_2$ 早期多降低，呈呼吸性碱中毒；随病情加重，$PaCO_2$ 可正常到升高，出现呼吸性酸中毒。

（三）胸部 X 线

发病 24 h 内可无异常发现，或仅有肺纹理增多、增粗，以后逐渐出现两肺斑片状阴影，相互融合呈毛玻璃样，可波及两肺大部，尤以中外带更为明显，并可见支气管充气征，心影清晰。晚期两肺大片高密度影，支气管充气征明显，形成"白肺"征。心影边缘亦不清晰。

（四）血流动力学测定

ARDS 患者平均动脉压增高超过 2.67 kPa，肺动脉压与毛细血管楔压差（PAP-PCWP）增加（>0.67 kPa），PCWP 一般小于 1.18 kPa（12 cmH$_2$O），若达 1.57 kPa（16 cmH$_2$O），则为急性左心功能衰竭。

（五）其他实验室检查

细菌脂多糖和肿瘤坏死因子在 ARDS 尤其是脓毒血症时，均明显升高，有一定的早期病情预报和动态监测作用。血浆终末期补体复合物 C$_{5b-9}$ 在 ARDS 发生前 48 h 明显升高，但未发生 ARDS 的败血症患者其血浆值不升高。ARDS 时甚至急性肺损伤时 Ⅷ 因子相关抗原（vWF：Ag）即明显升高，可预报脓毒血症并发的急性肺损伤。用 ^{99m}Tc-DTPA 气溶吸入肺扫描，测定肺泡－毛细血管膜（ACM）的通透性，可了解肺水肿发生前从肺泡到肺循环的转移率、廓清率。在急性肺损伤早期，肺泡上皮、内皮细胞渗漏增加，转移率、廓清率明显升高。这些方法的联合和动态观察，对诊断、病情和预后的评价有一定的参考价值。

六、诊断

ARDS 的诊断缺乏特异性的检测指标。凡有可能引起本综合征的各种致病因素，一旦出现呼吸改变或血气异常，应警惕本征的可能。

中华医学会呼吸病分会 1999 年颁布的诊断标准如下。

（1）有发病的高危因素。

（2）急性起病，呼吸频数和（或）呼吸窘迫。

（3）低氧血症：在 ALI 时动脉血氧分压（PaO$_2$）/吸氧浓度（FIO$_2$）不超过 39.9 kPa（300 mmHg；1 kPa＝0.133 mmHg）；在 ARDS 时 PaO$_2$/FIO$_2$≤26.6 kPa（200 mmHg）。

（4）胸部 X 线检查两肺浸润阴影。

（5）毛细血管楔压（PCWP）小于 2.394 kPa（18 mmHg）或临床上能除外心源性肺水肿。

凡符合以上 5 项者，可诊断为 ALI 或 ARDS。

七、鉴别诊断

1. ARDS 应与心源性肺水肿鉴别（见表 16-1）

表 16-1　ARDS 与心源性肺水肿的鉴别要点

鉴别点	ARDS	心源性肺水肿
临床表现		
起病	较慢	快
呼吸	极度窘迫	较快
发绀	明显	轻到中度
精神状态、体位	安静，平卧	焦虑不安，不能平卧
痰	血样泡沫	白色或粉红色泡沫
湿啰音	少，呈爆裂性	多，中度湿性啰音，肺底多
X 线摄片改变	比体征出现早，且重于体征，周边部明显	近肺门部明显，治疗吸收快
血气	低氧血症明显，吸氧改善慢	轻度氧分压降低，吸氧改善快
PAWP	<2.39 kPa（18 mmHg）	>2.39 kPa（18 mmHg），如超过 3.33 kPa（25 mmHg）可确立诊断
气道分泌物中蛋白浓度	高	低
气道蛋白含量/血浆蛋白	>0.7	<0.5
治疗反应	对强心剂、利尿剂、扩血管药即刻疗效不明显	对强心、利尿治疗反应好

2. ARDS 的诊断缺乏特异性

临床上还应与影像学上类似 ARDS，但有其确定病因或特定病症并有特异性治疗的多种疾病相鉴别，如病毒性肺炎、卡氏肺孢子菌肺炎、急性间质性肺炎、弥散性肺泡出血等。

八、治疗

（一）病因治疗

原发病的治疗是终止 ARDS 发生、发展的根本措施。特别应强调的是积极抗休克、有效抗感染（包括全身应用广谱抗生素和局部病灶的清除）、彻底纠正酸中毒等。治疗不仅要着眼于当时情况，还要有对其可能的发展趋势进行预防性的治疗，如多器官损伤的防治。对于有病因存在的高危病例和可疑病例，更应加强血气监测。

（二）改善通气和纠正低氧血症

1. 保持呼吸道通畅

包括合理的湿化、及时吸痰、早期可采用面罩给氧，但大多数需要机械通气治疗。

2. ARDS 机械通气策略

（1）机械通气：对气体交换和呼吸中枢出现严重损害，但无血流动力学异常的 ARDS 患者，早期实施无创机械通气，可明显减少有创通气的呼吸机相关性肺炎、大剂量肌松剂或镇静药使用所产生的不良反应，ARDS 患者早期分泌物不多、气道通畅应尽早使用。无创机械通气无效或病情加重、神志不清时则需行气管插管或切开行有创机械通气。

（2）肺保护性通气策略：在严重 ARDS 患者较好的肺组织仅占 20%～30%，若用常规的潮气量，可引起容积气压伤，因而目前认为在满足患者基本氧合的前提下采用小潮气量通气和容许性高二氧化碳血症，对防止因大潮气量导致的肺气压伤具有积极的意义。但过小的潮气量常需较大剂量的镇静剂或麻醉剂，对机体代谢产生不良后果，因而根据病情的特点选择适当水平的潮气量（6～8 mL/kg）对防止容积伤和气压伤均有积极的意义。

（3）呼气末正压（positive end-expiratory pressure，PEEP）：PEEP 在 ARDS 的机械通气治疗中可促进氧合、防止呼气末肺泡萎陷、抑制炎性介质释放，提高肺顺应性，减轻间质和肺泡水肿；

改善 V/Q 比例失调，改善动脉血氧合。近年研究认为：通过描记压力－容积曲线（P-V curve）判断低位拐点（LIP）的方法被认为是最佳 PEEP 水平的有效手段。为改善 ARDS 的氧合功能，呼气末时最佳 PEEP 应大于 LIP＋0.2 kPa（2 cmH_2O）。但对于肺损伤部位不均或肺实变范围较大的 ARDS 患者可能描记不出 LIP，临床上，PEEP 的压力应逐渐增加，先从 0.29～0.49 kPa（3～5 cmH_2O）开始，逐渐增加，每次增加 0.3～0.4 kPa（3～4 cmH_2O），使心脏逐渐代偿。脱机时亦应逐渐减压，避免颅内压升高。因此，应有"最佳 PEEP"或"理想 PEEP"的概念，包括：①最佳的氧合，以 PaO_2 或 PaO_2/FIO_2 为监测指标；②最大的氧运输，以解决组织缺氧，减少多器官损伤的发生；③最佳的顺应性；④最低的无效腔/潮气量（VD/VT）比值；⑤最低的肺血管阻力；⑥最低的 QS/QT；⑦最低的 $PaCO_2$－$PaCO_2$（潮气末二氧化碳分压）差；⑧最低水平的 PEEP（当 $FIO_2 \leqslant 0.5$），能使 $PaO_2 \geqslant 7.98$ kPa（60 mmHg）。

（4）肺复张策略（recruitment maneuver，RM）：RM 在促进肺泡复张、进行性控制开放、改善 V/Q 比例、改善氧合等方面具有积极的意义，目前用于临床的 RM 方法主要包括高频通气、高水平 PEEP、控制性高平台压和间断大潮气量等。其对早期、呼吸系统顺应性较好的患者有效，但对重症则应注意其对循环和其他脏器功能的影响，并且患者需要较深的镇静或麻醉，也会带来相关的不良反应。

（三）降低肺动脉压和改善微循环

1. 糖皮质激素（Gs）应用

Gs 可减轻过敏、炎症和中毒反应，如抑制 PMN 聚集和激活，抑制血小板聚集和激活，稳定溶酶体膜，减少各种蛋白水解酶和炎性介质的释放，从而减少肺泡上皮和血管内皮的损伤；增加肺表面活性物质的合成，减轻肺不张。也有人认为中晚期使用 Gs 可抑制肺纤维化的形成。但目前有关应用 Gs 治疗 ARDS 仍有争议。Gs 的应用指征、时机、剂量、疗程仍需进一步研究。

2. 扩血管药

（1）一氧化氮（NO）：吸入 NO 后，能选择性地扩张肺部有通气功能而血流灌注不良区域的血管，改善通气/血流比值，提高动脉血氧合，降低吸入氧浓度（FIO_2）。NO 与血红蛋白有高度亲和力，可迅速结合而灭活，故不扩张体循环血管。一次吸入 18×10^{-6} 的 NO 40 min 后，肺动脉压和肺内分流量均明显下降，PaO_2/FIO_2 明显升高，而平均动脉压和心输出量不变。吸入剂量、疗程及对机体的影响，均尚需临床应用的观察。

（2）山莨菪碱：可阻断胆碱能 M 受体，解除小血管痉挛，改善微循环，改善 V/R 比例失调，提高 PaO_2，改善组织氧供；能稳定溶酶体膜，减少 PMN 聚集，防止微血栓形成。一般以 10～20 mg 静注，每 6 小时 1 次，病情改善后减量或停用。

（3）α受体阻滞药：可扩张肺小血管，降低肺动脉楔压和肺静脉压，减轻淤血。如用妥拉唑林5～10 mg加入葡萄糖溶液中静滴。

（4）肝素：虽然应用尚有争论，但多主张在肯定有 DIC 时使用，50 mg 静注，每 6～8 小时 1 次，维持 5～7 d。

（四）保持体液平衡

创伤出血过多，宜输新鲜血。限制入量，保持水的负平衡（每天出量超过入量 500 mL 左右）。为促进水肿消退，应用利尿剂，呋塞米 40 mg 静注，每 6 小时 1 次。在内皮细胞通透性增加时，胶体可渗至间质内，加重肺水肿，故在 ARDS 早期不给胶体液。若有血清清蛋白降低则应适当补充。提高血浆胶性渗透压，输低盐清蛋白。但亦有人反对应用，认为 ARDS 时存在毛细血管渗漏现象，使清蛋白分子漏到血管外，增加间质渗透压，加重肺水肿，故主张在应用 Gs 后毛细血管通透性改善了再用。

（五）其他治疗

（1）肺表面活性物质（PS）应用：直接补充 PS 可减少肺泡陷闭，增加有效肺泡通气量。现已有 4 种 PS 用于临床：①天然提取物，是从支气管肺泡灌洗液或羊水中提取，内含全部脱辅基蛋白；②改良天然制剂，是从支气管肺泡灌洗液或肺匀浆中提取，仅含低分子脱辅基蛋白；③人工制剂，用天然或人工表面活性剂成分合成，不含脱辅基蛋白；④重组表面活性剂，是用天然磷脂和中性脂肪成分与一种以上的脱辅基蛋白重组而成。但 PS 的临床应用尚不普遍，尚需进一步总结。

（2）氧自由基清除剂和抗氧化剂：主要有超氧化物歧化酶（SOD）、过氧化氢酶（CAT）、谷胱甘肽过氧化酶等蛋白性氧自由基清除剂；谷胱甘肽和 N-乙酰半胱甘肽可减轻氧自由基损伤。维生素 C、E 均为抗氧化剂，亦有应用报道。

（3）各脏器功能衰竭的防治：如急性肾衰竭应及早进行血液透析，维持酸碱、水和电解质平衡。急性心功能衰竭应用强心剂，心律紊乱予以相应治疗。有肝损害时，应及早予以保肝治疗。营养支持治疗（如输新鲜血、多种氨基酸等）亦应注意适时应用。

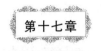

胸膜疾病

第一节 自发性气胸

气胸是指气体进入胸膜腔，造成胸腔积气的一种状态。气胸可以自发的发生，也可由于疾病、外伤、手术、诊断或治疗性操作不当等引起。临床上自发性气胸较为常见，自发性气胸是指不明原因或因肺部疾病导致的胸腔脏层胸膜破裂，使肺和支气管内空气进入胸膜腔（并非外伤或人工导致壁层胸膜破裂）而产生的气胸。可分为原发性和继发性自发性气胸。

一、自发性气胸的病因和病理机制

自发性气胸按病因和发病机制可分为以下几点。

（一）原发性自发性气胸

原发性自发性气胸又称为特发性气胸，是指肺部常规 X 射线影像检查未能发现原发病变的健康者所发生的气胸，多见于年龄 20～30 岁瘦高体型的青年男性。气胸发生的原因和病理机制尚未十分明确，多数学者认为与胸膜下微小疱和肺大疱破裂有关。

（二）继发性自发性气胸

继发性自发性气胸是指在原有其他肺部疾病的基础上所产生的气胸，其发生的机制是通过形成肺大疱或直接损伤胸膜所致。基础的肺部疾病最常见者为慢性阻塞性肺疾病和肺结核。此外，肺癌、肺脓肿、尘肺、肺间质纤维化、结节病等也可导致气胸。

（三）特殊类型的自发性气胸

1. 月经性气胸

鉴于极少数妇女（多见于 20～40 岁），在月经来潮 48 h 内发生的特殊类型自发性气胸，特点是与月经周期有关的反复发作的气胸，在非月经期不发病。气胸以右胸多见，发生机制与脏层胸膜有子宫内膜异位有关，在月经期因内膜充血肿胀、前列腺素分泌增多，使细支气管收缩导致远端肺泡张力增高而发病。

2.妊娠合并气胸

生育年龄女性在妊娠时发生的气胸。

二、自发性气胸的临床评估和诊断

（一）病史

急骤发病，可能诱因有咳嗽、喷嚏、屏气、抬举重物、大笑、航空和潜水减压、剧烈运动等，多呈一侧出现胸痛，呈刀割样或针刺样，同时伴有胸闷、气短、呼吸困难、刺激性干咳。症状的轻重取决于气胸类型及肺萎陷程度。

1.闭合性气胸的患者

在一侧肺萎陷＜30％时，多无自觉症状或仅感活动后胸闷气短。当一侧肺萎陷＞60％时，在静止状态下即感到胸闷、气短。

2.开放性气胸患者

除胸闷、气短外，有反射性干咳。

3.张力性气胸患者

呈渐进性呼吸困难和胸闷胀感，当胸腔内压达 30 cmH$_2$O 以上时，出现发绀、烦躁不安、休克等症状。

（二）体征

视积气量的多少以及是否伴有胸膜腔积液而有所不同，肺萎缩＞30％以上时，才有典型的气胸体征。常见体征有：呼吸频率和心率增快，患侧肺部触诊语颤减弱，叩诊呈过清音或鼓音，听诊呼吸音减弱或消失。右侧气胸可有肝浊音界下移，左侧气胸则心浊音界缩小或消失。当肺萎缩＞60％时，除上述体征外尚可见鼻翼煽动、出汗、发绀，气管向健侧移位，胸廓运动度明显减弱。张力性气胸严重者可伴有纵隔移位，颈前及胸部皮下气肿，血压下降甚至休克。部分气胸病例在发生气胸24 h后，患侧胸部可有少量胸腔积液体征。

（三）辅助检查

1. 胸部 X 线检查

胸部 X 线检查是诊断气胸最可靠的方法，可显示肺萎缩程度、肺部情况、有无胸膜粘连、胸腔积液以及纵隔移位等。气胸的典型 X 线表现为：肺组织向肺门方向压缩，气体常聚集于胸腔外侧或肺尖，其内透亮度增加，肺纹理消失。萎陷肺边沿的脏层胸膜呈纤细的发线影，随呼吸内外移动。气胸量大时可见纵隔、气管、心脏向健侧移位。

2. 胸部 CT 检查

无影像重叠的缺点，诊断非常容易，不易漏诊。气胸的 CT 表现为胸膜腔内出现极低密度的气体影，伴有肺组织不同程度的压缩萎陷改变。

三、自发性气胸的治疗

（一）一般治疗

应卧床休息，减少活动量，尽量少讲话，使肺活动减少，有利于气体吸收。同时给予持续高浓度氧疗，流量 3L/min，可提高气体吸收速率达 3 倍。有胸痛、咳嗽等症状时给予对症治疗。

（二）排气治疗

1. 胸膜腔穿刺抽气法

中等量以下闭合性气胸最常用的治疗方法。局麻下以穿刺针经胸壁进入胸腔，抽出胸腔内的积气而达到治疗目的。胸膜腔穿刺抽气可重复进行，一般一次抽气不宜超过 1000 mL。

2. 胸膜腔闭式引流术

胸膜腔闭式引流术适用于各种类型大量气胸的治疗。分为水封瓶正压引流法和持续负压引流法两种，其中水封瓶正压引流对闭合性和张力性气胸效果好，持续负压引流对开放性气胸效果更好。胸膜腔闭式引流术的优点是可连续排气，避免了胸膜腔穿刺抽气法反复操作的损伤和并发症，同时可引流胸腔积液，促进肺早日复张，破口提前愈合，迅速消灭无效腔，减少感染。缺点是可能因引流气体过快偶有发生急性肺水肿，同时胸腔与外界连通，增加了胸腔内感染的危险。

（三）胸膜粘连术

胸膜粘连术适用于持续性或复发性自发性气胸患者，以及有两侧气胸史者、合并肺大疱者。可经胸腔引流管或经胸腔镜，向胸腔内注入高渗糖溶液、维生素 C、滑石粉、盐酸四环素、自身静脉血等，引起脏层和壁层胸膜间无菌性炎症，使两层胸膜粘连而消除气胸。

（四）外科手术治疗

外科手术的目的首先是控制肺漏气，其次是处理肺部病变，第三是使脏层和壁层胸膜粘连以预防气胸复发。适用于经内科治疗无效或反复发作的患者。外科手术可通过开胸或经外科胸腔镜完成，常见的手术方法有肺大疱缝扎术、肺大疱切开缝合术、肺叶切除术、胸膜剥脱术等。

（五）并发症的治疗

气胸发生及治疗过程中会出现一些并发症，如血气胸、脓气胸、纵隔气肿、皮下气肿等，需要进行相应处理。如给予开胸止血、抗感染、高频射流通气给氧、皮下气肿切开引流等。

第二节　结核性胸膜炎

结核性胸膜炎是最常见的胸膜疾病，每年有 10 余万新发病例，在各种不同病因的胸腔积液中占 30%～60%，与淋巴结结核并列为最常见的两种肺外结核病。一般说来，结核性胸膜炎的发病率与结核病疫情相关，各家报道占肺结核的 4.7%～17.6%。我国是结核病高疫情国家，目前尚无完整的统计资料。北京市结核病胸部肿瘤研究所结核内科住院患者中结核性胸膜炎占 18.7%（1955—2004 年），且呈增长趋势。结核性胸膜炎如不及时治疗，可形成慢性胸腔积液、包裹性积液、结核性脓胸、支气管胸膜瘘，长期迁延不愈；或形成广泛胸膜粘连增厚、纵隔移位、胸廓畸形而严重影响呼吸功能；或发生肺内或肺外结核。

一、病因与发病机制

结核性胸腔积液是由结核杆菌及其代谢产物进入处于高敏状态的机体胸腔中而引起的胸膜炎症。在综合性医院中，结核性胸腔积液占各类胸腔积液的首位，以儿童及青壮年多见，近年来老年人的结核性胸腔积液的发病率亦在增加。

发病机制：目前认为结核性胸膜炎的产生需两个基本条件，一是结核菌及其代谢产物到达胸膜；二是机体对结核菌及其代谢产物的敏感性增高，产生迟发变态反应。两者缺一不可，其结核菌的来源主要有：①肺部结核病变直接蔓延至胸膜。②胸膜下肺内干酪病变破溃，致细菌进入胸膜腔。③血行播散在胸膜上形成粟粒性病灶。④脊柱结核、椎旁脓肿及胸壁结核等以直接蔓延或破溃至胸膜腔。⑤淋巴播散：肺门或纵隔淋巴结结核，因淋巴结肿大致淋巴液引流障碍，使其逆流至胸膜。以往认为结核性胸腔积液系结核毒素过敏的观点是片面的，因经胸膜活检针或胸腔镜胸膜活检已经证明，80%结核性胸膜炎壁层胸膜有典型的结核病理改变。因此，结核杆菌直接感染胸膜是结核性胸膜炎的主要发病机制。

二、诊断

（一）临床表现

结核性胸腔积液的临床表现多种多样，起病一般较急，主要症状为发热、胸痛、气短，有时伴咳嗽。

1. 发热

约占81%，热型多为不规则、弛张热、体温可高达39～40 ℃且发热与积液多少呈正相关。

2. 胸痛

多位于前胸、腋前线或腋后线下方，深呼吸或咳嗽时更为明显。在早期干性胸膜炎阶段明显，经 2～3 天或以后，随着胸腔积液的增多，阻碍了脏壁层胸膜的摩擦，胸痛反而减轻；持续 2～4 周，后因胸腔积液吸收，二层胸膜的摩擦，胸痛再次出现，但疼痛程度较病初时轻得多，直至炎症完全消退，疼痛消失。部分患者因胸膜粘连、肥厚、纤维化的存在，仍可有轻微的疼痛，但不影响工作和休息。疼痛多在过劳、休息不好、情绪波动及天气变化时出现。

3. 呼吸困难

约 38% 的患者可有不同程度的气短，其程度与胸腔积液积聚的速度及多少、患者基础肺功能有关。气短是由于胸腔积液压迫肺，致呼吸面积减少而造成。

4. 体征

（1）胸膜摩擦音：患侧腋下最清楚，是干性胸膜炎的主要体征。

（2）胸腔积液征。

（二）辅助检查

1. X 线检查

干性胸膜炎多无阳性发现，如渗出液达 300 mL 以上时，可见肋膈角变钝，透视下可见胸腔积液随呼吸及体位变化而移动。中等量胸腔积液则可见到典型的积液征象。

2. 超声检查

可测出肋膈角＜100 mL 的胸腔积液，且定位准确率高达 96.5%，并可鉴别有无胸膜肥厚、肥厚的部位及程度。

3. 胸腔积液的检查

（1）常规及生化：多为草黄色、透明或微浑浊渗出性胸腔积液，据报道 1.5%～12% 为血性，老年者约占 23.8%；胸液中白细胞总数常为 (1～2)×10⁹/L，急性期（起病后 2 周内）以中性粒细胞为主，以后转为淋巴细胞为主，间皮细胞常＜1%。胸腔积液比重＞1.018，蛋白含量＞30 g/L。

（2）酶学检查。①腺苷脱氨酶（ADA）：是对结核性胸腔积液敏感性好、特异性高的酶学检查。若胸腔积液中 ADA＞45 U/L，胸腔积液 ADA/血清 ADA＞1 应考虑结核性胸腔积液，其敏感性为 100%，特异性 81%～97%，且以 ADA_2 增高为主，而其他疾病所致则以 ADA_1 为主，故若行同工酶检测则对诊断帮助更大。若胸腔积液 ADA＞70 U/L，可确诊为结核性胸腔积液。②乳酸脱氢酶（LDH）：结核性胸腔积液中胸腔积液 LDH/血清 LDH＞0.6。③溶菌酶（LZM）：结核性胸腔积液明显增高。报道认为，若以 30 μg/mL，则 94% 结核性胸腔积液＞30 μg/mL，而 83.7% 的癌性胸腔积液＜30 μg/mL；结核性胸腔积液中胸腔积液 LIM/血清 LZM＞1 的占 90%，而癌性胸腔积液仅占 13.3%。④血管紧张素转化酶（ACE）：结核性胸腔积液的 ACE 含量＞25 μg/mL，而癌性胸腔积液则＜25 μg/mL，两者不重叠。如胸腔积液蛋白＞50 g/L，淋巴细胞＞70%，胸腔积液 LDH/血清 LDH＞0.6，ADA＞70 U，或胸腔积液中找到结核杆菌均可确诊为结核性胸腔积液。⑤其他：近来有研究表明结核性胸腔积液中降钙素水平高于非结核性胸腔积液，结核性胸膜炎患者血清、胸腔积液、尿液中新蝶呤水平均显著高于非结核性胸腔积液。

（3）结核菌检查：胸腔积液直接涂片及集菌涂片均不易找到结核菌；培养阳性率稍高，为 8%～25%，离心后培养阳性率可明显增高；动物接种阳性率可达 50%，若以聚合酶链反应（PCR）检测则可将阳性率提高至 28.8%～52.9%，但因技术稳定性不佳，且有一定假阳性及假阴性，故其临床应用有待提高和完善。

4. 结核菌素皮肤试验

目前用结核菌纯化蛋白衍生物（PPD），由于我国健康人群中结核感染率高，故一般阳性诊断意义不大；若为强阳性则提示近期有结核菌感染，有助于结核性胸膜炎的诊断。

5. 胸膜活检

对临床表现不典型，或经以上检查（包括细胞学、免疫学检查）仍不能确诊者，应行胸膜活检。通常采用胸膜活检针穿刺活检，操作简单、方便、安全。若发现结核性肉芽肿、干酪样坏死或有抗酸杆菌存在即可诊断结核性胸膜炎，其阳性率可达$60\%\sim80\%$。

6. 胸腔镜检查

对以上检查均不能确诊的渗出性胸腔积液患者可考虑行胸腔镜检查。由于结核性胸腔积液的产生主要是因结核菌直接感染胸膜所致，故以胸腔镜直接窥视胸膜并结合活组织检查，可使确诊率提高至$87.7\%\sim94.1\%$，典型病变镜下见胸膜上有散在分布、针帽大小的黄白色小结节，病理检查为伴干酪样坏死的肉芽肿病变，抗酸染色可见抗酸杆菌。

7. 胸部 CT

对包裹性胸腔积液、叶间积液及胸腔积液同时并存肺部病变和纵隔病变有较好的诊断价值。

8. 抗结核药物诊断性治疗

经以上各种检查仍不能明确诊断，而临床又不能除外结核性胸膜炎者，在治疗中观察病情变化及随访检查以确诊。

三、鉴别诊断

（一）肺吸虫病

肺吸虫尤其是斯氏肺吸虫病，症状酷似结核性胸膜炎，亦可有渗出性胸腔积液。仔细追问病史，患者常有生食或半熟食石蟹或蝲蛄史，体检时可发现四肢、胸部或腹部散在皮下结节，质较硬，轻压痛，可游走，检查见胸腔积液及血嗜酸性粒细胞增高，痰或大便可查出肺吸虫卵，肺吸虫皮试阳性，肺吸虫免疫电泳检查阳性可确诊。

（二）细菌性肺炎

结核性胸膜炎急性期与之相似，但肺炎者咳嗽明显，典型者为铁锈痰，肺部有实变征，血白细胞总数及中性粒细胞增高，痰涂片或培养可发现病原菌，X线片示下肺野有上淡下浓、密度增高影，但无"三膈"（肋膈角、膈面、心膈角）消失。

四、治疗

结核性胸膜炎治疗是为了减轻症状，减少胸膜增厚粘连的发生，消灭结核菌及防止以后发生各种结核病（肺内或肺外结核的发生、发展），加强营养及休息亦是其治疗中不可忽视的辅助措施。

（一）抗结核药物治疗

治疗原则与肺结核同。最好选用 WHO 推荐的短程标准化学治疗方案，全程每日用药或强化阶段每日用药，巩固阶段隔日用药方案，临床均有良好效果。一般不推荐每周 2 次用药方案，疗程 6～9 个月，但凡血行播散所致的胸腔积液、粟粒性肺结核合并胸腔积液、双侧结核性胸腔积液或结核性多浆膜腔积液，应按血行播散型结核病的化学治疗方案治疗。强化阶段 3 个月，巩固阶段 6～9 个月，总疗程 9～12 个月。

耐药或难治性肺结核合并结核性胸膜炎者，强化阶段应选 4～5 种对细菌敏感的或以前从未用过的抗结核药，治疗 3 个月；巩固阶段用 3 种药，18 个月；总疗程 24 个月左右。可供选择的药物有阿米卡星（AMK）、卷曲霉素（CPM）、环丝氨酸（CYC）、对氨基水杨酸（PAS）、乙硫异烟胺（1314TH）、丙硫异烟胺（1321TH）、利福布汀（RBT）、氧氟沙星（OFLX）和左氧氟沙星（LVFX）等；另外吡嗪酰胺（PZA）多在强化阶段用，耐药率较低；链霉素（SM）应用渐渐减少，故其耐药可能亦在减少，乙胺丁醇因结核菌对其耐药频率亦较低，故此 3 种药也可选择。对耐药病例，WHO 推荐强化阶段用 AMK、1314TH、PZA 及 OFLX4 种药联合，巩固阶段用 TH 和 OFLX 2 种药联合。

WHO 推荐的初治短程化学治疗 6 个月标准方案 2HRZ/4HR；全程督导化学治疗方案：① 2HRZ/4H$_3$R$_3$。② 2HRZ/4H$_2$R$_2$。③2E$_3$H$_3$R$_3$Z$_3$/4H$_3$R$_3$。④2S$_3$H$_3$R$_3$Z$_3$/4H$_3$R。用于高起始耐药地区方案：2HRZE/4HR；2HRZS/4HR。由于目前异烟肼、利福平

均有耐药菌出现，主张最好以药敏试验结果选择敏感的药物。

（二）胸腔穿刺抽液

中量至大量胸腔积液可引起呼吸循环受压而导致患者活动后心悸、气促，甚至呼吸困难，而胸腔穿刺抽液则可迅速减轻压迫症状及结核中毒症状，减少或避免纤维素沉积所致的胸膜增厚或粘连，并能改善胸膜血液循环、促进胸膜细胞功能恢复，从而促使胸膜对胸腔积液的吸收，提高疗效并缩短疗程。抽液量应据胸腔积液的多少和患者耐受程度而定，每次抽液量不宜超过 $1 \sim 1.5$ L，且速度不宜过快，以免发生复张后肺水肿；其可能的病理生理机制包括：缺血肺的再灌注损伤、肺毛细血管的通透性增高以及局部产生中性粒细胞趋化因子，如白介素-8。每周抽 $2 \sim 3$ 次，直至胸腔积液消失且抽不出为止。文献报道将患者分为积极抽液、不规则抽液和未抽液组，结果积极抽液组胸膜增厚发生率明显低于另两组。

（三）糖皮质激素

胸腔积液平均吸收时间为 6 周，长者可达 12 周。糖皮质激素有抗炎、抗过敏、减轻结核中毒症状、减少胸膜渗出、促进胸腔积液吸收、防止纤维蛋白沉积和胸膜粘连增厚作用，仅在急性结核性胸膜炎全身结核中毒症状明显、中等量以上胸腔积液且产生快、双侧胸膜积液或多浆膜腔积液、粟粒性结核伴胸腔积液时，可于强有力的抗结核治疗和积极抽液的同时，予泼尼松 $30 \sim 40$ mg/d，早晨顿服，待体温正常，积液日渐吸收后，每周递减 1 次，疗程 $4 \sim 6$ 周。

（四）胸腔局部治疗

1. 胸腔内给药

结核性胸腔积液抽液后胸腔内注入药物一直存在争议。一般认为全身用药能使胸膜腔达到有效的药物浓度，故不必做抗结核药物胸腔内注入，但包裹性积液，特别是胸腔积液中发现结核杆菌及结核性脓胸时，可胸腔内注入抗结核药物，以增加局部药物浓度、提高疗效、缩短疗程。近年来国内文献报道，在综合治疗的基础上，采用胸腔内给药，可较好的预防后遗症（胸膜粘连、包裹）及促进胸腔积液吸收。主要可用以下药物。

（1）尿激酶（UK）：通过降解纤维蛋白，达到降低胸腔积液的黏稠度，减少及清除胸膜粘连和小房形成，保证胸腔引流的通畅，从而有效地减轻胸膜粘连肥厚的发生。抽液后1次性胸腔内注入 UK 5 万～20 万U＋NS 20～100 mL，注药后变动体位。

（2）山莨菪碱：可减少腺体分泌，改善微循环，减少胸腔积液再生。使胸腔积液滞留胸腔时间缩短，胸腔积液中的纤维素也就较少沉积于胸腔，同时也减轻了因大量抽胸腔积液所引起的肺水肿。30 mg胸腔内，每周3次，注药后变换体位，加快胸腔积液吸收。

（3）肝素：肝素有抗炎、抗过敏作用，可改善微循环，促进纤维蛋白溶解。故而用后胸腔积液吸收加快，胸膜粘连轻。肝素50～75 mg＋NS 20～30 mL胸腔注入，每周2～3次。

（4）异烟肼及地塞米松：包裹性积液抽液后胸腔内注入异烟肼 0.1 g＋地塞米松 2 mg，可使积液明显减少及消失。

2. 胸腔镜局部用药

可以胸腔镜离解粘连带并选择注入以上药物治疗包裹性积液，或胸腔镜检后局部注入或喷入硬化剂使脏壁层胸膜粘连治疗顽固性（难治性）结核性胸膜炎。

3. 激光治疗

在综合治疗的基础上，加用低能量的 He-Ne 激光体表局部照射，可加速胸腔积液吸收。

4. 超短波治疗

对包裹性胸腔积液可加用超短波体表局部照射，以利于胸腔积液吸收。

5. 手术治疗

包裹性胸腔积液经内科治疗后，胸腔积液长期不吸收或转为脓胸，宜手术行胸膜剥脱术。

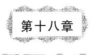

纵隔疾病

第一节　纵隔炎

一、急性纵隔炎

（一）病因

1. 继发于纵隔及其邻近脏器损伤或感染者

食管疾病是导致本病的常见原因，如食管癌手术后发生吻合口瘘、食管异物致食管穿孔、食管镜检查误伤食管致穿孔、食管扩张治疗等过程中损伤食管致穿孔、严重呕吐致食管损伤（Mallory-Weiss综合征）、剧烈咳嗽致食管破裂、食管癌坏死形成溃疡、放射治疗后食管壁坏死、气管切开后放置的气管内管压迫致气管食管瘘等，均可使含大量细菌的消化道或呼吸道液体进入纵隔，导致纵隔急性化脓性感染。气管插管或支气管镜检查损伤气管壁形成瘘管或气管术后吻合口瘘亦可引起本病。近年随着心脏外科手术的普遍开展，胸骨正中切口术后感染导致急性纵隔炎的病例日渐增多。其他如纵隔淋巴结、心包等部位的化脓性感染亦可蔓延至纵隔的疏松结缔中。纵隔邻近脏器如肺和胸膜化脓性感染可扩散到纵隔，腹膜后的化脓性感染及膈下脓肿等亦有累及纵隔者。战争期间钝性或贯通性胸部外伤是急性纵隔炎的常见原因。

2. 下行性感染

颈深部筋膜间隙与纵隔是相通的，因此，口腔和颈部的化脓性感染可向下蔓延至纵隔导致本病，牙龈脓肿等口腔疾病所致的急性纵隔炎常为需氧菌与厌氧菌的混合性感染。

3. 血行感染

可见于脓毒败血症患者，细菌（多为金黄色葡萄球菌）由身体其他部位经血行达到纵隔而致病。

由于纵隔内除各种脏器外为疏松的结缔组织，感染一旦发生常迅速蔓延，易于累及邻近脏器，如因食管穿孔所致的急性纵隔炎常并发脓胸。纵隔脓肿形成后亦可破入胸膜腔、食管、支气管等邻近组织。

（二）临床表现

本病起病急骤。全身毒血症状十分明显，高热、寒战、烦躁不安，严重者发生感染中毒性休克。继发于食管疾病者常有下咽不适或疼痛，其部位往往提示食管穿孔处；下行性急性纵隔炎常伴有原发感染灶的症状，如咽痛不适等。纵隔脓肿形成可压迫大气道，患者出现咳嗽、呼吸困难、发绀、心动过速等症状。胸骨后疼痛明显，并向颈部放射。感染向下蔓延时，可有上腹痛。体检患者多呈急性面容，胸骨触痛或叩痛，纵隔浊音界扩大，纵隔有积气者于颈部可扪及皮下气肿，发生脓胸或脓气胸者可查出胸腔积液或积气体征。周围血中见白细胞总数和中性粒细胞比例均明显增高。

胸部 X 线见两侧纵隔阴影增宽，一般以两上纵隔较明显，侧位胸片见胸骨后密度增高，气管和主动脉弓轮廓模糊。形成纵隔脓肿者见软组织影向纵隔的一侧凸出，可压迫气管或食管而使其移位，其内可见液平。纵隔气肿、颈部皮下气肿亦较常见。尚可见胸腔积液和积气的征象，左侧较多。对怀疑原发病为食管疾病者行食管碘油或有机碘液造影可证实食管穿孔、食管气管瘘、食管胸膜瘘等病变。CT 扫描和磁共振成像对于明确纵隔脓肿的部位及确定引流治疗方案很有帮助。

（三）诊断

结合食管病变、内镜检查、口腔或咽部脓肿等相关病史，临床症状和体征以及相应的胸部X线改变一般即可作出临床诊断。

（四）治疗

1. 内科治疗

早期依经验性用药原则选用大剂量广谱抗生素，对于继发于口腔和颈部脓肿的下行性感染者应注意抗生素既能覆盖需氧菌、又能覆盖厌氧菌，对于血行感染者应重点选用抗金黄色葡萄球菌的药物，病原菌明确后可参考体外药敏试验结果选药。加强支持疗法，对于因食管穿孔或食管瘘而需禁食者可经完全胃肠外营养疗法补足所需的各种营养成分。积极纠正休克，纠正缺氧。

2. 外科治疗

针对原发病进行相应处理，如对食管穿孔进行修补。尽可能彻底引流。可用含稀释的抗生素的生理盐水行局部灌注冲洗。对于经胸骨正中切口行心脏手术后发生急性纵隔炎者，可再次开胸彻底清创、引流、灌洗，用肌瓣填充修复。

二、慢性纵隔炎

（一）病因

本病病因尚不十分清楚，已知多种感染与其有关，包括结核杆菌、非结核分枝杆菌、真菌（如组织胞浆菌）、土壤丝菌和放线菌等微生物感染。此外，结节病、外伤性纵隔出血、药物中毒等可能与部分病例有关。有认为自身免疫可能参与了本病的发生。胸外放射治疗亦有引起本病的报道。尚有部分患者病因完全不明，称为特发性纵隔纤维化。

本病病理变化主要为肉芽肿样改变和纤维化样改变，有认为纤维化是由长期慢性肉芽肿演变而来。病变在纵隔内形成片状或团块状结构，压迫纵隔内重要结构而产生症状和体征。

（二）临床表现

早期患者可无明显症状。随病变缓慢加重，逐渐出现纵隔内器官粘连或压迫的相应表现。由于静脉壁薄易受压迫，故常出现上腔静脉阻塞综合征：患者头面部、颈部及上肢水肿；颈静脉充盈；胸壁静脉扩张，血液由上向下流动形成侧支循环；尚有食管静脉因侧支循环而曲张并破裂出血的报道。患者可有头痛、头昏、呼吸困难、发绀等症状。有时突然发生脑水肿症状。随着侧支循环的逐步建立，症状可代偿性缓解，有随诊数十年而仍生存者。病变压迫食管可产生吞咽不适甚至吞咽困难。气管和支气管受压可产生咳嗽，严重时可出现呼吸困难。压迫肺血管可致肺血管瘀血、咯血、肺动脉高压、肺小动脉血栓形成等。喉返神经受压可出现声音嘶哑，膈神经受压可引起膈肌麻痹。

胸部 X 线可无异常发现，也可见纵隔阴影增宽，纵隔内肿块状阴影凸出于肺野内，或仅见纵隔胸膜增厚，或见纵隔轮廓因纤维化性病变而显得僵硬平直，病变区内可见钙化阴影。静脉血管造影可显示上腔静脉阻塞等改变，尚可显示侧支循环血管。食管吞钡检查可见食管受压移位或狭窄。胸部 CT 有较大诊断价值，可见前上纵隔增宽，纵隔胸膜平直或向一侧凸出，边界不清，纵隔胸膜肥大，尚可见纵隔内肿块影。气管、支气管、肺血管、腔静脉等的受压表现亦可在 CT 上显示。

（三）诊断

本病的诊断除依赖临床表现及影像学改变外，纵隔组织活检（开胸活检或经纵隔镜活检）有重要价值。鉴别诊断需考虑其他可以引起上腔静脉阻塞的疾病。

（四）治疗

慢性纵隔炎（包括肉芽肿样改变和纤维化样改变者）的治疗比较困难，现有疗法效果不肯定。对于慢性纵隔炎发病与真菌（如组织胞质菌）或结核杆菌感染有关者，抗真菌治疗或抗结核治疗是否有效尚无明确结论。治疗的目的在于减轻和控制症状。大多数慢性纵隔炎进展缓慢，且在病程中随着受压迫血管侧支循环的建立症状有自然缓解的倾向。对于纵隔内病变较局限者，可手术切除肉芽肿组织以缓解血管、食管的压迫症状。上腔静脉阻塞严重者，可手术建立人工侧支循环，也有试行血管内导管扩张或放置支架者。有试用糖皮质激素治疗者，但争议较大。

第二节　纵隔气肿

纵隔气肿指气体在纵隔的结缔组织间隙内聚积。该症多见于新生儿和婴幼儿，文献报道发病率为$0.04\%\sim1\%$；成人亦不少见。成人男性发病多于女性。

一、病因和发病机制

根据纵隔内气体的来源部位可将纵隔气肿的病因和发病机制归纳为以下几类。

（一）肺泡壁破裂所致的纵隔气肿

肺泡壁因肺泡内压急剧上升或因其他疾病而发生损伤破裂即可导致气体由肺泡内进入肺间质，形成间质性肺气肿；气体再沿肺血管周围鞘膜进入纵隔。常因同时有脏层胸膜损伤而合并自发性气胸，但亦可见仅有纵隔气肿者。常见原因如用力剧咳或吸气后用力屏气致肺泡内压剧增，哮喘急性发作时气流严重受限致肺泡内压剧增（尤其常见于儿童），机械通气使用不当致气道压过高，张力性气胸时过高的胸腔内压亦可使邻近肺组织肺泡内压剧增致肺泡破裂，金黄色葡萄球菌肺炎等疾病致肺泡壁破坏，闭合性胸部外伤因外部剪切力致肺泡壁损伤等。

（二）纵隔内气道破裂所致的纵隔气肿

最常见于胸外伤患者，亦有少数气管肿瘤并发纵隔气肿的报道；纤维支气管镜检查可因操作过程中患者剧咳或用于憋气导致肺泡壁破裂而发生纵隔气肿，亦可因活检时损伤气道壁而使气体由气道破口进入纵隔。

（三）食管破裂所致的纵隔气肿

包括剧烈呕吐致食管破裂，食管外伤，内镜检查损伤食管，食管痉挛阻塞而致近端破裂，异物损伤食管，食管癌肿瘤组织坏死，食管手术后瘘等。

（四）颈部气体进入纵隔

如气管切开术后、甲状腺手术后、扁桃体切除术后等，空气自颈部创口进入皮下组织聚积，沿颈深筋膜间隙即可进入纵隔内。

（五）腹腔气体进入纵隔

胃肠穿孔、人工气腹术等，腹腔内气体可沿膈肌主动脉裂孔和食管裂孔周围的疏松结缔组织进入纵隔。

尚有部分纵隔气肿患者临床不能确定其气体来源部位及病因。

二、临床表现

纵隔气肿的症状轻重不一，主要与纵隔气肿发生的速度、纵隔积气量的多少、是否合并张力性气胸等因素有关。少量积气患者可完全无症状，仅于胸部 X 线上见纵隔气肿的征象。积气较多、压力较高时，患者可感胸闷不适，咽部梗阻感，胸骨后疼痛并向两侧肩部和上肢放射。纵隔内大量积气或合并有张力性气胸者，临床表现危重，严重呼吸困难，烦躁不安，意识模糊甚至昏迷，发绀明显，若不及时抢救可很快危及生命。

体格检查可发现颈部皮下气肿，严重者皮下气肿可蔓延至面部、胸部、上肢，甚至蔓延至腹部和下肢。皮肤黏膜发绀，呼吸困难。病情严重者血压下降，脉搏频数。颈静脉怒张。心尖搏动不能触及，心浊音界缩小或消失，心音遥远，约半数患者可于心前区闻及与心搏一致的咔嗒声（Hamman 征），以左侧卧位时较为清晰。并有张力性气胸者尚可见相应体征。

胸部 X 线检查对明确纵隔气肿的诊断具有决定性的意义。于后前位胸片上可见纵隔胸膜向两侧移位，形成与纵隔轮廓平行的高密度线状阴影，其内侧与纵隔轮廓间为含气体的透亮影，通常在上纵隔和纵隔左缘较明显，上述征象应与正常存在的纵隔旁狭窄的透亮带（即由视觉误差所产生的 Mach 带）相区别，其鉴别要点在于 Mach 带的外侧并无高密度的纵隔胸膜影。此外，部分患者尚可在胸主动脉旁或肺动脉旁发现含气透亮带。婴儿当纵隔内气体量较多时可显示胸腺轮廓。纵隔气肿在侧位胸片上表现为胸骨后有一增宽的透亮度增高区域，将纵隔胸膜推移向后呈线条状阴影，心脏及升主动脉前缘与胸骨间距离增大。胸部 CT 因不受器官重叠的影响，对纵隔气肿显示较清楚，尤其是当纵隔内积气量较小时较后前位胸片易于识别。X 线检查尚可清晰地显示同时存在的气胸以及下颈部和胸部皮下气肿。

三、诊断

根据有诱发纵隔气肿的有关疾病史，有呼吸困难和胸骨后疼痛等症状，应考虑纵隔气肿的可能性；若尚有颈部和胸部皮下气肿、颈静脉充盈等体征，则应高度怀疑本症，并行胸部 X 线检查以明确诊断。应注意与其他可以引起胸痛、呼吸困难、发绀等症状的疾病相鉴别。

四、治疗

纵隔气肿治疗的关键在于采取积极措施控制原发疾病，如控制哮喘发作以缓解气流受限，对外伤所致气道损伤应及早进行手术治疗。对气管切开术后并发的纵隔气肿应立即拆除皮肤和皮下组织缝线，使气体可外逸。对合并气胸的纵隔气肿患者应尽早施行胸腔闭式引流术，许多患者随着胸腔内压力下降，纵隔气肿的程度亦可明显减轻。

对纵隔气肿本身应根据积气量多少和临床症状轻重决定治疗方案。对积气量少，症状不明显者不需特殊治疗，气体在 1～2 周内常可自行吸收。对积气量大，压力高，致使纵隔内器官受压出现呼吸循环障碍者，可经胸骨上切口行排气减压术。伴有大量皮下气肿者可行多部位针刺排气或小切口排气。酌情使用抗生素以预防或控制感染。